누가 되었든 [내 글을] 이해해 줄 사람에게 유용한 글을 쓰자는 것이 나의 의도였으므로, 실체적 진실을 바로 말하는 것이 그것에 대한 상상에 대해 기술하는 것보다 더 타당해 보인다. (…) 어떻게 사느냐와 어떻게 살아야 하느냐의 차이는 너무나 크다.[1]

니콜로 마키아벨리의 『군주론』에서

---

[1] 『군주론 *Il Principe*』 니콜로 마키아벨리 지음, 최현주 옮김, 김상근 감수·해제, 2023, 페이지2북스. pp. 132-133.

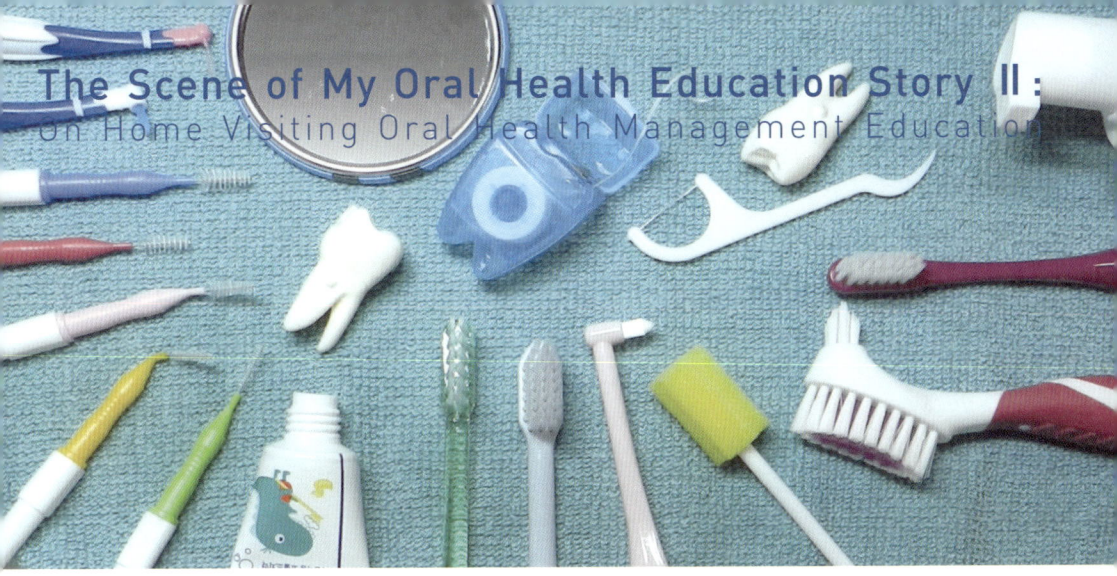

The Scene of My Oral Health Education Story II :
On Home Visiting Oral Health Management Education

구강건강교육 현장 이야기 II

방문구강건강관리교육에 대하여

정민숙 지음

"치과위생사의 방문구강건강관리교육을 위한 책"

좋은땅

오만과 시기와 탐욕은 모든 인간의 마음에
불꽃처럼 불을 붙이고 사람들을 태울 것이오.[2]

인간은 본래 은혜를 모르고, 변덕이 심하며, 위선자이면서 기만에 능하고, 염치를 모르며, 몸을 아끼고, 물욕에 눈이 어두운 속물들이다.[3]

인간은 어버이의 죽음은 쉽게 잊어도 자기 재산의 손실은 결코 잊지 못한다.[4]

---

[2] 『신곡 지옥편 - 단테 알리기에리의 코메디아』 단테 알리기에리 지음(1308~1321 집필), 박상진 옮김, 2007, 민음사. p. 64. (6곡 74-75라인)

[3] 『마키아벨리 군주론(대활자본)』 니콜로 마키아벨리 지음(1513년 완성, 사후인 1532년 발간), 정영하 옮김, 2020, 산수야. p. 163.

4) 『마키아벨리 군주론(대활자본)』 니콜로 마키아벨리 지음(1513년 완성, 사후인 1532년 발간), 정영하 옮김, 2020, 산수야. p. 165.

고려시대 일연스님이 삼국유사를 완성할(1285) 즈음에 성인이 된 단테 알리기에리Dante Alighieri(1265~1321)는 피렌체에서 고위직 정치인 생활을 하다가 추방당했습니다. 서유럽인 최초로 아메리카 대륙을 구경했던 제노바 출신 크리스토퍼 콜럼버스Christopher Columbus(1451~1506), 진정한 르네상스인인 피렌체 국적의 레오나르도 다 빈치Leonardo da Vinci(1452~1519), 피렌체와 로마에서 활동했던 미켈란젤로Michelangelo(1475~1564)와 동시대를 살았던 니콜로 마키아벨리Niccolò Machiavelli(1469~1527)는 피렌체에서 고위직 외교관 겸 군사지도자의 직책을 수행하다가 투옥 후 고문까지 당하고 죽을 때까지 은둔했습니다. 두 사람은 각각 서유럽 르네상스 시대의 태동기와 후기의 인물입니다. 위 문장은 어떤 절대자가 정의한 인간의 모습이 아니라, 본인이 직접 겪고 관찰한 인간에 대한 묘사이지요. 두 분의 지체 높은 신분을 감안하면, 힘써 손발을 움직여 일용할 양식을 재배하고 수확하거나 세상에 필요한 물건을 만드는 사람들은 그들이 묘사한 인간에 포함되었다고 생각하지는 않습니다. 중세 서유럽의 신분제 사회에서 평범한 사람들의 마음을 지배했던 것은 공포와 무기력, 교회였다고 알고 있습니다. 아래의 글을 참조하십시오.

"한마디로 [중세 서유럽의]* 모든 사회생활의 이면에는 원시성, 인간의 능력으로는 어떻게 할 수 없는 여러 힘에 대한 굴복, 늦추어지지 않는 물리적 환경과의 대립 등이 배경을 이루고 있었다."

[출처]『봉건사회 I 』 마르크 블로크 지음(1939년 발간), 한정숙 옮김, 2001, 한길사. p. 213.

*[중세 서유럽의]는 인용한 이가 첨가한 글귀임.

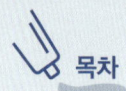 목차

들어가는 말 집으로 찾아가는 구강건강관리교육　　9

제1장 | 교육, 실습, '생각하는 손'　　23

제2장 | 방문구강건강관리교육　　33

2.1. 아픈 사람들의 입안 사정 - '치료'와 '교육'　　35

제3장 | 방문구강건강관리교육 실제 활동 내용　　41

3.1. 1회 방문구강건강관리교육 활동보고서(세균 관찰 포함)　　44

3.2. 1회 방문구강건강관리교육 활동보고서　　45

3.3. 1회 방문구강건강관리교육 활동보고서　　46

3.4. n회 방문구강건강관리교육 활동보고서　　48

3.5. ㄱ○○님 11회 방문구강건강관리교육 활동보고서 변화 요약　　51

3.6. 시설 방문구강건강관리교육 활동 시간에 대하여　　54

3.7. 시설 방문구강건강관리교육 활동 행위별 시간 기록　　56

3.8. 재가 장애인 방문구강건강관리교육에 대하여　　59

제4장 | 방문구강건강관리교육 중재 활동 디테일 87

- 4.1-1 사업명 및 기록 사항   89
- 4.1-2 교육을 위한 준비물 나열하기   92
- 4.2 구강관찰   94
    - 4.2.1 세균 관찰
    - 4.2.2 구강관찰 1
- 4.3 구강촬영 (구강관찰 2)   101
- 4.4 구강근육마사지   105
- 4.5 틀니   115
- 4.6 구강위생관리   130
- 4.7 구강근기능향상을 위한 입체조   159
- 4.8 저작·연하 기능 향상을 위한 껌 구강운동   179
- 4.9 혀 운동 - 시계소리 내기   187
- 4.10 영상 시청   189
- 4.11 방문구강건강관리교육 활동 매뉴얼   195
- 4.12 물품 이동 도구   209
- 4.13 물품 목록 작성 예시   210
- 4.14 사진 촬영 정리 방법   211
- 4.15 다학제 활동 - 사례 회의 공유용 활동보고서   212
- 4.16 방문 횟수 기준   214
    - 4.16.1 교육 참여자 기본 교육 후 종료 횟수 기준
    - 4.16.2 교육 참여자 기본 교육 후 임종 시까지 계속 관리 횟수 기준
- 4.17 돌봄을 받는 자와 돌봄 제공자에 대한 교육   216
- 4.18 교육 성공 및 실패에 대하여   220

부록 223

부록 1. 방문구강건강관리교육 참여자 스크리닝 양식 224

부록 2. 방문구강건강관리교육 확인서 225

부록 3. 방문구강건강관리교육 1회 활동보고서 양식(세균 관찰 제외) 226

부록 4. 방문구강건강관리교육 1회 활동보고서 양식(세균 관찰 포함) 228

부록 5. 방문구강건강관리교육 3회 활동보고서 양식 230

부록 6. 방문구강건강관리교육 5회 이상 활동보고서 양식 234

부록 7. 방문구강건강관리교육 활동 총정리 양식(사례회의용) 238

부록 8. '정민숙구강내외마사지법'(입근육마사지) 240

맺음말 두서없고 사소한 단상 몇 가지 266

참고하거나 인용한 문헌과 콘텐츠 272

―― 들어가는 말 ――

집으로 찾아가는
구강건강관리교육

이번 제 이야기의 청중은 치과위생사 면허를 가지고 있는 제 동업자 중에서, 구강건강관리교육에 관심이 있거나 경험이 있거나 현재 실천하고 계신 분들입니다. 유용한 정보나 꿀팁 모음집을 찾거나, 어느 권위자가 제공하는 지침대로 행동함으로써 내 고민이 끝날 것으로 생각하는 분들에겐 이 책은 돈값이 나가지 않습니다. '이거 공인된 겁니까?', '그래서 어쩌라고요?'라고 질문하시면 '이 책 말고 교과서 사세요.' 외엔 제가 대답할 거리가 없습니다. 이 책은 거동이 불편하여 외출이 전혀 또는 거의 불가능한 분들이나 장애인에 대하여 집으로 찾아가는 교육·돌봄, 즉 방문구강건강관리교육 및 돌봄 활동에 관한 저의 경험과 생각을 써 내려간 보고서입니다. 즉, '저는 이렇게 궁리하여 실천했습니다.'란 진술서입니다.

공자님의 친손자인 자사(子思, BC483?~BC402?)는 본인의 저서『중용 中庸』에서 다음의 글을 남겼습니다:

울 할아버지 말씀(子曰 자왈);

　索隱行怪, 後世有述焉, 吾弗爲之矣.
　색은행괴, 후세유술언, 오불위지의.

숨어 있는 편벽한 것들을 들쑤셔내고, 괴이한 행동을 하면, 후세에 조술祖述될만큼 이름을 날릴지는 모르겠으나, 나는 그런 짓을 하지 않는다.⁵⁾

"사람들이 별 시답잖은 것을 오리고 구부리고 붙이고 색칠해서, 원조집 물건이라고 여기저기 들쑤시며 떠드는데, 난 그딴 짓 안 한다."란 뜻인데, '나는 그런 짓을 하지 않는다.'에 가슴이 찔렸습니다. 저도 별 시답잖은 것을 떠들어댔지요. 2021년 5월에 『구강건강교육 현장 이야기 - 구강관리가 어려운 장애인과 노인의 사례를 중심으로』라는 책을 냈습니다. 시끄럽게 떠들 의도보다는 한밤중에 아무도 없는 담벼락에서 고함지르는 심정으로 글을 썼습니다. 다행히도 나뭇잎 다 떨어지고 추적추적 비 내리는 늦가을 날, 공원의 한구석에 처박혀 있는 '외면당한 조각상' 신세는 가까스로 면했습니다. 그 책을 구매하신 분들께 감사의 말씀을 드립니다.

그 책이 탄생하던 날, 금전적(출판 비용)·정신적(편집 및 교정, 격려) 지원을 담당했던 남편과 둘이 집에서 잔치를 벌였습니다. 남편이 말했습니다.

---

5) 『중용中庸』제11장
번역문은 하버드대학교 철학박사인 도올 김용옥 선생님의 저서에서 인용했습니다.
『중용, 인간의 맛』 김용옥 지음, 2011, 통나무. p. 163.
  * 편벽하다(偏僻하다)「형용사」「1」생각 따위가 한쪽으로 치우쳐 있다. 또는 정상에서 벗어날 정도로 지나치다. [국립국어원 표준국어대사전]
  ** 조술(祖述)「명사」선인(先人)이 말한 바를 근본으로 하여 서술하고 밝힘. [국립국어원 표준국어대사전]

"환갑 때 은퇴 기념으로 책 내셔. 도와줄게. 그때부턴 전국구 보따리 장사 그만하시고, 우리 동네서 조용히 일하시오. 그 낯살 먹고 맘속에 지족[6]이 없으면 주접이지."

웃을 수밖에요. '그렇게 말하는 사람은 지금 60년 이상 살아 봤나?'

그즈음이 코비드19 팬데믹이란 엄혹한 시절을 1년 이상 겪은 때였습니다. 모여서도 안 되고 감염의 매개체인 비말에 대해 다들 극도의 공포를 느끼던 시절에, 실습 교육이 주특기인 저에게 무슨 구강건강관리교육의 기회가 있을까 싶어서 집에서 놀아야겠다고 맘을 놓았지요.

그런데 웬걸?
다양한 지역에서, 다양한 기관에서, 다양한 방식으로 같이 교육을 추진하자는 요청이나 제안이 오거나, 저의 제안이 채택되기도 하여 덕분에 태평한 시절보다 더 다양한 경험을 했습니다. ZOOM을 이용한 온라인 실습교육뿐 아니라, 완전무장하고 비말이 터지는 대면 실습교육과 장애인 대상 방문구강건강관리교육활동도 진행했습니다. 또한 커다란 프로젝트의 한 줄기로서 조직적으로 일하기도 했고, 다른 의료 분야의 전문가들과 현장에서 협업하는 소중한 기회도 여러 번 가졌습니다. 몸과 마음은 피곤했지만 제가 더 성장하고 성숙하는 기간이었습니다.

한마디로 제가 할 말이 많아졌습니다.
종전에는 저와 동업자 극소수가 공방에 모여 바느질하듯 일을 해 왔었는

---

6) 지족(知足) 「명사」 분수를 지키며 만족할 줄 앎. [국립국어원 표준국어대사전]

데, 최근 3년 남짓한 기간 동안 구강건강관리교육에 대한 저의 경험을 제 동업자들에게 조직적으로 전달하며 커다란 사업 규모로 같이 일하는 기회를 많이 가졌습니다. 나름 보람도 느꼈지만, 즐거운 경험만은 아니었습니다. 저는 전수할 제 경험을, 일의 진행에 맞추어 순차적으로, 인연이 닿은 동업자들과 공유한다는 계획을 가지고 활동했습니다. 그런데 어느 순간만 되면, 심지어 다 합해서 8시간도 안 되는 OJT만 진행했는데도, 그들 중 일부는 좀 더 고급스러워진 본인의 지식과 욕망과 포즈로 본인의 페●●● 이나 인●●●●을 화려하거나 거룩하게 장식합니다. 떠오르는 전문가가 되기도 합니다. 혹자는 그 정도의 경험을 가지고 '교육자의 교육자' 노릇도 합니다. 어느 땐 본인의 일 처리 방식(그중 일부는 제겐 바람직하지 못하거나 금지해야 할 발언이나 행위)이 진리임을 믿어 의심치 않고 돌진합니다.

'내 이야기는 아직 끝나지 않았는데, 저만치 가 버리네.'

'내 얘기 다 듣고 나서 본인들의 지식·능력이나 욕망을 펼쳐도 늦지 않을 텐데…'

'내 인성이나 커뮤니케이션 능력에 문제가 있나?'

'내게 학위나 소속이 없어 그런가? 그러면 졸업장에다 면허증까지 필요한 이 업종에서 동업자 간에 이러는 건 서글픈 일인데.'

우울함을 참을 수 없으면 저녁 식사 때 얄궂은 남편 붙잡고 수다를 떠는 수밖에요.

어느 날 남편이 같은 말을 계속 들어 짜증이 났는지 쏘아붙였습니다.

"자꾸 사람들 때문에 아파하지 말고, 당신 경험을 당신 동네 공중에 뿌리라고. 동업자면 다들 공짜로 접할 수 있게. 그러니까 당신 경험을 공공재7)로 만들라고. 그게 당신 동네에 할 수 있는 최고의 애국 아냐? 나중에 동업자 누군가가 '귀하는 왜 이따위로 일을 했소?'라고 욕해도, 그 사람은

---

7) 공공재[public goods, 公共財] 모든 사람들이 공동으로 이용할 수 있는 재화 또는 서비스 ① 그 대가를 지불하지 않고도 누구나 그 재화나 서비스를 이용할 수 있다. [죄송합니다만 이 책은 유료입니다. 다만, 이 책이 많이 팔려도 저는 책 제작비용을 벌충할 수 없습니다.] ② 사람들이 그 재화나 서비스를 소비하기 위해 서로 경합할 필요가 없다. [이 책은 저와 개인적인 인연이 있든 없든, 제 의견에 동의하든 동의하지 않든, 누구나 동일한 가격으로 전국 어디서나 자유롭게 구매가 가능합니다.] **[출처]** 두산백과사전 [인용한 이가 임의로 요약, 변형함]

[참고] 지대추구(地代追求, rent-seeking) 기존의 부에서 자신의 몫을 늘리는 방법을 찾으면서도 새로운 부를 창출하지는 않는 활동을 말한다. [위키백과 한글]

맛있는 피자를 보면 더 굽거나 더 사서 다 같이 맛있게 먹는 것보다 이 조각 저 조각에 침 발라 놓는 것을 먼저 생각하는 사람들의 사고방식과 행동거지. 지대를 누리는 자는 본인의 탁월함, 성실성이나 남다른 안목에서 그 과실의 근거를 찾지만, 혹자는 우월한 지위·신분, 정보나 관계(이른바 네트워크)의 독과점, 행운 등이 갖가지 방식으로 결합하여 생성된 잡다한 화합물에서 그 근거를 찾습니다. 우리 업계의 바람직한 발전 또는 공정성, 동업자간 상도덕을 기준으로 따지기 전에, 아마도 불법*은 아닐 것입니다.

* 불법 : "불법"으로 번역되는 그리스어 '아디코스'(ἄδικος)는 "불의"를 의미하기도 한다. 그리스에서는 성문법인 법률과 마찬가지로 불문법인 관습법도 아주 강력한 효력을 지니고 있었다. 즉, 그리스어로 "법"이라고 할 때 사용되는 '노모스'(νόμος)는 일차적으로 관습법을 가리킨다. 그래서 이 모든 것을 잘 지켜 행하는 것을 "정의"라고 했고, 그 반대는 "불의"였다. [인용한 이의 첨언 : 최근 수십여 년을 제외하면 그렇지 않았던 시대나 지역이 있었나요? 장삼이사*들은 어렸을 때 부모님이나 주변 어른으로부터 '착하게 살라', '사람이면 염치**가 있어야지'라고 교육받았지 '불법을 저지르지 말라'고 교육받지는 않았습니다.] 하지만 법정에서 다툴 때 이것은 '합법'이냐 '불법'이냐의 문제가 된다. **[출처]** 『아리스토텔레스 수사학』 아리스토텔레스 지음, 박문재 옮김, 2020, 현대지성. p. 68 (각주 54). 오랜 기간 고대 그리스어를 공부하신 번역자 박문재 선생님의 '불법'에 대한 설명.

* 장삼이사(張三李四) 「명사」「1」 장씨(張氏)의 셋째 아들과 이씨(李氏)의 넷째 아들이라는 뜻으로, 이름이나 신분이 특별하지 아니한 평범한 사람들을 이르는 말. [국립국어원 표준국어대사전]

** 염치(廉恥) 「명사」 체면을 차릴 줄 알며 부끄러움을 아는 마음. [국립국어원 표준국어대사전]

들어가는 말

당신처럼 맨땅에 헤딩한 건 아니잖아? 그 경험 저승에 짊어지고 갈 거요?"

귀신이 씻나락[8] 까먹는 소리라 생각하고 잊어버렸지요. '동업자'란 말이 저희 부부 사이의 대화에 처음 등장한 날이 그때였습니다.

숨 헐떡이며 한참 경기 중인 정민숙 선수에게 근엄한 감독이나 코치의 표정으로 주문하는 '치과위생사에 대한 애국의 마음으로', '대의를 위하여', '네 경험의 확산', '혼자 나대지 마!'란 발언은 이미 수년 전에 종량제쓰레기봉투에 쑤셔 넣어 현관문 밖으로 내던졌습니다.

그러나 면허증에 대한 자부심을 제 나름의 활동 영역에서 증명하겠다는 맘은 점점 굳어져 왔습니다. 자꾸 일할 기회가 찾아오고 더 잘해야겠다는 맘이나 호기심이 생기면, 누구에게나 자연스럽게 그런 생각이 듭니다. 즉, 그런 상황에 놓이면 누구나 그렇게 됩니다. 남들이 '위생사', '치위생사'라 말하든 말든. (영희란 이름표를 달고 학교에 다니는데, 사람들이 철수라고 부르면 화나지 않나요?)

여러 지역에서 난생처음 보는 치과위생사 동업자들과 방문구강건강관리교육 활동을 준비하고, 좌충우돌 같이 진행하고, 교육하면서 쌓아온 동

---

8) 씻나락「명사」(일부 속담이나 관용구에 쓰여) '볍씨'를 이르는 말. [국립국어원 표준국어대사전]
　　[참고] 씨나락「명사」'볍씨'의 방언(전남). [국립국어원 우리말샘]

업자에 대한 '정'情[9]은 어설프게 맺혔다 중발하여 이젠 제 가슴에 아픈 찌꺼기로만 남아 있는 과거의 '정'情과는 사뭇 다른 느낌이었습니다. 조건이 다른 여러 동네서 여러 가지 양태로 저와 같이 열심히 활동하는 동업자들을 위해서는 통일적인 뭔가가 필요했습니다. 다른 동업자들보다 갈까마귀 깃털과 까치 깃털의 차이만큼 더 가진 경험이나 지식, 재주, 인간관계가 본인(들)의 '배타적 자산'이 되어 가고, 여타 동업자들과 경계[10]를 그 깃

---

9) 프랑스혁명(1789~1799)의 이념은 자유, 평등, 우애(Liberté 리베르테, Égalité 에갈리테, Fraternité 프라테르니테)입니다. 우애(또는 박애)라는 말이 어색합니다. 프랑스혁명이 피가 철철 흐르는 사건들의 연속이었는데, '싸우지 말고 서로 친하게들 지내.', '모두 다 사랑하리.'라고요? 반어법인가? 여러 불영사전을 찾아보니 Fraternité(프라테르니테)에 공통적으로 대응하는 영어 단어는 brotherhood(형제애)입니다. 세상엔 sisterhood(자매애)도 있는데. 그 단어에 대한 설명과 잘 들어맞는 한글 표현이나 설명을 한참 뒤졌더니 이 말이 낚입니다.
집단 형제애(集團兄弟愛)『사회 일반』일정한 역할을 가지고 여럿이 한데 모인 집단에 속한 사람들이 서로를 형제처럼 느끼는 사랑. [국립국어원 우리말샘]
같은 일을 하거나 같은 목적을 추구하는 사람들끼리 피붙이가 아님에도 피붙이처럼 느끼는, 즉 대가 없이 주고받고 상대방이 힘들 때 그 현장에 같이 있고 싶은, 그 마음? '이거 동업자나 동지 간의 거시기 아냐?' 그 범위가 두루뭉술하지만, 젠더gender 냄새 없는 말. '정'情. 이런 맥락에서 '정'을 사용해 봤습니다. 그때그때 짝짓기를 거리낌 없이 맺고 끊고 이동하는 사회적 관계망(다른 표현으로 '인적 네트워크')과는 무관한 단어입니다. '정'情에는 서열이나 '누가 먼저'가 없지요. 프랑스혁명의 근본적인 성과가 신분제 특권의 타파, 즉 평등 아니었던가요?

10) 접경지대border와 경계boundary에 대해서는 하버드대학교 박사 출신이고 현재 영국 런던정경대 교수이자 얼마 전까지 뉴욕대학교 교수였던 리처드 세넷Richard Sennett(1943~)이란 노교수님의 발언을 인용합니다.
"접경지대는 구멍이 많은 가장자리이고 경계는 그렇지 않다. 경계는 상황이 끝나는 가장자리, 그 너머로 어떤 종[種]이 들어가지 말아야 하는 한계, 거꾸로 말하자면 사자나 늑대 무리가 소변 따위로 배설물을 통해 다른 동물들에게 '물러나'라고 말하면서 지키는 한계다. 경계가 이처럼 낮은 수준의 가장자리 표시라면, 이와 반대로 접경지대는 다른 그룹들이 교류하는 가장자리다."

들어가는 말

털로 쌓아 가는 구린 모습이 스멀스멀 피어오르는 것을 구경하는 것도 점점 힘들어졌습니다.

'우리 동업자 모두가 level-up해야 하는 것 아닌가!'

어느 날 남편에게 말했습니다.
"결심했어! 공공재로 만들자고."
"잘했어! 본인 블로그 아직 생생하게 살아 있잖아? 언제부터 올릴 거야?"
"책 낼 거야!"
"지금 환갑 아니잖아. 책 내면 돈 들잖아!"
"내가 번 돈으로 낼 거야! 구강건강교육활동 20주년(2024년 기준) 기념으로."

지름신을 영접했는데 뭣이 중하겠습니까?
제 경험을 공공재(공짜는 아니니까 정확히는 준공공재)로 만들기 위하여, 개인적으로는 구강건강교육활동 20주년을 기념하기 위하여 이 책을 발간하기까지의 사설을 한바탕 길게 늘어놓았습니다.

이 책은 2019년부터 참여한 부천통합돌봄사업, 2020년부터 참여한 대구지역 장애인 방문구강건강관리교육, 원주지역 장애인방문구강건강관리교육, 2024년에 광주보건대학교 HiVE 사업단에서 주관했던 "방문구강건강관리 교육"과 부산에서 부산시독립구강건강교육자팀 1기, 2기로 진

[출처] 『짓기와 거주하기 - 도시를 위한 윤리』Building and Dwelling: Ethics for the City, 리처드 세넷 지음, 김병화 옮김, 2020, 김영사. pp. 325-326.

행했던 재택의료 및 통합돌봄사업을 위한 '방문구강건강관리교육자 양성과정'에서 실습 포함 4일간 1일 8시간 총 32시간 동안 제가 교육한 내용과 제가 제 블로그에 썼던 글 몇 꼭지[11]를 근거로 작성했습니다. '솜씨가 좋다'라는 말을 듣는 데까지 필요한 사항을 담으려 노력했습니다. 덕분에 오랜 기간 방문구강건강관리교육 및 돌봄활동[12]을 통해 빚어 온 제 경험을, 이 글 쓰기 며칠 전까지의 경험까지 털어서, 정리할 수 있었습니다.

이 책에서 기술하는 교육 및 활동의 프레임워크['목차' 및 부록 3 내지 부록 7(pp. 226-239, 양식)과 〈그림 3.1〉 내지 〈그림 3.5〉(pp. 44-51, 실제 사례), 〈그림 3.8-5〉 내지 〈그림 3.8-10〉(pp. 63-68), 실제 사례) 참조]에 대한 국내외 학술적 근거나 참조한 외국의 사례가 궁금하시면, 치위생과 전문 학사인 저에게 묻지 마시고 본인이 직접 탐구하기를 바랍니다. 대학에서 수행하는 연구 활동은 글쓴이의 천직이나 소명이 아닙니다. 저는 국내외 사례나 국내외 학술 콘텐츠를 근거하거나 참조하여 제 방식을 고안하지 않아서 드릴 말씀이 없습니다.

'고령화사회니 뭐니', '구강건강관리교육의 목표는 이러쿵저러쿵…', '현

---

11) 이 책 맨 끝 '참고하거나 인용한 문헌과 콘텐츠'의 '5. 참고하거나 인용한 글쓴이의 블로그 글'에 글 제목과 url을 열거했습니다.
12) 2024년에 글쓴이가 직접 참여한 방문구강건강관리교육 사업 시행 기관명 및 사업명은 아래와 같습니다.
나로장애인자립생활주택지원센터 (대구), 원주시장애인가족지원센터 (원주), 부천시보건소 노년기 구강질환관리서비스(통합돌봄-주간보호센터 구강사업) (부천), 관악정다운의료복지사회적협동조합 정다운우리의원 재택의료센터 및 마음충전소 다학제 사업 (서울), 광주광역시 북구 노인의료·돌봄 지원사업 (광주)

단계에서 우리 치위생계의 장기 비전과 정책 방향은 어쩌고저쩌고…' 등과 관련된 언사는 교과서나 논문을 뒤지거나, 우리 업계 '시대정신의 담지자'들[13]의 말과 글을 열심히 좇기 바랍니다. 장삼이사(p. 13, 각주 7번 중 '장삼이사' 항목 참조)로 태어나고 살다가 죽을 팔자인 글쓴이가 떠든들 그들에게는 '뱀의 다리를 그리는구나!'[14]로 들릴 것이므로 생략. 제가 강조하고픈 메시지는 책 안에서 자연스레 드러날 것입니다.

우리가 교육·돌봄 활동 현장에서 구체적으로 대면하고 소통하는 분의 상태는 건강하고 활동적인 비장애인부터 몸을 전혀 가눌 수 없거나 정신이 아주 혼미한 분까지 놓인 길고도 넓은 스펙트럼 위에 위치하는 어느

---

13) 시대정신 [時代精神] [명사] 어떤 시대의 사회 일반에 널리 퍼져 그 시대를 지배하고 특징짓는 정신. [고려대한국어대사전]
담지자 [擔持者] [명사] 생명이나 이념 따위를 맡아 지키는 사람이나 사물 [고려대한국어대사전]
'시대정신의 담지자'들은 the bearers of Zeitgeist (Zeitgeist'자이트가이스트'는 독일어로서 the spirit of the age, the spirit of the time의 의미임)

14) 사족(蛇足)
[본뜻] : 화사첨족(畵蛇添足)의 준말이다. 중국 초나라 때의 일이다. 제사를 지내는 사람이 하인들에게 술을 마시라고 주었는데 그 술이 딱 한 사람이 마시기에 적당하였다. 그리하여 하인들이 뱀 그리기 내기를 하여 먼저 그림을 완성하는 사람이 술을 차지하기로 하였다. 그중에 한 사람이 먼저 뱀을 그렸는데 다 그리고 나서 보니 뭔가 빠진 것 같아 발을 그려 넣었다. 그러나 그가 뱀의 발을 그리는 동안 다른 한 사람이 뱀 그리기를 완성하여 술을 차지하게 되었다. 술을 차지하게 된 이가 뱀의 발을 그린 이에게 말하기를 "하하하, 본래 있지도 않은 뱀의 발을 그리느라고 술을 뺏기다니!"하며 비웃었다.
[바뀐 뜻] 쓸데없는 군말을 하다가 도리어 실패하는 것을 일컫는 말이다. 또는 이야기 끝에 뭔가 부족하고 미진한 사항을 덧붙일 때 쓰는 표현이기도 하다.
[출처] 『뜻도 모르고 자주 쓰는 우리말 사전』 박숙희 편저, 2004, 책이있는마을. pp. 217-218.

지점 하나에 해당될 것입니다. 이 책은 난이도가 높다고들 말하는 거동이 불편한 분이나 장애인에 대한 방문구강건강관리교육을 기준으로 제 경험을 기술했습니다. 구체적인 현장에선 교육자 각자가 이 책 내용을 창의적으로 적용하거나 참고하실 수 있으리라 믿습니다. 앞으로 이 책에서 기술한 내용과 방식보다 더 훌륭하고 창조적인 방안이 여기저기서 탄생할 것입니다. 저는 제가 가지고 있는 면허증의 저력을 믿으니까요. 단, 외국 사례를 주워서 떠드는 건 사절. 외국 사례를 본인의 현장에서 충분히 적용한 결과를 공유하는 것까지는 환영. (p. 157의 공자님 말씀과 같은 페이지 각주 49번 참조)

아울러 노인·장애인 대상이 아니더라도 구강건강교육을 실천하시는 제 동업자라면 한 번쯤은 고민할 기회를 가졌으면 좋겠다는 주제들(실습 위주의 교육, 돌봄, 실천 등)에 대해서는, 책 중간중간에 옛 어르신이나 유명하신 분들의 말씀을 인용하고 그에 대한 제 나름의 설명이나 생각을 적어 놓았습니다. 제 동업자들이 하던/하는/할 일을 달리 관찰하고 생각해 보는 계기가 될 청량음료였으면 하는 바람입니다만, 왠지 김빠진 탄산수 맛 아닐까 하는 두려움도 가집니다. 결과 보고서, 작업 관리 양식 등과 관련하여 간략히 샘플 몇 개를 수록하였으니 참고하십시오.

아울러 이제 제1권이 되어버린 『구강건강교육 현장 이야기 - 구강관리가 어려운 장애인과 노인의 사례를 중심으로』에 수록한 정민숙구강내외마사지법의 각 행위에 대한 설명(텍스트 및 그림)을 이 책의 〈부록 8〉에 그대로 전재하였습니다. 텍스트 - 그림 - 동영상을 연계하여 우리 동업자님들께서 마사지법을 정확하고 심도 있게 연습할 수 있도록 준비했습니다.

이번 책을 준비하면서 제 남편은 또다시 제 글의 첫 번째 독자이자 교정자 노릇을 했습니다. 자칭 무특기가 주특기라고 자조하지만, 필요한 자료를 수집하거나 번역하고, 각주 몇 개는 본인이 직접 작성하기도 했습니다. 취향이나 감성에서 서로 다름의 거리가 '저 바다 끝보다 까마득한 그곳'[15]만큼 멀어서 상대의 주특기나 관심사엔 젬병[16]입니다. 서로가 상대방의 영역에서는 경력 3년 차 서당개의 시급도 받지 못할 것임이 분명합니다. 헛발질투성이지만, 그이의 입에서 흘러나오는 여러 어르신의 말씀이 가끔은 저에게 위안이 되기는 했습니다.

서론이 길었습니다. 이쯤에서 각설하고 진도를 나가 볼까요?
긴 시간에 걸쳐 경험하고 공부하여 빚어낸 제 나름의 체계를 펼쳐 놓겠습니다. 오로지 치과위생사만 할 수 있는 내용입니다.

방문구강건강관리교육으로 몸과 마음의 건강이 좋아지는 사람들(교육자와 교육 참여자[17], 중요한 당사자인 간병인[18])의 이야기. 차분히 따라오

---

15) 이 구절은 에코브릿지 작사·작곡, 최백호 선생님 노래 〈바다 끝〉에서 빌려왔습니다.
16) 젬병(젬餠)「명사」「1」형편없는 것을 속되게 이르는 말. [국립국어원 표준국어대사전]
17) 교육 참여자 : care recipient(돌봄을 받는 사람)를 표현했습니다. 2024년 현재 대한민국에서 care recipient에 대응하는 상투어는 사실상 '환자'입니다. '환자'란 말 쓰고 싶지 않았고, 글쓴이의 활동과 이 책의 주제가 교육이므로 이 책에서는 '교육 참여자' 또는 '참여자'란 표현을 사용했습니다. care recipient에 대하여 우리 사회 다수가 수용하는 표현이 탄생하면, 그 표현을 사용해야 할 것입니다. [참고] 간병인 (p. 20의 각주 18번) 참조
18) 간병인 : 이 책에서 간병인은 'care recipient에 대하여 돌봄을 제공하는 가족 및 공식적·비공식적으로 돌봄을 제공하는 사람', 즉 caregiver(= formal caregiver와 informal caregiver)란 의미로 사용했습니다. 우리 사회 다수가 수용하는 통일된 용어가 아직 없

시며 여러분의 새로운 길을 잘 개척하시길 바랍니다.

본문에서는 반말 쓰겠습니다.

2024년을 보내고 2025년을 맞이하는 즈음에

정민숙

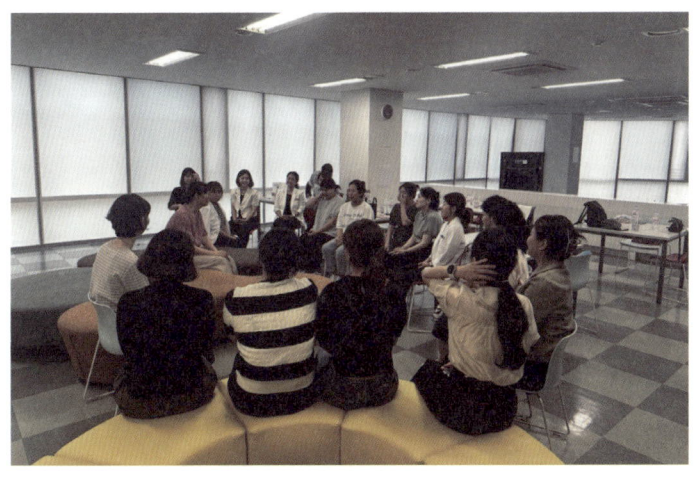

〈그림 1-1〉 2024 경남정보대학교 재택의료 및 통합돌봄사업(노인·장애인) 구강건강관리교육자 양성과정 제2기

는 듯싶습니다. 그 표현이 탄생하면, 그 표현을 사용해야 할 것입니다. 문맥에 따라 '돌봄 제공자(간병인)'이란 표현도 사용했습니다.

[참고] 교육 참여자 (p. 20의 각주 17번) 참조

1장

교육, 실습, '생각하는 손'

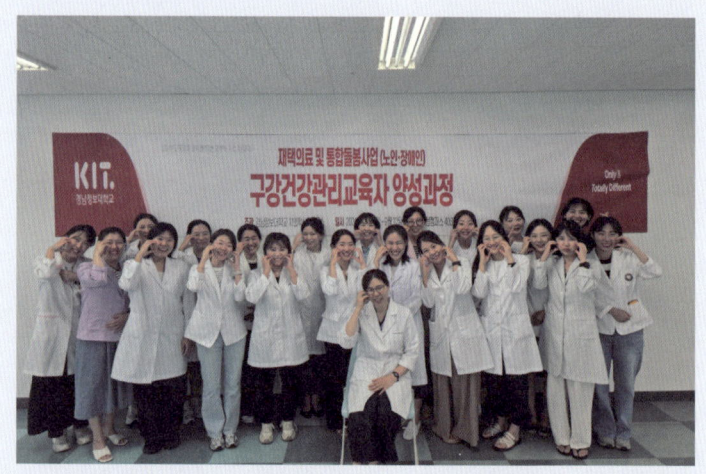

〈그림 1-2〉 2024 경남정보대학교 재택의료 및 통합돌봄사업(노인·장애인) 구강건강관리교육자 양성과정 제2기

구강건강교육은 과학[19]이라기보다는 기예[20]의 영역이라고 생각한다. 교육은 사람을 변화시키는 과정이다. 청중 앞에서 곡마단 차력사질이나 인형놀이 같은 모노드라마를 펼치든, 청중과 교육자가 같이 노는 마당놀

---

19) 과학(科學)「명사」보편적인 진리나 법칙의 발견을 목적으로 한 체계적인 지식. 넓은 뜻으로는 학(學)을 이르고, 좁은 뜻으로는 자연 과학을 이른다. [국립국어원 표준국어대사전]

20) 기예(技藝)「명사」'기술'과 '예술'을 아울러 이르는 말. [국립국어원 표준국어대사전]
'기술'skill에 대해서는 하버드대학교 박사 출신이고 현재 영국 런던정경대 교수이자 얼마 전까지 뉴욕대학교 교수였던 리처드 세넷Richard Sennett(1943~)이란 노교수님의 발언을 인용한다.
"아리스토텔레스는 기술을 테크네tékhnē라고 규정했다. 어떤 일이 일어나게 만들고 그것을 잘 실행하는 테크닉 말이다."
[출처]『투게더 - 다른 사람들과 함께 살아가기』TOGETHER: The Rituals, Pleasures, And Politics of Cooperations, 리처드 세넷 지음, 김병화 옮김, 2013, 현암사. p. 28.
영어 위키피디아가 설명하는 테크네techne는 다음과 같다.
In Ancient Greek philosophy, techne (Greek: τέχνη, romanized: tékhnē, lit. 'art, skill, craft'; Ancient Greek: [tékʰnɛː], Modern Greek: [ˈtexni]) is a philosophical concept that refers to making or doing. Today the modern definition and use of "practical knowledge" is similar to the Ancient Greek definition of techne, whereas the latter can include various fields such as mathematics, geometry, medicine, shoemaking, rhetoric, philosophy, music, and astronomy.
[Source] https://en.wikipedia.org/wiki/Techne
[고대 그리스 철학에서, 테크네(말 그대로는 '예술, 기술, 솜씨')는 '만들다' 또는 '(뭔가를) 한다'는 것과 관련된 철학적 개념이다. 오늘날의 근대적인 정의와 용법으로서 "실용 지식"은 고대 그리스어 테크네의 정의와 유사하지만, 후자(테크네)는 다양한 분야, 예를 들면 수학, 기하학, 의학, 신발 만들기, 수사학, 철학, 음악, 천문학 등을 아우르는 말이다.]
이쯤 되면 '기술'skill은 간단치 않다. 누군가(들)의 경험과 지식을 종합해야 하는 것이고, 시간에 걸쳐 경험을 통해 쌓아 온 그 무엇이 발현하는 것이 기술 또는 테크네인 것이다. 예술art은 느낌과 감수성의 영역이고, 글쓴이에겐 이를 논리적으로 설명할 능력이 없지만, 예술을 논리적으로 설명하는 것이 타당한가라는 의문도 가지고 있다. 다만 중국 춘추시대 말기에 살았던 자사(子思, BC483?~BC402?)가『중용中庸』에서 인용한 본인의 친할아버지인 공자님의 말씀으로 갈음한다.

이판을 벌이든, 교육 의뢰인/스폰서/후원자의 만족을 추구하든, 청중의 '삶의 질' 향상을 위해 노력하든, 모든 교육은 결국 설득, 즉 생각이나 행동의 변화를 권유하여 결국은 사람의 변화를 구현하는 과정이다. 2300여 년 전 그리스의 아리스토텔레스는 설득에 대하여 이런 말씀을 하셨다.

말로 신뢰를 주는 방법으로는 세 가지가 있다. 어떤 것은 화자의 성품과

人莫不飮食也, 鮮能知味也.
인막불음식야, 선능지미야.
사람이라면 누구든 마시고 먹지 않는 자는 없다. 그러나 맛을 제대로 아는 이는 드물다.*
'구강건강관리교육이나 돌봄활동을 떠들고 활동하는 사람은 많지만, 정작 그 맛(≒멋, 느낌)**을 제대로 아는 이는 드물다.'란 얘기. 교육을 실천하는 가운데 그 맛을 느끼시길… 두 가지 유의 사항만 추가한다.
i) 맛에는 '단맛'만 있는 게 아니라, '쓴맛', '신맛', '짠맛'에다가 미각이 아니라 통각이 느끼는 '매운맛'도 있고, 객관적으로 정의하기도 힘들어 사람마다 각기 느낌을 달리하는 '감칠맛***도 있다.
ii) 맛을 보거나 맛을 내는 능력은 신분이나 학위, 지능지수IQ와 무관하다.
*『중용中庸』제4장
번역문은 하버드대학교 철학박사인 도올 김용옥 선생님의 저서에서 인용.
『중용, 인간의 맛』김용옥 지음, 2011, 통나무. p. 115.
** '맛'과 '멋'에 대하여
어원적(語源的)으로 볼 때 '멋'이 '맛'에서 연유하였으리라고 보는 것은 연구자들의 공통된 견해인 것 같다. (…) 맛이란 1800년대 말까지는 주로 상류사회에서 쓰여왔고 멋은 하층사회에서 쓰였으나, 하층사회의 언어가 서민들의 활동영역의 확대와 더불어 보다 일반적인 언어로 대두되었으리라는 것이다.
물론 맛이 상류사회의 언어이며 멋이 서민사회의 언어라는 것을 단정지을 수는 없지만 시조 (…) 여러 곳에 '맛'이라는 단어가 나타남에 반해 '멋'은 거의 찾아보기 어렵다. 그 시기의 소설에서도 맛의 용례는 보이지만 멋은 보이지 않는다.
[출처] 한국민족문화대백과사전 https://encykorea.aks.ac.kr/Article/E0018111
*** 감칠맛 「명사」「1」 음식물이 입에 당기는 맛. [국립국어원 표준국어대사전]

관련되어 있고[☞ 에토스[21]], 어떤 것은 청중의 심리 상태[☞ 파토스[22]]와 어떤 것은 뭔가를 증명하거나 증명하는 것처럼 보이는 말 자체[☞ 로고스[23]]에 관한 것이다.

화자의 성품으로 인한 신뢰는, 청중이 그를 신뢰할 만하다고 생각하도록 화자가 말할 때 생긴다. 우리는 일반적으로 모든 일에서 합리적이고 공정한 사람을 더 크게 더 신속하게 신뢰하고, 어느 쪽이 옳은지를 똑 부러지게 말할 수 없는 일에서는 더더욱 그러하기 때문이다.

하지만 그런 신뢰도 화자의 말을 통해 얻어야 하고, 화자에 대해 가진 선입관을 통해 얻어서는 안 된다. (…) 화자의 성품은 청중에게 신뢰를 주는 데 가장 강력한 수단이라고 말한다.[24]

---

21) 에토스(ethos) [이 단어에 대한 설명으로 박문재 선생님의 설명을 인용함] 그리스어에서 '에토스'는 '관습, 습관'을 의미하는 용어로서, 여기[☞ 이 책]에서는 청중이나 연설가가 지닌 어떤 성향이나 정서 같은 것이다(영어에서 적절한 단어는 character이고 여기에서도 '성격'으로 번역했다). '파토스'는 '감정'을 가리키고, '로고스'는 '논증'을 의미한다. **[출처]** 『아리스토텔레스 수사학』 아리스토텔레스(BC384~BC322 생존) 지음, 박문재 옮김, 2020, 현대지성. p. 319.

22) 파토스(pathos) 「명사」 『철학』 일시적인 격정이나 열정. 또는 예술에 있어서의 주관적·감정적 요소. [국립국어원 표준국어대사전]

23) 로고스(logos) 「명사」 「2」 『철학』 그리스 철학에서, 언어를 매체로 하여 표현되는 이성. 또는 그 이성의 자유. [국립국어원 표준국어대사전]

24) 인용문의 출처는 아래와 같고, '[☞ 로고스]' 등은 글쓴이가 임의로 추가한 표현임. 『아리스토텔레스 수사학』 아리스토텔레스(BC384~BC322) 지음, 박문재 옮김, 2020, 현대지성. pp. 17-18.
눈에 띄는 것은 화자가 전달하는 논리정연한 메시지인 로고스가 아니라, 화자의 성품[☞ 에토스]이 청중에게 신뢰를 주는 데 가장 강력한 수단이며, 그 원천은 '화자에 대한 선입견'[☞ **평판**reputation]이 아니라 현장에서 화자의 말에 있다고* 2300여 년 전 그리스 노인이 단언했다는 점. 적지 않은 사람들이 여러 가지 이유로 좋은 평판을 얻기 위해 노력하는데, 평판에 의존하지 말라고? 사람들은 평판(신분, 학위, 소속, 경력 등)으로 교육자를 섭외하고 소개하며, 청중도 그에 따라 화자에 주목하는 정도가 다른 것이 상례 아닌가? 별다른 평판이 없는 글쓴이를 섭외한 주최 측은 청중에게 "일단 잡솨 봐! 몸에 좋아."로 글쓴이를 소개해 왔다. 이 발언에 대해서는 여러 가지 입장이 있을 수 있다.
① 곰곰이 생각해 보니 그 노인의 말이 맞다.
② 그 노인의 발언이 틀렸다. 청중에게 신뢰를 주는 기본 요소는 평판과 경력, 신분이다. 이보다 더 객관적인 근거가 있는가?
③ 그때는 그 노인의 발언이 옳을 수 있겠으나, 이 부분에 대해서만큼은 2300여 년 동안 인류 또는 한국 사람은 다른 방식으로 진화해 왔다. 그래서 지금은 틀리다.
④ 저 노인의 발언이 옳으나, 현재 지구 또는 한국의 교육자와 교육 섭외자들은 평판에 대한 과도한 집착이라는 집단최면에 걸려 있다.
⑤ 그때그때 그리고 사람마다 다르다. ①, ②, ③, ④가 다 맞기도 하고, 다 틀리기도 하다.
⑥ 모르겠다.
글쓴이가 위 질문에 답변해야 한다면, ⑥번.
장삼이사(p. 13의 각주 7번 중 '장삼이사' 항목 참조)의 마을엔 교육의 효과에 더 관심을 가지는 실사구시**의 정신이 코비드19 팬데믹 직전부터 조금씩 꾸준히 확산하고 있다. 훈풍이다. 물론 '시대정신의 담지자'들에겐 과학적 논문으로 논증·검증되지 않은 근거 없고 뜬금없는 잡소리일 것이다.

* 본인이 믿고 싶지 않은 것은 조건반사적으로 거짓이라 생각하는 경향이 있는 분들을 위하여 동일한 고대 그리스어 텍스트를 한글(본문의 글)이 아니라 영어로 번역한 글 두 가지를 소개한다.

"And such credence should arise through the speech rather than on account of one's prior opinion that the speaker is a fellow of a certain sort. (…) character wield pretty much the greatest authority, so to speak, when it comes to persuasion."
[또한 그러한 '사실이란 믿음'은 화자가 어떤 무리의 일원이라는 선입견 때문이 아니라 그의 발언을 통해서 생겨나야 한다. (…) 이를테면 설득에 관해서는 캐릭터[☞ 에토스]가 가장 강력한 권한을 행사한다.]
Aristotle, **ARISTOTLE'S Art of Rhetoric**, translated by Robert C. Bartlett (Chicago/London, The University of Chicago Press, 2019), p. 11.

"This kind of persuasion, like the others, should be achieved by what the speaker say, not by what people think of his character before he begins to speak. (…) his character may almost be called the most effective means of persuasion he possesses."
[다른 사항들과 마찬가지로, 이런 종류의 설득은 화자의 말이 해내야 하는 것이지, 그자

이 발언에 따르면, 교육·설득을 제공하는 소통의 공간은 관련 꿀팁 몇 가지나 흥미를 끄는 소품 몇 개를 동원하여 논리적으로 구성한 콘텐츠를 제공하면 채울 수 있는 보람차고 멋진 영역이 아니라는 것이다. 콘텐츠와 느낌과 인간관계가 뒤섞인 덩어리가 교육의 원동력이란 얘기다. 글쓴이는 에토스와 파토스 영역을 떼어 내서 이를 로고스의 언어로 묘사할 능력은 없다. 그렇다고 어느 특정 경지에 도달하거나 특별한 교육훈련 이수 중이 있어야 교육할 수 있다고는 절대로 생각하지 않는다. 우리가 악기를 배울 때, 악기 주법 관련 책을 100번 읽는다고 실력이 늘지 않는다. 악기와 여러 가지 내 몸놀림이 만나서 만들어내는 소리와 리듬을 내 귀가 듣고 느끼는 것을 반복하는 것이 방법이다. 즉, 생각하는 손[25]이 문제 해결

가 말하기 전에 사람들이 생각하는 그 사람의 캐릭터에 의해 이뤄져서는 안 된다. (…) 사람들은 화자의 캐릭터[☞ 에토스]가 그가 가진 가장 효과적인 설득 수단이라고들 한다.]
Aristotle, **THE BASIC WORKS OF ARISTOTLE**, translated by Richard McKeon (New York, The Modern Library, 2001), p. 1329.
☞ 적어도 한국어 번역에는 오류가 없다고 확신할 수 있으니, 내용에 대해 반대 의견이 있으면 원저자에게 직접 항의하시길 바람.
** 실사구시(實事求是) 「명사」 「철학」 사실에 토대를 두어 진리를 탐구하는 일. 공리공론을 떠나서 정확한 고증을 바탕으로 하는 과학적·객관적 학문 태도를 이른 것으로, 중국 청나라 고증학의 학문 태도에서 볼 수 있다. 조선 시대 실학파의 학문에 큰 영향을 주었다. [국립국어원 표준국어대사전]

25) '생각하는 손'이란 멋진 표현은 하버드대학교에서 박사학위를 받고 현재 영국 런던 정경대 교수이자 얼마 전까지 뉴욕대학교 교수였던 리처드 세넷Richard Sennett(1943~)이란 노교수님의 저서 『장인 - 현대문명이 잃어버린 생각하는 손』The Craftsman(김홍식 옮김, 21세기북스, 2010)의 한글판 부제이자 프롤로그의 제목 '현대문명이 잃어버린 생각하는 손'에서 빌려 왔다. 만드는 사람의 머리와 손의 건강한 재회가 그 책의 가장 중요한 얘깃거리다. [p. 158의 첫 번째 패러그래프 (『장인』의 인용문) 참조]
'생각하는 손'이 '생각하는 머리'와 머리의 지시대로 '작동하는 손'(☞ 로봇)으로 분화하면, 개인은 결국 '생각하는 사람'과 '몸 놀리는 사람' 무리 중 어느 하나에 속하게 되고 그에 걸

의 주체이다.

맞은 사고방식과 행동양식의 준수를 요구받는다. 전형적인 이데올로기ideology(허위의식 ☞ 그럴싸하게 들리는 거짓말)다. 이런 사고방식은 일하는 사람이 본인에게 닥친 문제를 본인이 궁리하여 해결한다는 생각과 대립한다. 사심 없는 관찰이나 양심이 속삭이는 당위가 이데올로기와 싸우면 태평한 시기엔 이데올로기가 이길 확률이 높다. 내가 과제·문제에 다가가거나, 과제·문제가 나를 사납게 괴롭힐 때면 해결사인 '생각하는 머리'[흔히 '생각하는 머리'들끼리의 위계질서에서 맨 꼭대기를 차지하는 소수가 (종종 자칭) '시대정신의 담지자' 노릇을 한다.]가 만들어낸 잘 정리된 시나리오나 ppt, 꿀팁, 지침이 발표된다. 가끔 그 솔루션에 대한 접근에 입장료를 내라고도 한다. 그럼 그닥 머리 쓸 일이 없다. '베스트 프랙티스'best practice를 만드는 건 '작동하는 손'의 능력 범위 밖이니까.

그러면 모든 일이 잘 진행되는지? 모든 과제·문제는 그들만의 탄생 비화, 즉 각자 고유한 맥락과 경로를 가지고 있다. 그것을 해결하는 주체는 그 현장이란 진창에서 씩씩대는 '생각하는 손'들이라 생각해 왔다. 우린 복잡다단하고 어처구니없는 현실에서 살지, 논리와 실험의 세계에서 살지 않기 때문이다. (책 속표지의 앞 페이지 인용문 참조)

글쓴이는 '생각하는 손'과 '생각하는 머리'*의 건강한 협력을 배제하지는 않지만, 그 무리에겐 글쓴이를 포함한 장삼이사(p. 13의 각주 7번 중 '장삼이사' 항목 참조)를 '작동하는 손'으로 간주하는 습성이 있어 겪으면 겪을수록 조심스럽다. 구강건강관리교육을 '생각하는 머리'*가 학술적으로 접근하면 실패하기가 어렵겠지만,('XXX라는 의의가 있다', '시사점은 QQQ이고 향후 과제는 YYY이다', 'ZZZ-AAA 간의 상관관계를 발견했다') '생각하는 손'이 현장에서 청중audience 또는 교육 주관 조직sponsor에게 만족을 주지 못하면 잡스러운 3류 물건 또는 쓰레기 취급당하기 때문에 성공하기가 그다지 쉽지 않다. 20여 년간 글쓴이를 줄곧 짓눌러온 스트레스가 이것과 교육 시간 약속 지키기였다. '생각하는 손'으로서 번잡스럽고 피곤하게 살지, '작동하는 손'으로서 마음의 평화가 대체로 보장받는 삶을 살지는 각자의 선택. 그 판단과 행위(☞ 업業**)에 따른 과보***도 각자 본인의 몫.

정보 통신 기술 기반 사회가 발전할수록 업과 과보 간의 시간 간격이 급격하게 짧아졌다는 것이 글쓴이의 관찰이다. 누군가 이 말의 타당성에 대한 지적이 아니라, 이 결론을 도출하게 된 과정·근거·논리 전개가 부족하니, 또는 관련 해외 연구가 없어 비과학적이라고 지적한다면? 내 알 바 아니다. 이 책은 논문(집)이 아니까.

* '생각하는 머리'는 언제든지 아주 훌륭한 '생각하는 손' 노릇을 할 수 있다고 나는 생각한다. 왜냐면 몸은 힘들지만 후자가 훨씬 더 재미있고, 만들기(☞ 변화시키기)와 돌봄은 인간의, 특히나 여성의, 본능이다. 그러나 만들고 돌보는 여성성이 모든 여성에게 우세

[실습에 대하여]

學而時習之 不亦說乎

학이시습지 불역열호

배우고 때때로 익히면 이 또한 즐겁지 아니한가!²⁶⁾

한 것은 절대로 아니다. 일부 남성에게 우세한 본성인, 남들이 만들고 가꾼 것을 약탈하는 습성이 모든 남성에게 우세한 것도 아니다. 유용한 것을 만들기(☞ 바람직한 방향으로 변화시키기)보다 약탈본능이 우세한 여성도 많다. 사기나 기만은 약탈의 근현대적 버전 중 하나다.****

** 업(業) 「명사」 『3』 『불교』 미래에 선악의 결과를 가져오는 원인이 된다고 하는, 몸과 입과 마음으로 짓는 선악의 소행. ≒카르마. [국립국어원 표준국어대사전]

*** 과보(果報) 「명사」 『1』 『불교』 전생에 지은 선악에 따라 현재의 행과 불행이 있고, 현세에서의 선악의 결과에 따라 내세에서 행과 불행이 있는 일. =인과응보. [국립국어원 표준국어대사전]

**** 만들기 본능, 여성성, 약탈본능이란 표현은 미국의 예일대학교 철학박사 출신의 경제학자인 소스타인 베블런 박사님(1857~1929)의 글에서 인용한 것이고, '사기나 기만은 ~ 하다.'는 베블런 박사님의 글을 읽고 나름 이해한 것을 기술한 것임.

[참고 문헌] 『유한계급론』The Theory of the Leisure Class, 소스타인 베블런Thorstein Veblen (1899년 초판 출간) 지음, 이종인 옮김, 2018, 현대지성. pp. 263-264 외

26) 노자님(BC604?~불명)보다 한두 세대 아래이고, 석가모니 부처님(BC560경~BC480경)과 동시대인인 공자님(BC551~BC479)의 어록집인 『논어』의 첫 구절이다. 근대 서양에서 '배운다'는 것은 '머리가 안다'까지다. 몸은 당연히 머리가 시키는 대로, 머리가 원하는 만큼 작동한다고 전제한다. 반면에 동양에서 '배운다'는 것은 머리뿐만 아니라 몸까지 안다, 즉 '습관이 된다'까지다. 고상하게 말하면 '수양(修養)', 쉬운 말로 '습관들이기'*까지가 배움의 과정이다. 그래서 학습(學習)이다. (p. 157의 공자님 말씀과 같은 페이지 각주 49번 참조)

* "습習"이라고 하는 것은 조류가 날개를 퍼득여서 나는 것을 배우는 과정과 관련 있는 말이다.

[출처] 『중용, 인간의 맛』 김용옥 지음, 2011, 통나무. p. 70.

[인용한 이] 어린 새는 태어나서 처음 날갯짓하려다 무수히 실패를 거듭한다. 그러다 어느 순간 하늘(3차원 공간)을 걷고 뛰어다닌다.

배움이나 감탄이 즐겁기 때문에 (…) 모방이 즐거운 것이다. 모방의 대상 자체는 즐겁지 않더라도 어떤 것을 모방하는 일 자체는 즐거울 수밖에 없다. 모방을 통해 '이것이 그런 것이었군!' 하고 추론하는 과정에서 뭔가를 배워 가며 즐거움을 느끼기 때문이다. 또한 극적인 반전과 아슬아슬한 위기 탈출도 즐겁다. 그런 것은 모두 감탄을 가져오기 때문이다.[27]

---

27) 『아리스토텔레스 수사학』 아리스토텔레스 지음, 박문재 옮김, 2020, 현대지성. p. 78. 중국의 장자(BC369?~BC286), 맹자(BC372~BC289)와 동시대인인 그리스 사람 아리스토텔레스(BC384~BC322)의 말씀이다. 누군가의 레시피를 따라 하거나 참고하여 음식을 만든 경험이 있는 분은 직관적으로 이해할 것이다. 실습 위주의 교육을 받는 사람의 심리 상태가 이럴 것이다. 곡마단 차력사질이나 인형놀이 등 구경거리 위주로 교육받은 사람은 절대로 느낄 수 없는 경험이다. '뭔가를 배우는 즐거움'과 '극적인 반전과 아슬아슬한 위기 탈출'은 실습하는 사람에게는 '따라 하기'가 '사연이 담긴 본인의 얘깃거리'인 서사 narrative*로 진화하는 과정을 묘사한 것이라고 글쓴이는 이해했다. 느낌은 인간의 고도의 정신 작용이고, 기억은 텍스트가 아니라 이미지로 저장된다고 한다.** 물건을 다루면서 교육자의 말과 행동을 따라하는 행위를 통해 내 몸의 오감***은 갖가지 이미지와 느낌을 만든다. 몸이 기억한 것은 시간이 지나도 좀처럼 몸 밖으로 휘발되지 않는다. '교육자의 교육자'로서 글쓴이가 교육자들을 교육할 때도 실습의 비중이 높은 이유도 그 때문이다. 머리로 아는 것을 직접 느껴 보시라! 감탄은 자기의 서사narrative를 만드는 모방하는 본인 자신에 대한 감탄일 뿐만 아니라 본인이 모방하는 교육자에 대한 감탄이기도 할 것이다.
* 서사에 대하여는 p. 270 각주 102번 참조
** 미국 텍사스 A&M대학교 공학박사 출신으로 한국전자통신연구원(ETRI)에서 근무하셨던 박문호 박사님의 동영상 참조
〔월말 김어준〕〈빅히스토리 Ⅲ〉느낌적 느낌에 관한 박문호적 뇌과학 보고서 (2022.03.13. 게시) https://www.youtube.com/watch?v=0ylcGL-lbZo
*** 오감「명사」『의학』시각, 청각, 후각, 미각, 촉각의 다섯 가지 감각. 늑 오각. [국립국어원 표준국어대사전]

2장

방문구강건강관리교육

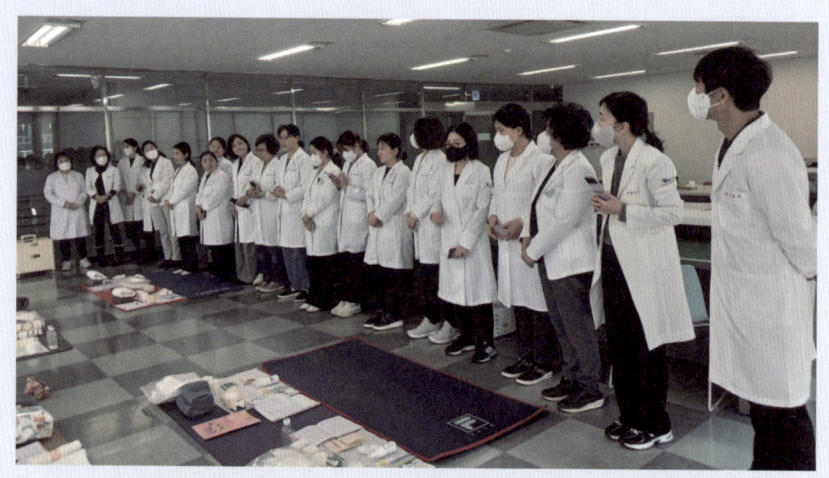

〈그림2-1〉 2024 부산시 독립구강건강교육자팀 제1기 통합돌봄사업 노인-장애인 방문구강건강관리교육자 양성과정 강의

2.1. 아픈 사람들의 입안 사정 - '치료'와 '교육'

몸과 마음이 아프면 의사나 치과의사, 한의사로부터 '치료'를 받는다. 대개 환자는 '치료' 과정에서 능동적으로 어떠한 행위를 할 수 없다. 내 몸과 마음을 얌전하게 치료자에게 맡긴 후 치료의 대가를 지불한다.

'치료'를 받고 나면 상처를 회복하거나 상태를 유지하기 위해서 관리를 해야 하는데, 관리하는 방법을 알려 주는 것이 '교육'이다. '교육'은 환자나 간병인이 배워서 실천해야 효과가 있으나, 단순하고 간단해 보이는 행위라도 전문가와 비전문가의 행위에는 차이가 난다.

'방문구강건강관리교육'에서 교육이란, 치과 의료기관이 아닌 장소에서 아픈 입안 상태를 덜 아프게 하거나 더 나빠지지 않게 하고, 안전하게 먹고 마실 수 있는 능력을 향상시킴으로써 기력을 회복하는 방법을 알려 주는 일이다.

글쓴이의 기억이 옳다면, 대한민국에서 처음으로 요양시설이 아니라 교육 참여자의 자택을 방문하여 치과위생사 단독으로 구강건강관리교육을 실천한 이는 글쓴이다.

'교육'은 섬세하고 세심해야 한다. '사람'에게 하는 일이라 그렇다.

교육 일정이 확정되면 열심히 준비하고 많이 연구하여 시나리오와 계획안을 작성하며 계속 연습한다. 동일한 사람에게 10회가 넘는 방문을 하는 동안 어떤 내용으로 그 사람의 구강건강 상태를 호전시킬 수 있을지 모르니, 만반의 준비를 하고 방문한다.

의도한 대로 효과가 나타나서 교육 참여자가 기어다니다가 두 발로 걷고, 목소리에 힘이 실리고, 생의 마지막 순간에 존엄을 지키며 이승을 떠나셨다는 이야기를 전달받았을 때 '교육'이 주는 보람을 느낀다.

아라비아 숫자로 표현되는 데이터로는 설명하기 힘든 이런 교육의 결과를 측정하는 주체는 '사람의 느낌'이라 글쓴이의 노력을 전혀 몰라줄 때가 적잖다. 그리고 세상엔 남의 공덕을 자신의 것으로 치환하는데 능한 사람들이 꽤 많다. 그럴 땐 그저 그러려니 하고 넘어가야 다시 교육할 수 있다.

그래서 그 효과도 넓은 스펙트럼을 가질 정도인데, 입안 관리 정도는 누구나 할 수 있다고 생각하여 이제 시작 단계를 최종 목적지라고 착각하여 치과위생사의 전문성을 인정하지 않고 이제 더는 필요 없다며 방문을 거절하는 사례도 나타난다. 이런 인식과 반응은 교육 참여자나, 돌봄을 제공하는 간병인, 심지어 다학제 활동으로 함께 팀플레이로 활동하는 다른 직역에서도 나타나며, 그들은 치과위생사의 전문적인 교육 효과의 최종 목적지를 이해하기보다는 본인의 상상과 경험 속에서 바람직함과 요구 수준이 구강건강관리의 전부라는 인식에서 판단하고 행동한다. 하기야 구강 관련 교육에서 본인이 올랐던 봉우리보다 더 높은 곳은 하늘밖에 없다고 생각하는 치과위생사들도 있으니, 수원수구誰怨誰咎하리…(누구를 원망하고 누구를 탓하리…)

경험은 처음엔 실패와 주눅 듦을 알려 준다. 아이러니한 것은 실패와 주눅 듦 속에서도 봄비 내린 후 봄나물 새순이 새록새록 돋는 만큼 작지만 많은 성공의 기쁨을 맛볼 수 있다. 그 기쁨을 자양분 삼아 내가 성장해 간다. 그 소중한 경험을 내 주머니 속에만 넣어둘 요량이었으면, 단지 같은 면허증을 소지했다는 이유만으로, 초면인 동업자들에게 가진 것을 모두 내어주긴 어려웠을 것이다. 치과위생사로 살아가는 즐거움은 구강건강관리교육, 그중에서도 삶의 한가운데인 집으로 찾아가서 진행하는 방문구강건강관리교육이었다. 동업자들이 성장하여 그 즐거움을 같이 느끼는 것은 교육 참여자의 건강이 좋아지는 일만큼이나 행복한 일이다.

의료·요양 등 지역 돌봄의 통합지원에 관한 법률[28]이 제정되었다. 제15조 본항은 다음과 같다.
'국가와 지방자치단체는 통합지원 대상자의 욕구와 필요에 맞는 통합지원을 위하여 보건의료 분야에서 각 호의 서비스를 확대하고 다른 서비스와의 연계를 강화하도록 노력하여야 한다.'
같은 조 제6호에는 '방문 구강관리'라고 기재되어 있다.
치과위생사가 진행하는 방문구강건강관리교육은 '치료'가 아닌 '교육'으로 진행하기에, 교육 참여자와 간병인이 치과위생사의 행위를 어느 정도는 따라 할 수 있을 정도로 가르쳐야 한다. 교육이 가지는 한계를 분명하게 인식시켜야 하며, 치료와 교육의 차이점을 정확하게 알려줘야 한다.

이 책에서 풀어놓은 내용들은 철저하게 치과위생사만을 위한 것이다. 각 방문 일정마다 교육계획안을 작성해야 하는데, 그 교육계획안 내용까

---

[28]   의료·요양 등 지역 돌봄의 통합지원에 관한 법률 (약칭: 돌봄통합지원법) [시행 2026. 3. 27.] [법률 제20415호, 2024. 3. 26. 제정]_보건복지부 (통합돌봄추진단)_법제처 국가법령정보센터

지 올려놓으면 내용이 너무 많아져서 생략하였다. 활동보고서 실제 현장 사례를 올려놓으니, 교육계획안을 스스로 작성하기 바란다.

치과위생사가 단독으로 진행하는 방문구강건강관리교육은 아래와 같이 구분하여 진행해 왔다.

① 교육 활동 준비 및 정리
② 구강 관찰[구강촬영 포함(안티포깅 미러를 사용할 때도 있음), 세균 관찰이 포함될 때도 있음.]
③ 구강근육마사지(구강내외근육 동시 마사지 및 구강내 마사지, 저작근 거상)
④ 구강위생관리(틀니 관리 및 물로 입안 헹굼 포함)
⑤ 구강기능향상(입체조 및 시계소리 내기 포함)
⑥ 저작·연하(자일리톨 그린 껌 등, 섭취하는 음식 포함)
⑦ 매체 안내(스마트폰으로 누구나 쉽게 찾아서 볼 수 있는 영상)
⑧ 기록

8개 영역으로 구분하고, 교육 참여자 상태에 맞는 방법으로 단계별 교육을 실시한다.

②번부터 ⑦번은 방문 횟수가 증가할수록 순서가 달라질 수 있으며 소요시간도 매번 동일하지 않으니 전체 활동 시간을 잡고, 그 안에서 매회 제일 중요한 교육 활동 시간에 가장 많은 시간을 할당하면서 시행하면 된

다. 요컨대 원칙 또는 베이스가 있고 필요시 맞춤이란 오리고 붙이고 구부리는 작업을 첨가하는 것이 아니라, 베이스가 맞춤일 수밖에 없고 그 맞춤의 진행에서 의도한 바와 원칙을 구현하는 것이다.

이제 실제 활동 내용을 살펴보자. 현장에서 작성한 활동보고서를 먼저 살펴보고, 각각의 행위를 하는 데 소요되는 시간을 어떻게 측정하고 설정했는지도 알아보자.

동일인 대상으로, 치아가 없는 사람을 여러 차례 방문하거나, 치매나 장애가 심하여 소통이 안 되는 사람도 계속 교육을 진행할 때, 교육 소요시간은 얼마나 잡아야 하는지, 교육 내용의 반복과 심화를 어떻게 구성해야 하는지에 대하여는 이 책에 게재한 활동보고서 사례에 체크한 부분들을 살펴보면 된다.

스스로 교육을 진행해 본 후에 의문점이 드는 교육 부분을 찾아서 읽어보면 노인·장애인(와상 환자, 식물인간 포함) 등 살아있는 모든 사람에게 1회부터 n회 교육을 제대로 진행할 수 있을 것이다. 특히 교육자와 교육 참여자의 자세잡기는 정말 중요하다. 교육자의 신체에 무리가 가지 않는 자세잡기는 아무리 강조해도 부족하지 않다. (이 책 뒤표지의 사진 및 설명 참조)

3장

방문구강건강관리교육 실제 활동 내용

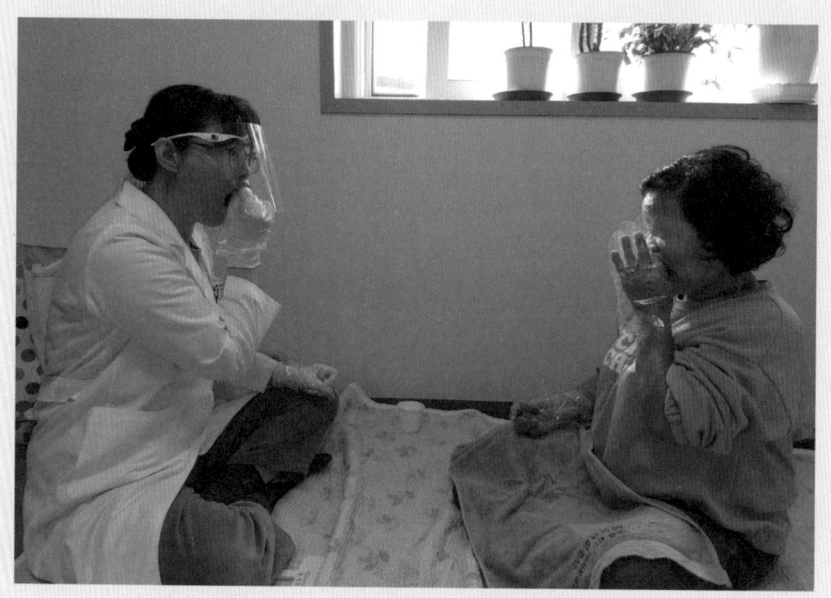

〈그림 3〉 치조제 마사지 교육 실습 중인 글쓴이와 교육 참여자

the saying of Iphicrates,

'Think what I was and what I am,'

이피크라테스 가라사대, '내가 과거에 어떤 사람이었고, 지금 어떤 사람인지 생각해 보거라.'²⁹

---

29) Aristotle, ***THE BASIC WORKS OF ARISTOTLE***, translated by Richard McKeon (New York, The Modern Library, 2001), p. 1357.
이피크라테스(BC418~BC353)는 아리스토텔레스(BC384~BC322)보다 대략 한 세대 전에 활동했던 장군으로서, 아테나이의 무기체계, 전술(싸우는 기술), 전투 대형(각 전투병이 전투에서 취해야 할 행동들), 즉 전쟁의 모든 것을 개혁한 군인이다. 아리스토텔레스가 그의 발언을 인용한 이유는 사람의 변화를 평가할 때, 평가하는 사람들의 기준으로 판단하지 말고 그 사람이 실제로 얼마나 변화했는가를 기준으로 판단하라는 본인의 주장을 보충하기 위함이었다. 참고로 박문재 선생님의 한글 번역본은 "이것이 이피크라테스가 '어디서 시작해서 어디까지 왔는지를 보라'*고 말(한 이유다.)"라고 기술되어 있다.
* [출처] 『아리스토텔레스 수사학』 아리스토텔레스 지음, 박문재 옮김, 2020, 현대지성. p. 64
어느 집단 또는 연령군도 마찬가지이겠지만, 특히나 거동이 불편한 어르신이나 장애인에겐 개별개별 불편함의 정도나 부위, 성향, 배경 등은 복잡다단하다. 각각의 어르신이나 장애인은 각기 고유하다. 범주화가 가능할까라는 의심도 든다. 십수 년 전부터 유행어가 된 '맞춤'(customized 또는 individualized)이란 단어를 붙일 수 있는지 없는지 자격을 부여하는 기준을 이피크라테스의 그 말씀에서 찾았다. '맞춤'이 특정 집단에 대한 교육을 더 재미있게 진행하는 재주를 발휘함이나, 특정집단의 요구사항을 가급적 많이 빠르게 충족시킴, 주어진 또는 달성할 교육 목표를 향해 특정 집단을 효율적으로 유도함이 아니라, '그들이 그들 자신의 궤도를 타고 바람직한 변화를 만들어 간다.'가 기준이란 말씀. 따라서 시작점과 기록점과 도착지는 교육자나 평가자가 설정하는 것이 아니라는 점. 그러면 현장에 주목할 수밖에 없다. 관점이 '시대정신의 담지자'들이나 '생각하는 머리'들이 설정한 기준에 얼마나 부합하는가가 아니라, '생각하는 손'이 섬세하게 그들의 변화를 관찰하며 기록·추적하여 그 변화를 판단한다로 바뀌기 때문이다.

3.1. 1회 방문구강건강관리교육 활동보고서(세균 관찰 포함)

이 활동보고서는 현장 활동 사례일지다. 교육에 1시간이 걸렸다. 교육비는 교육 의뢰 기관에서 지불하여 본인부담금은 없었다.

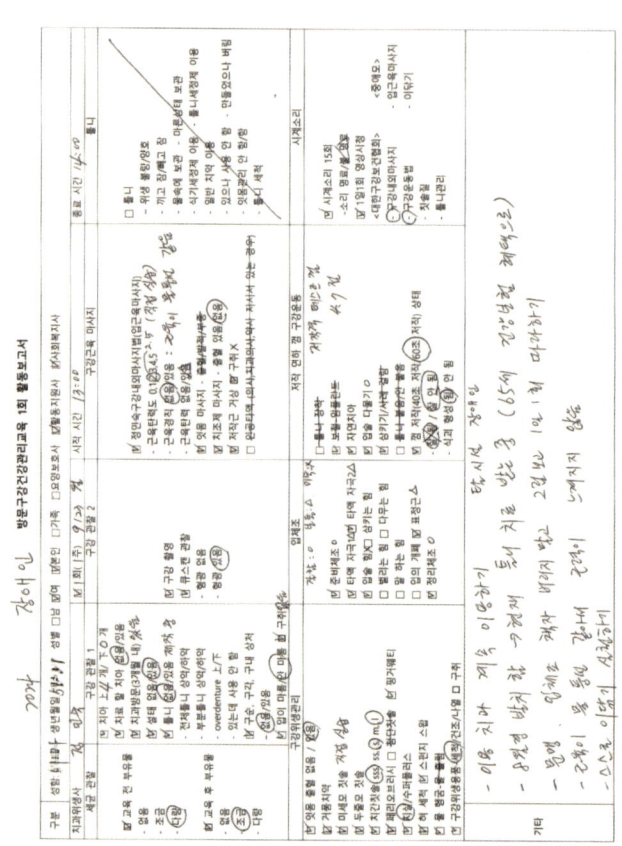

〈그림 3.1〉 1회 방문구강건강관리교육 활동보고서 (세균 관찰 포함)

3.2. 1회 방문구강건강관리교육 활동보고서

이 활동보고서는 현장 활동 사례일지다. 교육에 1시간이 걸렸다. 세균 관찰(가글 용액)은 생략하였다. 교육비는 교육 의뢰 기관에서 지불하여 본인부담금은 없었다.

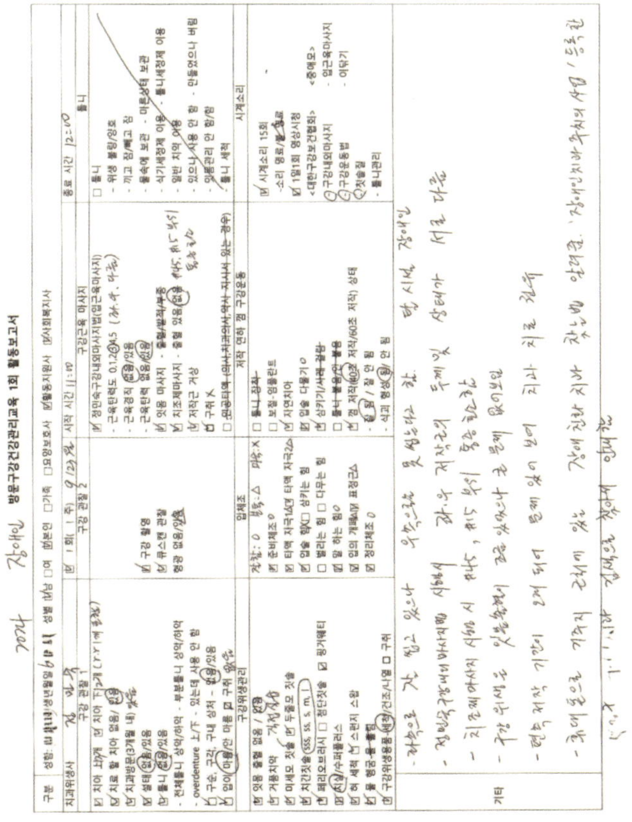
2024 장애인 방문구강건강관리교육 1회 활동보고서

구분	성함 / 생년월일 / 성별 □남 □여 ☑본인 □가족 □요양보호사 ☑활동지원사 ☑사회복지사		
치과위생사	☑ 1회(1 주) 9/23	시작 시간 11:00	종료 시간 12:00
구강 관찰 1	구강 관찰 2	구강근육 마사지	틀니
☑ 치아 상하개 ☑ 치아 下1개 / ☑ 치료 할 치아 없음/있음 / ☑ 치과방문(3개월 내) / ☑ 설태 없음/있음 / ☑ 틀니 없음/있음 / - 전체틀니 상악/하악 - 부분틀니 상악/하악 / - overdenture 上/下 - 있는데 사용 안 함 / ☑ 구순, 구각, 구내 상처 - 없음/있음 / ☑ 입이 마름/안 마름 ☑ 구취 없음	☑ 구강 촬영 / ☑ 큐스캔 관찰 / 형광 없음/있음	☑ 정민숙구강내외마사지법(입근육마사지) / - 근육탄력도 0,1,2,3,4,5 / - 근육경직 없음/있음 / - 근육탄력 없음/있음 / ☑ 잇몸 마사지 - 출혈/발적/부종 / ☑ 치조제마사지 - 출혈 있음/없음 / ☑ 저작근 거상 / ☑ 구취 X / □ 인공타액 (의사,치과의사,약사 지시서 있는 경우)	□ 틀니 / - 위생 불량/양호 / - 끼고 잠/빼고 잠 / - 물속에 보관 - 마른상태 보관 / - 식기세정제 이용 - 틀니세정제 이용 / - 일반 치약 이용 / - 있으나 사용 안 함 - 만들었으나 버림 / - 잇몸관리 안 함/함 / - 틀니 세척
구강위생관리	입체조	저작 연하 껌 구강운동	시계소리
☑ 잇몸 출혈 없음 / 있음 / ☑ 거품치약 / ☑ 미세모 칫솔 ☑ 두줄모 칫솔 / ☑ 치간칫솔(sss, ss, s, m, l) / ☑ 페리오브러시 □ 첨단칫솔 ☑ 핑거웨티 / ☑ 치실/수퍼플러스 / ☑ 혀 세척 ☑ 스펀지 스왑 / ☑ 물 헹굼 / ☑ 구강위생용품 세척/건조/나열 □ 구취	☑ 준비체조 / ☑ 타액 자극 / ☑ 입술 힘 □ 삼키는 힘 / □ 벌리는 힘 □ 다무는 힘 / ☑ 말 하는 힘 / ☑ 입의 개폐 표정근 / ☑ 정리체조	□ 틀니 장착 / □ 보철-임플란트 / ☑ 자연치아 / ☑ 입술 다물기 / ☑ 삼키기/사례 걸림 / □ 틀니 불응/안 불응 / ☑ 껌 저작(40초 저작/60초 저작) 상태 / - 잘 됨 / 잘 안 됨 / - 식괴 형성 됨/ 안 됨	☑ 시계소리 15회 / -소리 명료/불명료 / ☑ 1일1회 영상시청 / <대한구강보건협회> / 구강내외마사지 / 구강운동법 / 칫솔질 / - 틀니관리 / <중애모> / - 입근육마사지 / - 이닦기

기타
- 좌측으로 잘 씹고 있으나 우측으로는 못 씹는다고 함. 탈 시설 장애인
- 정민숙구강내외마사지법 시행시 좌, 우 저작근의 두께 및 상태가 서로 다름
- 치조제마사지 시행 시 #45, #15 부위 통증 호소함
- 구강 위생은 잇몸출혈이 조금 있었으나 큰 문제 없어 보임
- 편측 저작 기간이 오래 되어 문제 있어 보여 치과 치료 권유
- 휴대폰으로 거주지 근처에 있는 장애 친화 치과 찾는법 알려줌. '장애인치과주치의 사업' 등록 관련 검색으로 찾아서 안내함

〈그림 3.2〉 1회 방문구강건강관리교육 활동보고서 (세균 관찰 제외)

3.3. 1회 방문구강건강관리교육 활동보고서

이 활동보고서는 교육 참여자 4인의 1회 교육 사례일지다. 교육시간은 개인당 50분에서 90분 정도 소요했다. 세균 관찰(가글 용액)은 뱉기가 가능한 사람에게만 시행했다.

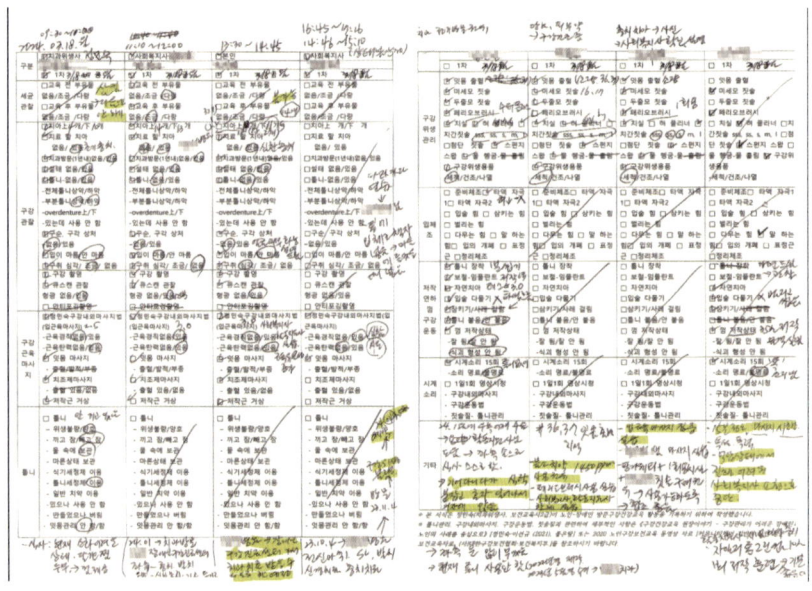

〈그림 3.3〉 1회 방문구강건강관리교육 활동보고서 (장애인)

[설명] 1인 n회 교육 활동보고서 양식으로 1인 1회로 종료하는 단기 교육 참여자 4인을 한 시트에 기록한 활동보고서. 지역 내 장애인치과병원을 방문하여 적시에 치료받고, 방문구강건강관리교육을 통해 '완전의존 관리에 협조/의존관리에 협조/자가관리'의 조건에서 구강건강을 관리할

수 있는 능력을 향상시키고 있다.

〈그림 3.1〉, 〈그림 3.2〉, 〈그림 3.3〉(pp. 44-46)은 재가 장애인 방문구강건강관리교육 활동보고서다.

재가 장애인 구강건강관리교육을 진행할 때, 일회성인지, 다회성인지 교육 의뢰 기관 및 지방자치단제 예산을 확인한 후, 장기 계획(기본 3년, 최소 연 1회 교육)을 세워 진행한다. 연 1회 재교육을 진행할 때도 위 방법으로 기록한다. 전년도의 현장 교육 후 활동보고서를 확인하며 신규 교육 참여자인지 재교육 참여자인지 확인 후, 교육계획안을 작성하여 신규/반복/심화 교육을 진행한다.

활동보고서는 스캔하여 담당 사회복지사에게 전달하며, 담당 사회복지사는 위 기록을 참고하여 지역장애인구강진료센터나, 장애인치과병원, 또는 장애인치과주치의사업을 하는 동네 개인치과의원에 방문하여 치료를 받기도 했다. 개별 교육을 종료하면 돌봄 종사자 교육을 진행하는데, 생활터에서 활동지원사와 사회복지사가 장애인에게 구강건강관리를 지원할 때, 실천 가능한 방법을 맞춤으로 정리하고 교육한다. 이러면 대략 동일 교육 참여자에게 약 3~4년의 교육 기간이 소요된다.

3.4. n회 방문구강건강관리교육 활동보고서

이 활동보고서는 ㄱ○○님 11회 활동보고서 사례일지다. 교육시간은 매회 45분에서 70분 정도 걸렸다. 예산 문제로 세균 관찰(가글 용액)이 제외되었고, 치간칫솔은 세 가지 사이즈만 사용하였다. 안티포깅 미러는 필요할 때만 사용하여 체크 항목에 표시하지 않고, 구강 촬영에 표시하였다. 교육 활동비는 지자체에서 부담하여 본인부담금이 없었다.

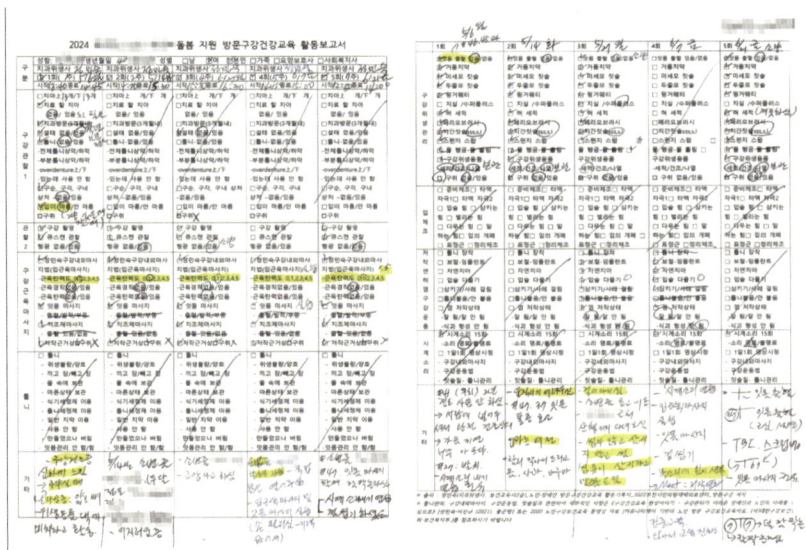

〈그림 3.4-1〉 11회 방문구강건강관리교육 활동보고서 1 [1회(1주)~5회(7주), ㄱ○○님]

[설명] 총 11회 방문하였으며 5회까지의 활동보고서 내용. 첫 방문 후 매회 몇 주가 되었는지를 기록한다. 교육하지 않은 부분에는 슬래시 slash ('/')를 표시한다.

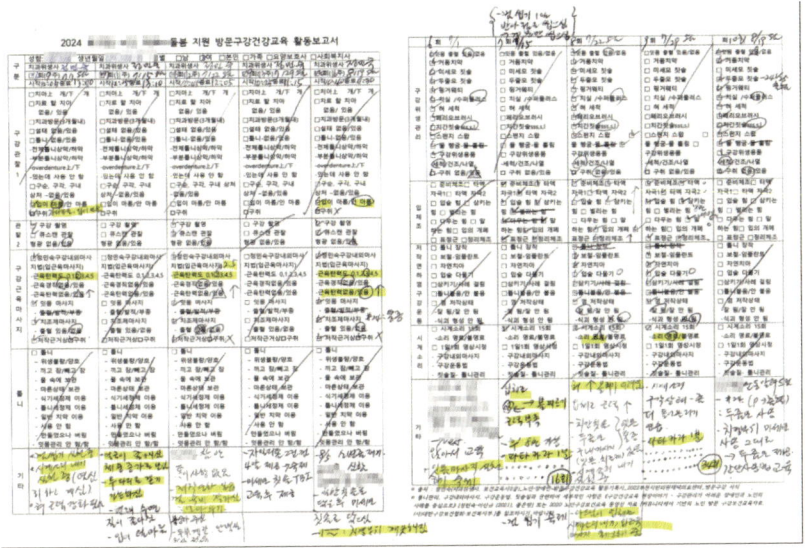

<그림 3.4-2> 11회 방문구강건강관리교육 활동보고서 2 [6회(9주)~10회(16주), ㄱ○○님]

[설명] 총 11회 방문 중 6회부터 10회까지의 활동보고서 내용. 구강위생관리 상태가 좋아져서 구강근기능향상 체조와 저작연하 교육에 집중하였다.

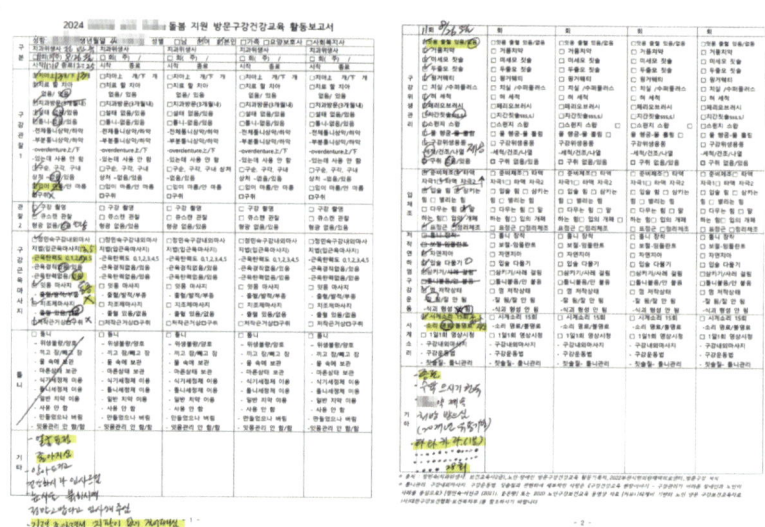

〈그림 3.4-3〉 11회 방문구강건강관리교육 활동보고서 3 [11회(17주), ㄱ○○님]ㄱ○○님]

[설명] 마지막 11회(17주)의 활동보고서 내용. 교육 참여자의 건강이 많이 회복되어 교육 종료.

3.5. ㄱ○○님 11회 방문구강건강관리교육 활동보고서 변화 요약

구분		1회 1주 5/6 65분	2회 2주 5/14 70분	3회 4주 5/27 60분	4회 5주 6/7 45분	5회 7주 6/21 70분	6회 9주 7/1 55분	7회 11주 7/15 45분	8회 12주 7/22 80분	9회 13주 7/29 50분	10회 16주 8/19 50분	11회 17주 8/26 75분
구강	관찰1	치아 26개 설태 ○ 입마름 ○	/	/	/	설태 x	입마름 △	/	/	/	입마름 ○	치아 26개 입마름 △
	관찰2	촬영 ○ 형광 ○	촬영 ○ 형광 ○	촬영 ○ 형광 ○	/	촬영 ○ 형광 ○	촬영 ○ 형광 ○	/	촬영 ○ 형광 ○	/	촬영 ○ 형광 △	촬영 ○ 형광 △
구강근육 마사지		근육탄력 1 경직 x 탄력 x	근육탄력1 경직 x 탄력 x	근육탄력1 경직 x 탄력 x	실습	근육탄력 1.5 경직 x 탄력 x	근육탄력 2 경직 x 탄력 x	/	근육탄력 2.5 경직 x 탄력 △	/	근육탄력 3 경직 x 탄력 x	근육탄력 3.5 경직 x 탄력 x
틀니		/	/	/	/	/	/	/	/	/	/	/
구강위생		잇몸출혈 ○	잇몸출혈 ○	잇몸출혈 ○	/	잇몸출혈 ○	잇몸출혈 ○	/	잇몸출혈 ○	/	잇몸출혈 △	잇몸출혈 x
입체조		/	/	/	/	/	/	입체조 ○ 파타카라 1분16회 혀 운동 △	입체조 ○ 타액자극 혀 거상 x	입체조 ○ 파타카라 1분34회	/	입체조 ○ 파타카라 1분28회
저작 연하 껌 구강운동		/	/	비호흡 ○ 저작 ○ 사례 x	비호흡 ○ 저작 ○ 사례 x	/	/ (실천)	/	비호흡 ○ 저작 ○ 사례 x	비호흡 ○ 저작 ○ 사례 x	/	비호흡 ○ 저작 ○ 사례 x
시계소리		소리 명료	/	/	소리 명료	소리 명료	/	/ (실천)	소리 명료 △	소리 명료	/	소리 명료
영상		/	/	/	/	/	/	/	/	/	/	/
기타		취침 시 입마름 심함. 준와상	소변줄 거동 불편 어지러움	소변줄. 이족보행. 껌 씹기처럼 식사	소변줄. 기력 부족 손 떨림. 힘 있는 음성	소변줄. 구강근육 마사지 실습 시 통증호소	앉아서 교육. 잇몸 마사지 실천	얼굴 표정 좋아짐. 체중 증가. 이족 보행. 입이 덜 마름	혀 거상 △ 잇몸 통증 호소 입근육 마사지 실천 중	특이사항 없음	8/15 소변줄 제거	얼굴 표정 좋음. 허리 펴고 안정적으로 이동

〈그림 3.5〉 11회 방문구강건강관리교육 활동보고서 4 (교육 참여자 변화 요약, ㄱ○○님)

3장_ 방문구강건강관리교육 실제 활동 내용

ㄱ○○님 이야기 [〈그림 3.4-1〉 내지 〈그림 3.5〉(pp. 48-51)의 주인공]

교육 참여자인 어르신은 80 중반의 여성이다. 아파트에서 홀로 거주 중이고 자녀들이 자주 찾아보며, 요양보호사의 돌봄을 받고 있다. 침대에서 내려오다가 낙상하여 병원에 입원했으며, 24시간 간병인이 없어 요양원에 가야 하나 고민하다가 마음 편한 내 집이 최고라고 생각하여 집으로 오셨다. 소변줄 때문에 거동이 불편하기도 하고, 기력이 없고 몹시 어지러워 누워서 생활 중이었다. 보행보조기를 이용하여 화장실과 식탁까지 겨우 움직이는 정도인 상태에서 글쓴이가 첫 방문을 하였다.

어르신은 바닥에 누울 수 없어 침대에서 교육을 진행해야 했다. 바닥이 아닌 침대에서 교육을 진행하면 교육 시 사용하는 물품들을 나열할 장소가 마땅치 않아, 침대 주위를 정리하고 준비했다. 이때 상당한 시간이 소요되었다.

어르신의 협조는 아주 좋았으며, 입원 기간에 죽만 먹었더니 씹는 힘이 약해 여전히 죽을 먹고 있다고 하였다.

어르신은 교육받은 후 실천하고자 하는 의지가 있어서 기본 방문 횟수 외에 방문 횟수를 추가하는 것을 계획했다. 즉, 기본 방문 횟수는 6회였으나, 필요에 따라 6회 방문을 추가할 수 있어서 방문 횟수를 총 12회로 변경했으나 11회로 종료하였다.[30] 11회 교육 내용은 앞에 있는 활동보고서

---

[30] 방문 횟수는 사업을 의뢰한 기관에서 예산에 맞춰 설정한다. 교육 효과가 좋고 생활터에서 실천력이 좋으면 예정보다 이른 시기에 종료한다. 반대로 호응이 좋아 방문 횟수가 늘어난 사례도 있었다. 교육 참여자의 본인부담금이 발생한다면 전체 방문 횟수는 교육 참여자가 정할 수 있다.

와 변화 요약표[〈그림 3.4-1〉 내지 〈그림 3.5〉(pp. 48-51)]를 참조하면 된다. 매회 방문시간은 평균 60분이었다. 어르신 거동이 불편하여 바닥에 누울 수 없었다. 누워서 할 때는 침대 위에서 했고, 앉아서 할 때는 소파나 식탁 의자에 앉아서 했는데, 그에 따라 준비와 자세를 잡는 데 시간이 많이 소요되었다.

11회 방문교육 날에 처음 의뢰한 문제들이 대부분 좋아져서 종료하였다.

약 4개월(17주)에 걸친 기간 동안 설태 없어짐, 구강건조증 완화, 잇몸 건강 회복, 구강근력 향상(1→3.5)[31], 체중 증가, 준와상 상태에서 지팡이나 보행보조기 없이 안정적으로 도보 이동 가능, 소변줄 장착 기간 감소, 저작 능력 향상으로 식사하는 즐거움을 회복하는 것 등의 변화가 생겼다.

구강 건강이 좋아지니, 전신 질환 회복 속도도 빨라졌다. 요양보호사가 없는 시간에 혼자 계실 때, 어르신은 지팡이 없이도 집안에서 안전하게 걸어서 이동하며 일상을 회복하니, 교육자로서 이보다 더 큰 보람이 없었다.

어르신도 치과에서 받기 어려운 교육을 집에까지 와서 직접 해주니 건강해졌다며 몹시 고마워하셨다.

---

31) 근육 탄력도(5점 만점)가 높을수록 저작을 잘한다. [근육 탄력도는 **[참고]** 근육 탄력도에 대하여'(pp. 105-111) 참조] 씹는 근육의 근력이 향상되면 껌 씹기가 좋아지면서 죽이 아닌 일반식을 먹을 수 있으며, 국이나 물에 말아 먹지 않고 입술을 다문 채 건더기를 씹어서 삼키니, 소화효소가 포함된 타액의 분비가 원활하여 연하가 수월하고 변비도 좋아짐을 현장에서 경험해 왔다.

3.6. 시설 방문구강건강관리교육 활동 시간에 대하여

'2019년 부천 커뮤니티케어사업 거점경로당 치과주치의제와 노년기 구강병관리 서비스를 중심으로'라는 간 제목의 사업에 정민숙 치과위생사 팀이 참여했다. 부천시치과의사회와 대한노년치의학회에서 제시한 프로그램 중 치과위생사의 활동이 너무 추상적이어서 글쓴이가 구체적인 활동 계획을 설계하고 팀원들에게 세부적인 활동 내용을 가르쳐야 했었다.

내친김에 교육 행위별 시간이 얼마나 걸리는지 알아보기 위해 시간을 재 보았다.

부천 커뮤니티케어사업은 1시간에서 1시간 20분 동안 10여 명에게 2인의 치과위생사가 교육을 진행하느라 어려움이 많았으나, 교육 만족도는 높았다. 참여 치과위생사들에게 시간 기록을 요청하였으나, 현장이 너무 정신없고 시간에 쫓겨 결국 글쓴이만 완성된 기록을 남겼다. 본 절에서는 글쓴이가 기록한 방법과 내용을 상술하겠다.

○ 시각 기록 작성 방법
- 개인별로 측정하였으며, 개별 교육 행위가 끝나면 스마트폰의 스톱워치의 '구간기록' 기능을 이용하여 기록을 남기고, 개인에 대한 전체 교육을 종료하면 누적 집계된 화면을 캡처하는 방식으로 기록하였다. 구간 및 구간기록, 전체 시간이 자동 기록되어 행위별 소요 시간 파악하기가 수월하였다.

- 글쓴이를 제외하면 노인의 입안에 직접 손을 집어넣어 활동한 경험[32] 이 별로 없어, 행위별 시간 측정까지 기록할 엄두를 내지 못하였다.
- 시간 기록으로 알 수 있었던 것은 무치악 어르신이라도 6분 정도는 교육 시간이 필요하고, 틀니와 잔존치아가 있는 어르신은 약 10분 정도의 시간은 필요하다는 점이었다.

○ 2019 부천 커뮤니티케어사업은 2022, 2023, 2024년에도 노년기 구강질환관리서비스로 이어져 정민숙 치과위생사 팀은 '독립구강건강관리교육자'[33]로 구성하여 부천시치과의사회와 부천시 보건소 사업에 매년 참여했다.
- 부천에 소재한 노인종합복지관이나 데이케어센터 등에서도 활동하였다.
- 이 시간 기록 경험으로 구강 상태와 상관없이 어르신 1인당 최소 20분을 교육 시간으로 잡아 활동하여, 어르신 입안 건강뿐만 아니라 시설 종사자 및 사업 운영자에게도 의미 있는 기록을 전달할 수 있었다.

---

32) 입안에 손이나 구강위생용품 도구를 직접 넣어서 하는 행위는 말로 듣고 이해하는 것 이외에 필수 시간이 필요하다는 것을 깨달은 경험이었다.

33) 치과위생사 면허증(및 보건교육사 자격증) 소지자로서 정민숙 팀으로 활동할 때는 조직명에 어떤 장식 거리를 잡아매던 **'영리를 목적으로 한 사설 교육기관' 소속**으로 참여하는 것이 아니기 때문에, **독립구강건강교육자**로 표현했다. 불필요한 수식어가 없어 좋다. 글쓴이에게 사업을 의뢰하는 기관은 글쓴이가 추천하는 강사에게는 교육 참여자의 만족도를 상당한 정도 충족시킬 수 있는 능력이 있을 것이라 예상한다. 글쓴이에게 배우고자 하는 치과위생사에게는 초면이라도 최선을 다해서 교육에 대해 가르쳤고, 강사료를 지급받는 교육 현장에서 활동하는 것, 즉 무대에 서서 관객과 호흡하고 그 정당한 대가를 받는 것과 교육 프로젝트 종료 후 총정리까지를 글쓴이가 생각하는 '교육자에 대한 교육'의 범위라 생각해 왔다. 세상엔 배워두거나 알면 좋은 것이 차고도 넘친다. 거긴 글쓴이의 영역이 아니다.

3.7. 시설 방문구강건강관리교육 활동 행위별 시간 기록

방문구강건강관리교육을 진행할 때 스마트폰 스톱위치의 '구간기록' 기능을 이용하면, 행위별 소요된 시간을 체크할 수 있다. 활동하면서 기록하기가 생각보다 어렵지만, 이 방법으로 스스로 중재활동 시각을 체크하면, 다음 교육 시간 및 전체 교육 시간을 배분하기가 수월하여 좋은 교육 효과를 만들 수 있다.

〈그림 3.7-1〉 시설 방문구강건강관리교육 활동 행위별 시간 기록 1

커뮤니티 케어 결과보고서

작성자: ▨▨▨ 정민숙(2019.10.05. 토)(2차시)
▨▨▨ 노인지원서비스센터
2019. 09. 10. 화 14:00~15:20 정민숙 치과위생사 행위별 타임

연번	성명	성별	내용	시간
1	▨▨	여	1.인사 (53초 76) 2.구강내외 마사지(2분) 3.이닦기(톨니설명) (4분 35초 24) 합계: 6분 29초	6:29.00 03 00:06:26.42 02 00:02:00.25 00:01:06.49 01 00:00:53.76 00:00:53.76
2	▨▨	여	1.인사(14초 87) 2.틀니(1분 44초 59) 3.마사지+4.이닦기(5분 53초 25) 5.TBI(치간칫솔+칫솔) (약 1분 13초) 합계: 8분 26초 45	8:26.45 04 00:08:21.99 03 00:07:52.71 00:05:53.25 02 00:01:59.46 00:01:44.59 01 00:00:14.87 00:00:14.87
3	▨▨	여	1.인사(11초 64) 2.마사지(28초 69) 3.이닦기(3분 36초 01) 4.TBI(약 3분 30초) 합계:8분 44초 62	8:44.62 04 00:08:42.84 03 00:04:16.34 00:03:36.01 02 00:00:40.33 00:00:28.69 01 00:00:11.64 00:00:11.64

〈그림 3.7-2〉 시설 방문구강건강관리교육 활동 행위별 시간 기록 2

■■■경로당
2019. 09. 30. 월 11:00~12:18 정민숙 치과위생사 행위별 타임

연번	성명	성별	내용	시간
1		여	1.인사 (2초 45) 2.잇몸 마사지 (2분 23초 17) 3.이닦기 (약 7분) 4.TBI (2분 39초 42) 5.돌니 (14초 41) 합계: 12분 18초 91	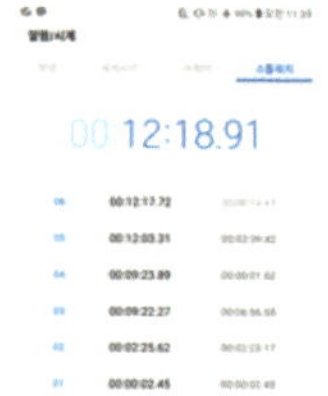 00:12:18.91
2		여	1.인사 (19초 92) 2.잇몸마사지 (2분 11초 95) 3.이닦기 (4분 13초 48) 4.TBI + 5.구강위생용품 사용법 실습 (2분 9초 21) 6. 리스테린 사용+ 7.입체조 (1분 59초 70) 합계: 10분 55초 20	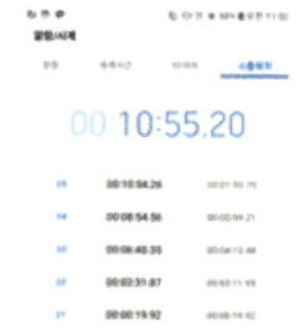 00:10:55.20
3		남	1.인사 (19초 65) 2.잇몸 마사지+잇몸 마사지 교육 +혀닦기 교육 (5분 27초 84) 합계: 5분 49초 19	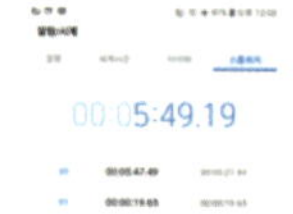 00:05:49.19
4		여	1.인사 (17초 59) 2.잇몸 마사지 (1분 53초 60) 3.이닦기 (2분 47초 79) 4.TBI (2분 35초 30) 합계: 7분 37초 16	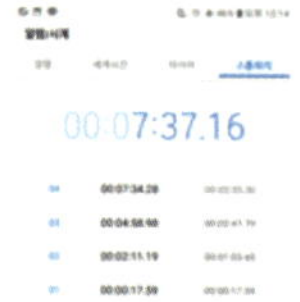 00:07:37.16

〈그림 3.7-3〉 시설 방문구강건강관리교육 활동 행위별 시간 기록 3

3.8. 재가 장애인 방문구강건강관리교육에 대하여

2020년에 하반기에 재가 장애인 방문구강건강관리교육을 ○○지역의 ○○의료복지사회적협동조합 ○○의원 방문의료팀으로 다학제[34] 활동을 하였다. 다른 현장에서의 교육 내용을 정리 및 변형하여 팀원 표준화교육에 활용했다. 교육자는 각 장애인에 대하여 3회씩 방문구강건강관리교육을 진행하였다.[35]

교육 결과는 2020년 11월 25일에 방문의료팀 코디네이터 토론회에서 ○○의료복지사회적협동조합 조합원이자 방문의료 방문구강팀 총괄 치과위생사로서 글쓴이가 발표했다.

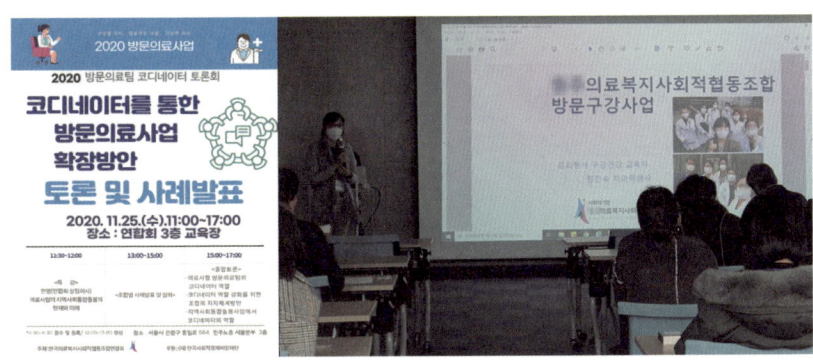

〈그림 3.8-1, 3.8-2〉 2020 방문의료사업 코디네이터를 통한
방문의료사업 확장방안 토론 및 사례발표.

---

34) 다학제=다학제 간 연구 「001」 『인문 일반』 총체적으로 여러 학문이 융합한 협력 활동. 동등한 위치에서 서로 협력하여 참여할 수 있고 다른 학문과 직업을 가진 사람들로 구성된다. [국립국어원 우리말샘]

35) 재가장애인 방문구강건강관리교육 사업 활동 예산은 당시에 한국의료복지사회적협동조합연합회와 (재)한국사회적경제씨앗재단에서 후원하였다.

이 활동은 교육 참여자로부터 본인부담금을 받지 않았으며, 불건강한 노인과 장애인에게 집으로 방문하여 하는 교육이라 코로나19가 전국을 강타하는 상황에서도 마스크를 벗고 대면교육을 진행했다. 같이 일할 치과위생사 구인광고를 게재하였으나, 임상에서 근무하는 치과위생사들은 혹시 모를 감염을 우려하여 응하지 않았다.

글쓴이는 다학제팀[의사, 간호사, 사회복지사, 치과위생사, 치과의사(자문), 치위생학과 학생, 활동지원사, 보호자, 장애인 당사자] 소속으로 활동하였다. 그 당시 직종간·직종내 커뮤니케이션에 필요한 많은 양식을 만들어 사용했다.

교육에 들이는 시간과 인력과 비용이 많이 든다는 구강 관련 사업의 단점 때문에 2년(2020-2021) 진행 후 구강건강관리교육은 종료되었다. 그러나 방문구강건강관리교육이 교육 참여 장애인의 삶에 가져온 변화와 효과는 놀라울 정도여서 사업 종결을 아쉬워하던 지역 장애인가족지원센터에서 사회복지공동모금회의 지원을 받아 3년(2022-2024) 진행했다. 즉 죽은 프로젝트가 부활하여 3년간 지속되었다. 이 프로젝트는 2025년에 또다시 어떤 형식으로든 소생할 예정이다.

2025년부터는 커뮤니티케어 취지에 맞게 지역사회의 치과위생사 동업자들이 지역사회 장애인의 구강건강관리교육을 독자적으로 진행할 것이다. 글쓴이에겐 아름다운 이별의 광경이다.

① 2020년 치과위생사 구인광고

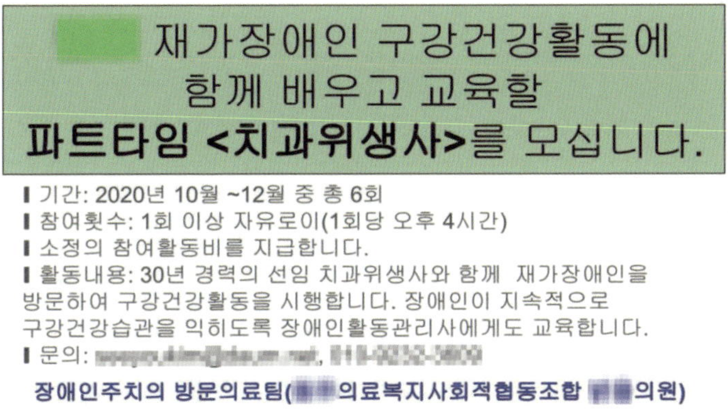

재가장애인 구강건강활동에
함께 배우고 교육할
파트타임 <치과위생사>를 모십니다.

▪ 기간: 2020년 10월 ~12월 중 총 6회
▪ 참여횟수: 1회 이상 자유로이(1회당 오후 4시간)
▪ 소정의 참여활동비를 지급합니다.
▪ 활동내용: 30년 경력의 선임 치과위생사와 함께 재가장애인을
  방문하여 구강건강활동을 시행합니다. 장애인이 지속적으로
  구강건강습관을 익히도록 장애인활동관리사에게도 교육합니다.
▪ 문의:

장애인주치의 방문의료팀(의료복지사회적협동조합 의원)

〈그림 3.8-3〉 방문구강건강관리교육 사업을 운영하는 의료기관에서 게시한 치과위생사 구인광고

② 다학제로 활동하는 방문구강건강관리교육 인력에 대하여

2020년과 2021년에 걸쳐 진행한 ○○지역 방문구강건강관리교육 사업은 장애인주치의 사업으로 장애인 가정을 방문하여 진료하는 가정의학과 의사의 요청으로 시작하였다.

의사나 간호사, 사회복지사가 치과위생사와 함께 방문하였고, 치과위생사는 2인 1조나 3인 1조로 활동하였고, 지역 대학교의 치위생학과 학생도 자원봉사활동으로서 교육 현장에 참여할 수 있도록 한 후, 학생들의 활동 보고서 작성을 지도하였다. 치과위생사 중심의 활동 기간(2022~2024) 중 주목할 만한 성공요인은 워낙 출중한 사회복지사의 필요 예산 확보 능력이었다. 치과위생사는 주어진 환경에서 교육에 최선을 다할 수 있었다. 스폰서(사회복지사)에게 필요한 것은 우리(치과위생사)의 성과와 능력에 대한 신뢰다.

○ 2020-2021 다학제 방문구강건강관리교육 인력 41명(활동 자문교수 포함)
  ① 참여 장애인 : 18명(발달장애인, 시각장애인, 정신장애인)
  ② 의료기관 방문의료팀 : 4명(의사 1명, 간호사 2명, 사회복지사 1명)
  ③ 교육자 : 8명(치위생사 8명)
  ④ 지역장애인가족지원센터 : 3명(사회복지사 3명)
  ⑤ 지역 대학교 치위생학과 학생 : 7명(3학년 동아리 회원 중심 - 지도 교수는 치과의사로 자문 활동)

[1인당 교육 참여 횟수]
- 2020년 월 1회 총 3회
- 2021년 격월 1회 총 5회
- 2년 교육 횟수 총 8회
- 치과위생사는 화/목 두 팀으로 활동. 글쓴이는 화/목 모두 활동

〈그림 3.8-4〉 다학제 활동 장애인 방문구강건강관리교육 인력 현황

③ 방문구강건강관리교육 치과위생사 중재활동 기록지

1. 발달장애인 활동보고서

장애인 치위생관리 구강위생용품-근기능 향상 저작 과정 평가서

*1차 2차시는 표준화 내용으로 진행. 3차시는 자율 진행하여 평가체크 기록 안 함. 정리: 정민숙(2021.01.23.토)

| 잘 수행함 | ○ | 일부 수행 | △ | 수행 못함 | X | 실습 함 | ○ | 실습하지 않음 | |

3	이름 치과위생사	정민숙	(blurred)	1차	2020. 10. 15. 목	2차	2020. 11. 19. 목	3차	2020. 12. 17. 목		
차시	사용 칫솔	2줄모 칫솔	강강모 칫솔	페리오브러시 T2	치실	슈퍼플 러스치 실	치실 고리	설 압 자	치간 칫솔		
									3S 1.0 mm↓	SS 1.0-1.2 mm	S 1.2-1.5 mm	M 1.5-1.8 mm	L 1.8 mm

차시											
1차	/	/	/	/	/	/	/	/	/	/	/
2차	0	/	/	/	/	/	/	/	/	/	/
3차											

차시	의치 세정제	의치 솔	바가 지	수건	디아 가글	이	아	에	우	오	혀내 밀기	혀↑	혀↓	혀→	혀←
1차	0	0	0	0	0	0	x	x	x	x	x				
2차	0	0	0	0	0	0	0	0	0	x	x	x			
3차											11/19 구내 사용 칫솔 없어 원장님 구매로 준비 후 사용. 입 안은 닦아본 적 없고, 틀니만 닦음. 활동지원사 방문. "틀니 끼고 자요=빼면 허전하고 이상해요" 씹지 않고 삼켜요.틀니 끼고 껌 저작. 달라붙지 않음. 입 밖으로 껌 잘 뱉어 냄. 틀니관리셋트(정민숙 교육용샘플)선물로 전달. 어깨를 위로 못 올림. 호흡 내 뱉지 못함. 전체틀니 사용. 정민숙 의견: 틀니 끼고 씹어본 적이 없어 보임.				

차시	자일리톨 그린 껌 저작 실습				시계 소리
	자르기	찢기	부수기	우-갈기	좌-갈기	
1차	/	/	/	/	/	x
2차	0	0	0	0	0	
3차	10/15 껌 저작 못함. 구토반응 심함(구토함)→12월 17일 구토반사 둔감해 짐					

○ 노인 발달장애인
- 잔존치근 1개. 틀니 사용
- 심한 구역 반사 및 구토 반사로 입안에 손가락조차 집어넣기 어려웠음
- 음식을 씹지 않고 삼킴

[교육 효과] 2020. 2021. 2022. 3년 교육에 참여함. 처음엔 입안 닦는 칫솔도 없었고, 심한 구역반사 및 구토반사로 교육에 어려움이 있었으나, 틀니관리 및 점막관리, 입체조 및 정민숙구강내외마사지법 실천 등을 열심히 하여 3년 만에 교육 종료 대상자로 선정됨. 틀니로 음식을 씹어서 삼키고, 얼굴 표정도 좋으며, 장애인 이웃들에게 교육에 동참하도록 옆에서 지원하기도 하고, 틀니 사용 및 관리방법을 알려주기도 함.

[주의] 이-아-에-우-오 : 입체조 '이-아-에-이-우-오'를 기록 칸이 부족하여 '이'를 생략함. 교육할 때는 순서대로 진행함.

〈그림 3.8-5〉 방문구강건강관리교육 활동보고서 1 (발달장애인 1)

2. 정신장애인 활동보고서

장애인 치위생관리 구강위생용품-근기능 향상 제조 과정 평가서

*1차 2차시는 표준화 내용으로 진행. 3차시는 자율 진행하여 평가체크 기록 안 함. 정리: 정민숙(2021.01.23.토)

| 잘 수행함 | O | 일부 수행 | △ | 수행 못함 | X | 실습 함 | O | 실습하지 않음 | / |

4	이름 치과위 생사	정민숙		1차	2020. 10. 15. 목		2차	2020. 11. 19. 목		3차	2020. 12. 17. 목	
차시	사용 칫솔	2줄모 칫솔	강강모 칫솔	페리오 브러시 T2	치실	슈퍼플러 스치실	치실 고리	설압자	치간 칫솔			
									3S 1.0 mm↓	SS 1.0-1.2 mm	S 1.2-1.5 mm	M 1.5-1.8 mm	L 1.8 mm
1차	O	O	O	O	/	O	/	O	O	/	/	/	/
2차	O	O	/	O	O	/	/	/	/	/	/	/	/
3차													

차시	의치 세정제	의치 솔	바가 지	수건	디아 가글	이	아	에	우	오	혀내 밀기	혀↑	혀↓	혀→	혀←
1차	/	/	/	O	x	x	x	O	O	/	/	/	/	/	/
2차	/	/	/	O	O	O	O	O	O	/	/	/	/	/	/
3차															

차시	자일리톨 그린 껌 저작 실습				시계소리	10/15. 물로 입 안 헹굼 입술 위와 아래가 안 됨. 모친과 같이 실습
	자르기	찢기	부수기	우-갈기	좌-갈기		11/19. 물로 입 안 헹굼 상.하군 소대 사이 잘 안 됨. 모친과 같이 실습. 모친은 알니로만 저작.
1차	O	O	O	O	O	O	
2차	껌 날고구마O	O	O	O	O	O	
3차							

○ 청소년 정신장애인
- 심한 구호흡, 비호흡 불가능
- 심한 부정교합

[교육 효과] 2020. 2021. 2022. 2023. 4년 교육에 참여함. 지역 장애인가족지원센터 지원으로 지역 종합병원 치과에서 교정 치료를 받아 부정교합 치료 중임. 정신장애인이 겪는 여러 어려움이 있으나, 가족이 와해되지 않도록 끊임없이 지원을 하고 있는 지역 장애인가족지원센터 덕분에 구강건강관리도 잘하고 있음. 특히 비사용 구강근육의 경직성이 심했는데, 정민숙구강내외마사지법 실천 덕분에 유연하고 탄력 있는 구강근육으로 변하여 호흡, 저작, 연하, 구강위생관리 등에서 효과 발생

[주의] 이-아-에-우-오 : 입체조 '이-아-에-이-우-오'를 기록 칸이 부족하여 '이'를 생략함. 교육할 때는 순서대로 진행함.

〈그림 3.8-6〉 방문구강건강관리교육 활동보고서 2 (정신장애인)

3. 발달장애인 활동보고서

장애인 치위생관리 구강위생용품-근기능 향상 체조 과정 평가서

• 1차 2차시는 표준화 내용으로 진행. 3차시는 자율 진행하여 평가체크 기록 안 함. 정리: 정민숙(2021.01.23.토)

잘 수행함	O	일부 수행	△	수행 못함	X	실습 함	O	실습하지 않음	/

8	이름 치과위생사		정민숙	1차	2020. 10. 27. 화	2차	2020. 11. 24. 화	3차	2020. 12. 29. 화		
차시	사용 칫솔	2줄모 칫솔	강강모 칫솔	페리오 브러시 T2	치실	슈퍼플러 스치실	치실 고리	설압자	치간 칫솔		
									3S 1.0 mm↓	SS 1.0-1.2 mm	S 1.2-1.5 mm	M 1.5-1.8 mm	L 1.8 mm
1차	O	O	O	O	/	/	/	/	/	/	/	/
2차	O	O	O	O	/	/	/	/	/	/	/	/
3차	━━										
차시	의치 세정제	의치 솔	바가지	수건	디아 가글	이	아	에	우	오	혀내 밀기	혀↑	혀↓	혀→	혀←
1차	/	/	/	/	x	x	x	O	x	x	x				
2차	/	/	/	/											
3차	━━														
차시	자르기	찢기	부수기	자일리톨 그린 껌 저작 실습		시계소리	10/27 실해함. 물 뱉기 전혀 안 됨. 정민숙 : 디아가글 거즈에 적셔서 닦아냄. 혀 내밀기 자동반사. 혀 근력이 마음대로 조절 안 됨. 껌을 7회 씹고 삼킴. 11/24 껌 씹기 횟수가 7회 이상으로 늘어남. 뱉지 못하고 삼킴.		
				우-갈기	좌-갈기				
1차	O	O	△	△	△	O			
2차	O	O	O	O	O	O			
3차	━━								

○ 청년 발달장애인
- 눕지 않음
- 구역반사 구토반사로 입안에 손가락이나 칫솔 넣기 어려움
- 의사소통 불가능
- 심한 이갈이, 뱉지 못함

[교육 효과] 2020. 2021. 2022. 2023년 4년 교육에 참여함. 비사용 구강근육의 경직성이 심한 상태라 치경부위 이닦기는 아예 불가능 했으나, 정민숙구강내외마사지법 실천으로 구강근육 경직성을 감소시켜 치경부위 이닦기가 가능해졌음. 교육 진행시 장애인의 손을 잡아주거나 자세를 고정시켜 줄 조력자가 없어 글쓴이 혼자서 교육을 진행한 경우가 많아 들인 노력만큼 좋은 효과를 얻지 못한 경우.

[주의] 이-아-에-우-오 : 입체조 '이-아-에-이-우-오'를 기록 칸이 부족하여 '이'를 생략함. 교육할 때는 순서대로 진행함.

〈그림 3.8-7〉 방문구강건강관리교육 활동보고서 3 (발달장애인 2)

4. 발달장애인 활동보고서

장애인 치위생관리 구강위생용품-근기능 향상 제조 과정 평가서

*1차 2차시는 표준화 내용으로 진행. 3차시는 자율 진행하여 평가체크 기록 안 함. 정리: 정민숙(2021.01.23.토)

| 잘 수행함 | O | 일부 수행 | △ | 수행 못함 | X | 실습 함 | O | 실습하지 않음 | / |

9	이름 치과위생사	정민숙	1차	2020. 10. 27. 화		2차	2020. 11. 24. 화		3차	2020. 12. 29. 화	
차시	사용 칫솔	2줄모 칫솔	강강모 칫솔	페리오 브러시 T2	치실	슈퍼플로스 치실	치실 고리	설압자	치간 칫솔			
									3S 1.0 mm↓	SS 1.0-1.2 mm	S 1.2-1.5 mm	M 1.5-1.8 mm	L 1.8 mm↑
1차	/	O	/	/	/	/	/	/	/	/	/	/	/
2차	O	/	/	/	/	/	/	/	/	/	/	/	/
3차	━━

차시	의치 세정제	의치솔	바가지	수건	디아 가글	이	아	에	우	오	혀 내밀기	혀↑	혀↓	혀→	혀←
1차	/	/	/	/	스거 즈로	△→O	O	x	x→△	x→△	/	/	/	/	/
2차	/	/	/	/	/	x	O	x	x	x	/	/	/	/	/
3차	━━

차시	자일리톨 그린 껌 저작 실습				시계소리	10/27 입체조 잘 따라함 11/24 입체조 모친과 활동지원사 치과위생사를 보며 잘 따라함. 껌을 입 속에 넣고 좌우로 잘 씹음. 뱉지 못하고 삼켰음
	자르기	찢기	부수기	우-갈기	좌-갈기	
1차	/	/	/	/	/	
2차	/	/	O	O	O	O
3차	━━

○ 청년 발달장애인
- 눕지 않음
- 비사용 구강근육의 경직성 심함
- 의사소통 불가능, 뱉지 못함

[교육 효과] 2020 ~ 2024년 5년 교육에 참여. 비사용 구강근육의 경직성이 심한 상태. 공격성, 물림 사고 위험이 있었음. 입안 관리에 대해 심한 거부감과 공포심으로 처음에 아무 것도 입안에 넣을 수 없었음. 치경부위 이닦기는 아예 불가능 했으나, 정민숙구강내외마사지법으로 구강근육 경직성을 감소시켜 치경부위 이닦기가 가능해졌음. '23년과 '24년에는 동네치과의원에 방문하여 치석제거도 받았고, 방문구강건강관리교육 활동을 기다리고 협조가 좋아졌음. 얼굴 표정의 변화가 좋아졌으며 구강건강도 좋아짐. 교육 참여자 중 가장 큰 변화가 일어난 장애인. 모두에게 보람을 느끼게 함.

[주의] 이-아-에-우-오 : 입체조 '이-아-에-이-우-오'를 기록 칸이 부족하여 '이'를 생략함. 교육할 때는 순서대로 진행함.

〈그림 3.8-8〉 방문구강건강관리교육 활동보고서 4 (발달장애인 3)

5. 시각장애인 활동보고서

장애인 치위생관리 구강위생용품-근기능 향상 제조 과정 평가서
*1차 2차시는 표준화 내용으로 진행. 3차시는 자율 진행하여 평가체크 기록 안 함. 정리: 정민숙(2021.01.23.토)

| 잘 수행함 | 0 | 일부 수행함 | △ | 수행 못함 | X | 실습 함 | 0 | 실습하지 않음 | / |

10	이름 치과위 생사	정민숙		1차	2020. 10. 27. 화	2차	2020. 11. 24. 화	3차	2020. 12. 29. 화
차시	사용 칫솔	2줄모 칫솔	강강모 칫솔	페리오 브러시 T2	치실	슈퍼플러 스치실	치실 고리	설압자	치간 칫솔 3S / SS / S / M / L 1.0 / 1.0-1.2 / 1.2-1.5 / 1.5-1.8 / 1.8 mm
1차	O	O	O	/	/	/	/	/	/ / / / /
2차	O	O	/	/	/	/	/	O	/ / / / O
3차									

차시	의치 세정제	의치 솔	바가 지	수건	디아 가글	이	아	에	우	오	혀내 밀기	혀↑	혀↓	혀→	혀←
1차	/	/	/	/	0	0	0	x→△	x→△		/	/	/	/	/
2차	/	/	/	/	/	/	/	/	/	/	0	/	/	/	/
3차															

차시	자일리톨 그린 껌 저작 실습				시계소리	10.27. 1차: 1회씩 수행하기로 함(시각장애)
	자르기	찢기	부수기	우-갈기	좌-갈기		11.24. 2차: 개인사정으로 방문 거절→1차시 사탕 너무 많아서 심다고 함.→저녁 6시30-7시 30분 사 이에 ___와 정민숙만 방문하여 활동→치석 제거 권유→11/25 모친과 치과 방문하여 치석제거
1차	0	0	0	0	0	
2차	0	0	0	0	0	
3차						

○ 청년 시각장애인
- 시각 교육 불가능
- 예민한 청각
- 심각한 잇몸질환

[교육 효과] 2020년 1년 교육에 참여. 비사용 구강근육의 경직성이 심한 상태. 공격성. 입안 관리에 대해 심한 거부감과 공포심으로 비협조적. 치경부위 구강위생 불량으로 심각한 잇몸질환 상태였으나 치과 의료기관 방문 안 함. 촉감으로 설명한 후 교육 진행하면 제대로 시행함. 심한 잇몸 질환은 방문 교육 2회 만에 좋아져서 치과 치료를 권유함. 모친에게 설명하고, 당사자에게도 설명하여 활동 다음날 치과 방문하여 치석제거 받았다는 내용 전달 받음

[주의] 이-아-에-우-오 : 입체조 '이-아-에-이-우-오'를 기록 칸이 부족하여 '이'를 생략함. 교육할 때는 순서대로 진행함.

〈그림 3.8-9〉 방문구강건강관리교육 활동보고서 5 (시각장애인)

6. 발달장애인 활동보고서

장애인 치위생관리 구강위생용품-근기능 향상 제조 과정 평가서
• 1차 2차시는 표준화 내용으로 진행. 3차시는 자율 진행하여 평가체크 기록 안 함. 정리: 정민숙(2021.01.23.토)

잘 수행함	O	일부 수행	△	수행 못함	X	실습 함	O	실습하지 않음	/

13	이름 치과위생사	1차 ___	2-3차 정민숙	1차	2020. 10. 27. 화	2차	2020. 11. 24. 화	3차	2020. 12. 29. 화

차시	사용 칫솔	2줄모 칫솔	강강모 칫솔	페리오 브러시 T2	치실	슈퍼플로스치실	치실고리	설압자	치간 칫솔			
									3S 1.0 mm↓	SS 1.0-1.2 mm	S 1.2-1.5 mm	M 1.5-1.8 mm	L 1.8 mm
1차	O	O	/	O	O	/	/	/	/	/	/	/	/
2차	O	O	/	O	O	/	/	/	/	/	/	/	/
3차													

차시	의치 세정제	의치솔	바가지	수건	디아가글	이	아	에	우	오	혀내밀기	혀↑	혀↓	혀→	혀←
1차	/	/	/	/	△	O	O	O	△	O		x	x	x	
2차	/	/	/	/	O	O	O	O	O	O		△	△	△	△
3차															

차시	자르기	자일리톨 그린 껌 저작 실습				시계소리	11.24. 2차-이닦기 실습 시행-스크럽법. 딱딱한 껌과 호박날고구마로 저작 연습
		찢기	부수기	우-갈기	좌-갈기		
1차	O	O	O	O	O	x	
2차	껌-날고구마O	O	O	O	O		
3차							

○ 청소년 발달장애인
- 심각한 잇몸질환
- 손끝에 힘이 없어 칫솔 잡기 어려움
- 구호흡
- 부끄러움이 많음
- 눈 마주침 안 됨
- 부정교합

[교육 효과] 2020년 1년 교육에 참여. 소극적이나 교육자의 안내대로 잘 따라감. 교육 종료 후 느끼는 개운함을 무척 좋아함. 저작 연하 실습할 때 처음으로 제대로 씹는 방법을 배웠음. 혀 근력이 떨어져서 저위설 상태임. 2021년 재교육에 참여하지 못해 다음 단계로 진행하지 못함. 3회 교육으로 잇몸출혈이 감소함. 치과방문을 권하여, 치과의원까지는 갔으나 무서워서 진료의자 위에는 못 올라가고 나와 버렸다고 함.

[주의] 이-아-에-우-오 : 입체조 '이-아-에-이-우-오'를 기록 칸이 부족하여 '이'를 생략함. 교육할 때는 순서대로 진행함.

〈그림 3.8-10〉 방문구강건강관리교육 활동보고서 6 (발달장애인 4)

④ 장애인 방문구강건강관리교육 행위별 시간 측정

2019년도에 부천 커뮤니티케어 활동에서 행위별 시간 측정은 재가가 아닌 시설에서 진행한 경우였다. [3.6 및 3.7(pp. 54-58) 참조] 시설과 재가는 조건과 환경이 달라 행위별 시간을 다시 측정하여 필요 시간을 배분해야 했다. 장애인에게 구강건강관리교육을 진행하면 교육자의 혼을 빼놓는 일이 때와 장소를 가리지 않고 생긴다. 팀원들에게 시간 측정을 요청하였으나, 장애인 관련 교육은 대부분의 치과위생사가 처음이라 측정에 실패했다. 3회차 교육에는 시간 측정을 제외하였다.

방문구강건강관리교육을 진행하는 치과위생사가 아직 교육업무에 능숙하지 못하면, 그들에게 교육 활동 이외의 과외 업무는 요청해서는 안 됨을 배웠다.

방문구강건강관리 교육에 필요한 시간을 산출하기 위해 현장에서 직접 기록한 시간 측정은 치과위생사에게 중요하다고 생각하여 글쓴이가 작성하고 정리한 내용을 그대로 올리니, 현장에서 시행해 보고 더 단순하고 효율적인 방법을 모색하기 바란다. 장애인은 특히 비장애인보다 교육 시간이 더 필요하지만, 비장애인과 마찬가지로 방문 횟수가 증가할수록 교육 소요 시간은 감소하는 것을 볼 수 있다.

교육 참여자의 집에 들어간 순간부터 나오는 순간까지가 〈교육 시간〉으로 봐야하는가? 준비를 마치고 교육을 시작한 시각부터 교육을 종료하여 정리를 마친 시각까지 〈교육 시간〉으로 봐야하는가? 라는 질문을 받으면 어떻게 답변해야 할까? 교육 참여자의 집에 들어간 순간부터 나오는 순간까지를 〈교육 시간〉으로 보는 게 맞는다고 생각한다. 이 교육 활동은 방문하는 교육 참여자의 거주지에서 다음 교육 참여자의 거주지로 이동

해야하는 어려움이 있다. 하루 종일 교육 가능 최대 인원은
  △ 개인 거주지마다 이동거리가 얼마나 되는가?
  △ 움직임이 불편한가?
  △ 현관문을 열어줄 수 있는 간병인(가족, 요양보호사, 활동지원사 등)
    이 있는가?
  △ 의사소통이 가능한가?

등을 알아야 교육 필수 소요시간을 산출할 수 있어 1일 교육 가능 최대 인원을 예상할 수 있기 때문이다.

○ 방문구강건강관리교육에서 치과위생사가 진행하는 교육 행위별 필수 시간
  [개별 활동 및 순서] 준비-구강관찰 및 촬영-구강근육마사지-틀니관리 및 구강위생관리-입체조-시계소리 내기 및 껌 저작 연하-영상 안내 및 설명-정리(다음 교육 내용 방향 및 치과치료 권유 등)
    - 시설 : 기본시간 1인당 20분 (구강건강 상태에 따라 추가 시간 소요)
    - 재가 : 기본시간 1인당 40분 ~ 60분 (전신건강 및 구강건강 상태에 따라 추가 시간 소요)

[참고] 추가 소요시간이 필요한 경우
    - 교육에 사용하는 물품이 많다.
    - 치매가 있다.
    - '심한 장애' 범주에 해당하는 사람

- 거동이 불편하다.
- 바닥에 누울 수 없다.

○ 방문구강건강관리교육에서 치과위생사가 진행하는 교육 행위별 방문 횟수, 필수 시간 및 간격은 아래와 같다. (실제 측정 결과 및 경험칙임)

[개별 활동 및 순서] 준비-구강관찰 및 촬영-구강근육마사지-틀니관리 및 구강위생관리-입체조-시계소리 내기 및 껌 저작 연하-영상 안내 및 설명-정리(다음 교육 내용 방향 및 치과치료 권유 등)

방문 횟수	방문 시간				방문 간격	
	장애인	치매	소통가능 노인*	외상-준외상	일주일	월
1회~4회 (구강근육 마사지 교육 구강위생관리교육 집중)	60분	60분	60분	60분	1주 1회 또는 2주 1회	월 4회 또는 월 2회
5회~8회 (구강위생관리 입체조 기타 운동 교육 집중)	50분	50분	50분	40분	2주 1회	월 2회
9회~12회 (입체조 기타 운동 저작 연하 교육 집중)	40분	40분	40분	30분	3주 1회	월 1회 또는 월 2회
계속관리 (필요한 부분 교육 집중)	30분	30분	30분	30분	4주 1회	월 1회

〈그림 3.8-11〉 방문구강건강관리교육 시간 및 간격

* 소통가능 노인 : 치매환자인지 아닌지 구분하지 않음

[주의] 9회~12회 방문 시기에 구강건강 유지관리가 잘되고 최초 방문 시보다 상태가 상당히 좋아지면 교육 종료를 결정할 수 있다. 12

회 방문에도 교육 참여자 당사자나 간병인이 참여자의 구강관리에 어려움을 느끼고, 치과를 방문하지 못하여 해결할 수 없는 문제가 있으면 '계속관리'로 정하여 임종 시까지 월 1회 방문구강건강관리교육을 지속하는 것이 좋겠다.

○ 장애인 방문구강건강관리교육 행위별 소요 시간 측정 (사례 소개)
〈그림 3.8-12〉 장애인 방문구강건강관리교육 활동 행위별 시간 기록 1(월 1회 개인당 3회 방문. 1, 2회만 시간 측정 중 1회 결과)을 살펴보자.

[측정 현황]
 - 1회차 방문 : 2020년 10월 15일 목
 - 장애인 신규 교육 참여자 7명
 - 교육 내용 : 1. 큐스캔 2. 안티포깅 구강미러 3. 마사지
              4. 이닦기 5. 디아가글 6. 헹굼 7. 저작
              8. 입체조 9. 정리
 - 시간 측정 결과
    △ 예상 교육 시간 : 40분
    △ 실제 교육 시간 : 30분 ~ 68분

[시사점] 교육시간은 교육 참여자 집에 문을 열고 들어가는 순간부터 포함해야 한다. 교육행위를 표준화 교육을 했어도 교육자의 숙련도 또는 교육하는 마음가짐이 동일하지 않아 동일 행위에 소요된 시간의 교육자 간 차이가 크다. 팀으로 활동할 때 팀장이 염두에 두어야

하는 중요한 조건이다.

결론적으로 1회차는 교육시간을 약 60분으로 산정해야 함.

번호	날짜	개구기착용	1 큐스캔 (관찰-우측-좌측(촬영)/후드알볼스왑닦기/개구기내사용정면-우측-좌측(촬영))	2 안티포깅 구강미러 (정면-구개면-설면-우협측면-좌우측면(촬영)/리트렉터알솜닦기/구강미러알솜닦기)	3 마사지 (구강미러, 개구기, 리트렉터, 초음파구강위생용품사용후세척후건조)	4 이닦기 (정민숙외아사지.-(촬영)/밋몸마사지.-豢(촬영))	5 디아가글 (15초가볍게) (이닦기-와타나베-바스스크럽세로-모두싱액-굴-컵에반기-모두싱액용품사용-보조-촬영)	6 헹굴 (입안행궁-용액으로부풀었다가-3,5순하순(촬영))	7 저작 (물헹굴-3분-20조-짹-2-하우-2-우.봄-부풀렸다가가지·-자트기찢기부수가갈확인-(동영상촬영))	8 입체조 (3분 저작-그린점치·거즈에-아기능네-가지-자벨어 저트기 작상황-(동영상촬영))	9 정리 (준비-표정근살림-허위엠올림-에이뚜오3회)-허밖으로내미는타액자극-정리-(통영상활영)/다음만남 할일안내(촬영))	비고 (기록,물품정리)	합계(준비시간들포함총합)
1			도착13:00/시작13:13/큐스캔13:13-13:16(3분)	13:16-13:25 (9분)		13:25-13:47 (22분)			13:47-14:10 (23분)				57분(도착종료70분)
2			도착13:05	/									
3	1-10/15목		도착14:25/시작14:42/큐스캔14:42-14:43(1분)	14:43-14:50 (7분)		14:50-15:05 (15분)			15:05-15:50 (45분)				68분(도착종료85분)
4			도착15:25/시작15:40/큐스캔15:40-15:42(2분)	15:42-15:44 (2분)		15:44-16:04 (20분)			16:04-16:17 (13분) 모친 동참				37분(도착종료52분소요)
5			시작15:43/큐스캔15:43-15:43(15초)	15:44-15:46 (3분)		15:48-16:00 (12분)			16:00-16:12 (12분)				27분
6			도착16:30/시작16:40/큐스캔16:40-16:42(2분)	16:42-16:50 (8분)		16:50-17:13 (23분)			17:13-17:30 (17분) 모친 동참				50분(도착종료60분소요)
7			도착16:41/시작16:46/큐스캔16:52-16:52(40초)	/ 거부		16:53-17:03 (10분)			17:03-17:11 (8분)				25분(도착종료30분소요)
	40분		4분	4분	4분	13분		5분	5분	5분			

<그림 3.8-12> 장애인 방문구강건강관리교육 활동 행위별 시간 기록 1

<그림 3.8-13> 장애인 방문구강건강관리교육 활동 행위별 시간 기록 2(월 1회 개인당 3회 방문. 1, 2회만 시간 측정 중 2회 결과)를 살펴보자.

[측정 현황]

  - 2회차 방문 : 2020년 11월 19일 목 (1회차: 10월 15일)

  - 장애인 교육 참여자 7명 (1회차와 동일 인원)

  - 교육 내용 : 1. 큐스캔 2. 안티포깅 구강미러 3. 마사지

  4. 이닦기 5. 디아가글 6. 헹굼 7. 저작

  8. 입체조 9. 정리

- 시간 측정 결과

 △ 예상 교육 시간 : 35분

 △ 실제 교육 시간 : 50분 ~ 86분

[시사점] 1회보다 2회에 교육 시간은 더 많이 소요됐다. 원인은 교육 참여 장애인과 교육자간 라포rapport가 형성되어 교육 집중도가 좋았고, 그에 따라 교육자의 마음가짐도 바뀐 것으로 판단한다. 안티포깅 구강미러 촬영은 제외해서 소요시간은 0분으로 하였다.

 결론적으로 2회차도 교육시간을 약 60분으로 산정해야 함.

번호	이름	1 큐스캔	2 안티포깅 구강미러	3 마사지	4 이닦기	5 디아가글 (15초가볍게)	6 헹굼	7 저작	8 입체조	9 정리	비고
1	2/11/19목		방문 활동 취소 요청으로 활동 없음								/
2			방문 활동 취소 요청으로 활동 없음								/
3		도착13:30/시작13:43/큐스캔 13:48-13:52(4분)	0		13:54-14:16 (22분)			14:16-14:56 (40분)			66분(도착종료86분)
4		도착15:15/시작15:30/큐스캔 15:39-15:41(2분)	0		15:42-15:49 (7분)			15:50-16:29 (39분) 모친 동참			48분(도착종료73분)
5		도착15:16/시작15:30/큐스캔 15:36-15:37(1분)	0		15:38-15:53 (15분)			15:53-16:17 (24분) 부친 동참			47분(도착종료61분소요)
6		도착16:50/시작16:59/큐스캔 16:59-17:01(2분)	0		17:02-17:25 (23분)			17:25-17:48 (23분)			46분(도착종료58분소요)
7		도착16:51/시작16:57/큐스캔 17:02-17:03(1분)	0		17:04-17:24 (20분)			17:24-17:36 (12분)			39분(도착종료50분소요)
	35분	0분		5분	10분		5분	10분	5분		

〈그림 3.8-13〉 장애인 방문구강건강관리교육 활동 행위별 시간 기록 2

〈그림 3.8-14〉 장애인 방문구강건강관리교육 활동 행위별 시간 기록 3(월 1회 개인당 3회 방문. 1, 2회만 시간 측정 중 1회 결과)을 살펴보자.

[측정 현황]
- 1회차 방문 : 2020년 10월 27일 화
- 장애인 6명 (기록 1, 기록2 대상자보다 상대적으로 경증 장애)
- 교육 내용 : 1. 큐스캔 2. 안티포깅 구강미러 3. 마사지
　　　　　 4. 이닦기 5. 디아가글 6. 헹굼 7. 저작
　　　　　 8. 입체조 9. 정리
- 시간 측정 결과
　　△ 예상 교육 시간 : 40분
　　△ 실제 교육 시간 : 41분 ~ 65분

[시사점] 교육 참여자의 협조가 기록 1, 2의 사례보다 좋아서 실제 교육 시간은 예상 시간과 비슷함.
　결론적으로 1회차 교육시간을 약 60분으로 산정해야 함.

번호	이름	날짜	1 큐스캔				2 안티포킹 구강미러			3 마사지		4 이닦기	5 디아가글(15초가볍게)	6 헹굼	7 저작			8 입체조	9 정리	비고
			개구기 사용-정면-측(촬영)	관찰-면-우-측-좌(촬영)	후구강압축스압닦기	개구알을좌측압닦기	리트랙터 사용	정면-구개면-설측면-우협면-좌측면-우설면-좌설면(촬영)	구강미러압측입측촬영	정민숙 구강내(촬영)	뒷몸마사지(촬영)	구강미러-개면닦기구강외마사지	구강미러트랙터초음파세척기건조	이닦기-와타나베박스스크럽-잇몸-모두이용-구강위생용품사용-보조-촬영	물행굼-컵에받기-용액준비-촬영	용액 응고 부유 물질 촬영	자일리톨 그린 껌 제작 기능분 가지-자르기원착상함-기부우여기가-3.상순하순(촬영)	3분 저작 회.20초 박.1.차우-2.'9'볼볼룰랐다음 화학인-(동영상촬영)	준비-표정근살힘(이아이우오3회)-허윅으로내 미는타액자극-정리-(동영상촬영)	다음 만남 일일 안내(촬영)	기록,울품 정리	합계(준비시간들포함 총합)
8			13:08-13:13 (5분)				시행 못함						13:13-13:34 (21분)				13:47-13:54 (7분)			46분
9			14:20-14:24 (4분)				시행 못함						14:25-14:41 (16분)			시행못함		14:47-14:53 (6분)			41분
10		1-10/27 화	도착15:15/시작 15:18큐스캔15:28-15:35 (7분)				15:35-15:38(3분)						15:39-16:07 (28분)				16:10-16:20 (10분)				48분(도착 종료65분)
11			도착15:15/시작 15:30(?)/큐스캔15:28-15:29 (6분)				15:29-15:35(6분)						15:35-16:12 (37분)								44분(도착 종료65분)
12			도착16:43/시작 16:47/큐스캔16:49-16:51 (2분)				16:51-16:54(3분)						16:54-17:15 (21분)				17:16-17:24 (8분)				34분(도착 종료47분)
13			도착16:43/시작 16:50/큐스캔16:50-16:51 (1분)				16:52-16:56(4분)						16:59-17:20 (21분)				17:20-17:30 (10분)				40분(도착 종료47분)
			40분				4분			4분		4분	13분			5분		5분	5분		

〈그림 3.8-14〉 장애인 방문구강건강관리교육 활동 행위별 시간 기록 3

〈그림 3.8-15〉 장애인 방문구강건강관리교육 활동 행위별 시간 기록 4(월 1회 개인당 3회 방문. 1, 2회만 시간 측정 중 2회 결과)를 살펴보자.

[측정 현황]

- 2회차 방문 : 2020년 11월 24일 화 (1회차: 10월 27일)
- 장애인 교육 참여자 6명 (1회차와 동일 인원, 기록 1, 기록2 대상자보다 상대적으로 경증 장애)
- 교육 내용 : 1. 큐스캔 2. 안티포킹 구강미러 3. 마사지
            4. 이닦기 5. 디아가글 6. 헹굼 7. 저작
            8. 입체조 9. 정리

- 시간 측정 결과
   △ 예상 교육 시간 : 35분
   △ 실제 교육 시간 : 37분 ~ 68분

[시사점] 교육시간이 많이 할애된 부분은 구강근육마사지 및 이닦기 교육과 저작연하, 구강근기능향상이었다.
2회차도 교육시간을 약 60분으로 산정해야 함.

[결론] 기록 1, 기록 2, 기록 3, 기록 4의 결과치를 총괄하면, 장애인에 대해서는 장애 정도와 무관하게 60분을 필수시간으로 잡아야 준비한 교육을 제대로 할 수 있을 것이다.

번호	이름	날짜	개구기작용	1 큐스캔	2 안티포깅 구강미러	3 마사지	4 이닦기	5 디어가글(15초가볍게)	6 헹굼	7 저작	8 입체조	9 정리	비고
8		2-11/24 화		도착:12:50/시작 12:55/큐스캔13:03-13:05(2분)	0		13:06-13:27 (21분)			13:31-13:40 (9분)			45분(도착종료55분소요)
9				도착:14:00/시작 14:08/큐스캔 14:13-14:30(7분)	0		14:20-14:41 (21분)			14:42-15:03 (21분)			55분(도착종료66분소요)
10				도착:18:28/시작:18:28/구강위생관리 중 큐스캔 촬영	0		18:28-19:05 (37분)						37분(도착종료37분소요)
11				개인 사정 방문 거절 (손목 부상)									/
12				도착15:40/시작 15:46/큐스캔 15:47-15:50(3분)	0		15:50-16:22 (32분)			16:23-16:32 (9분)			46분(도착종료64분소요)
13				도착15:40/시작 15:45/큐스캔15:47-15:48(1분)	0		15:57-16:27 (30분)			16:27-16:43 (16분)			58분(도착종료68분소요)
			35분		0분	5분	10분		5분		10분	5분	

〈그림 3.8-15〉 장애인 방문구강건강관리교육 활동 행위별 시간 기록 4

⑤ 2021년 이후 동일한 장애인 교육 참여자의 변화

  소개하는 사업은 동일 지역에서 2년 프로젝트 종료 직후 2022년-2024년까지 3년 연장하여 진행되었다. 2024년 12월 12일에 프로젝트 성과발표회가 개최되었는데, 3년 활동 성과와, 총5년 활동 결과가 동시에 발표되었다.

○ 2022년 내지 2024년 함박꽃 미소 만들기 프로젝트 성과보고회 내용[36]
- 사업개요
  △ 기간 : 2022년 1월 ~ 2024년 12월
  △ 대상 : 스스로 구강관리가 어려운 장애인 및 가족
  △ 지원사업기관 : 사회복지공동모금회
- 사업내용
  △ 재가 장애인 방문구강건강관리 교육
  △ 시설 및 학령기 장애인 학교 방문구강건강관리 교육
  △ 건강한 장애인 마을 만들기
- 3년간 사업 규모
  △ 원주시장애인 수 : 1.97만 명
  △ 사업 참여인 수 : 1,378명
  △ 사회복지공동모금회 예산 지원액 : 5,605만원
- 재가 장애인 방문구강건강관리 교육 진행 방법
  △ 개인별 목표를 설정

---

36) **[출처]**《2024 함박꽃 미소 만들기 프로젝트 성과보고회》(원주시장애인가족지원센터), pp. 14-22.

△ 1차 의료기관인 치과의원을 이용할 수 있도록 교육과 함께 정기 구강검진 및 치료가능 하도록 시도
- 참여자 실적
  △ 연인원 : 498명
- 참여자 일반 현황
  △ 연령 : 20대 15명(53.6%) / 50대 5명(17.9%) / 10대 4명(14.3%)
  △ 장애유형 : 지적장애 14명(50%) / 뇌병변장애 11명(39.3%)
  △ 치료 연결 : 31명 (지역사회 의료기관)
- 진행자 실적 : 치과위생사 8명 163회 활동 / 사회복지사 3명 72회 활동
- 시설 및 학령기 장애인 학교 방문구강건강관리 교육
  △ 장애인 주간 보호소 / 지역 교육지원청 : 연 2회 집단 교육 (장애인 보호자 및 사회복지사) / 특수학교 및 특수학급
  △ 참여자 실적 : 416명
- 건강한 장애인 마을 만들기
  △ 함박꽃 치과 협약 : 10개소
- 3년 간 사업결과
  △ 생애 처음 치과 경험 : 3년 참여자 13명 중 8명(61.5%)
  △ 정기적 치과진료 : 13명 중 7명 (53.9%)
  △ 치과 치료비 연계지원 (틀니/임플란트/교정 등) : 2,100만원
- 사업성과 : 소그룹 교육 진행 / 장애 특성을 고려한 실습 교육으로 효과성 높임 / 발달장애인의 맞춤형 구강관리 책자 제작 / 입체조 매체 제공으로 일상 실천을 용이하도록 함 / 전반적 만족도 100%

5년이란 적잖은 기간을 투여하여 글쓴이가 얻은 '교훈'lessons learned은 다음과 같다. (p. 43 본문 및 같은 페이지 각주 29번 참조)

1) 장애인도 구강근육을 유연하게 만들 수 있다.

장애인도 부드럽고 유연하고 탄력 있는 구강근육을 만들어서 얼굴도 더 아름다워지고, 꼭 다문 야무진 입매를 만들 수 있고(구강 관리와 치과 치료가 싫어서 앙 다문 입술 말고), 침도 덜 흘리고 발음도 좋아지고, 심한 구토도 완화할 수 있다.

2) 장애인도 입을 벌려 구강위생관리에 협조할 수 있다.

본인의 입에 접근하는 타인의 손길이 낯설고 두려운 존재가 아니라, 따뜻하고 편안하고 고통을 해결해 주는 고마운 손길임을 경험했다. 스스로 구강관리를 하지 못할 때 입이라도 크게 벌려주는 등 협조하는 자세를 배우면 전신마취 없이도 입안의 유해 세균을 줄여주고 동네 치과의원의 치료도 가능했다. 그들의 노력과 용기의 결과다.

3) 장애인도, 입으로 음식을 흡입하지 않고, 입술을 다물고 코로 호흡하면서 소화효소가 포함된 타액 분비를 자극하며 음식을 맛있게 씹고 안전하게 삼킬 수 있다.

'과연 될까?' 싶었지만, 계속 삼키던 껌을 뱉어내며 구강근육의 기능을 제대로 사용해가는 모습은 감동이었다.

4) 장애인도 언제든지 가까운 동네 치과의원에 갈 수 있다.

2024년에는 장애인치과주치의 사업이 전국에서 시행되었다. 장애인 치료가 가능한 치과도 지역에서 검색 가능하다. 교육 참여자들 중 일부는 생애 처음으로 치과치료를 받았다.

글쓴이가 생각했던, 장애인이 구강건강관리교육을 받은 후에 향상된 '삶의 질'은 이런 모습이었다. 목표 삼고 예상했던 결과가 현실이 되어 의미 있는 현장이었다.

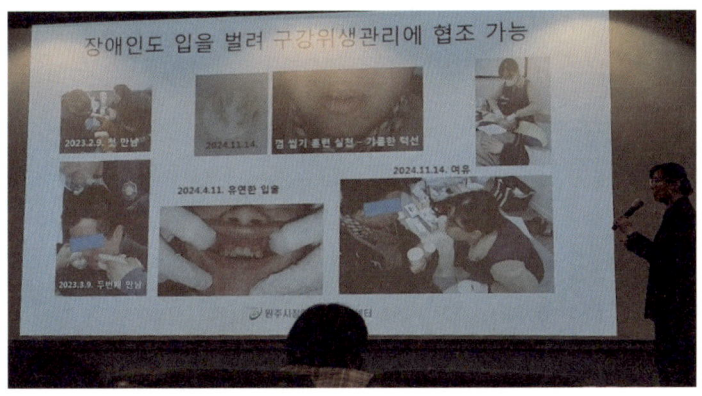

〈그림 3.8-16〉 2024 함박꽃 미소 만들기 성과 발표회

⑥ 동일 교육 참여자에 대한 구강건강관리교육의 종결에는 긴 시간이 필요하다.

이번에 소개할 교육 참여자는 치매가 심한 와상 상태의 어르신이다. 치과방문은 불가. 교육 기간은 임종 시까지. 약 9개월 동안 20회 방문구강건강관리교육 진행 후, 글쓴이가 더 이상 방문하지 않아도 될 만큼 구강건강상태가 좋아져서 종료하였다. 24시간 간병인이 돌봄을 제공했다. 70대 간병인은 무척 성실했다. 글쓴이가 가르쳐주는 지식과 기술에 대해 처음엔 어렵다며 주저하였으나, 습득하는 단계에 맞춰 교육을 진행하니, 3개월 정도 지났을 땐 즐겁고도 능숙하게 어르신의 구강관리를 시행하였다. 자녀는 따로 거주하였으나 자주 연락하며 어르신을 돌봤고, 글쓴이가 알려준 구강위생용품을 그대로 구매하여 준비했다. 꼭 필요한 구강위생용품이 어르신 댁에 구비되니, 글쓴이가 방문하고 나서 다음 방문일까지 간병인은 어르신에 대해 배운 대로 구강을 관리할 수 있었고, 좋은 효과가 시차를 두고 계속 일어났다. 교육 시작 후 2개월 정도는 매일 정민숙구강내외마사지법(입근육마사지)을 시행하도록 알려 주었다. 힘이 없던 구강 근육의 근력이 향상된 것을 간병인도 손끝으로 느꼈다며 신기해하였다. 특히 교육 전보다 더 총명해진 어르신과 대화를 나누기도 하신다면서 웃으며 알려주었다. (pp. 216-217의 두 번째 패러그래프 및 각주 86번 참조)

교육을 진행할 때 불건강한 상태를 건강한 상태로 변화시키거나 건강을 유지하기 위해서 어떤 교육 행위에 중점을 두고 시행하느냐는 매우 중요하다. 방문 시간 내에 반드시 해야 하는 교육과 그에 따른 전체적인 시간배분이 교육자의 머릿속에 있어야 한다. 짧은 시간에 대강 할 수 있는 편안한 교육이나 일회성·이벤트성 교육으로는 '불건강→건강'을 도모할 수 없다고 생각한다.

〈그림3.7-1〉 내지 〈그림 3.8-15〉(pp. 56-77)의 과정을 거치고 경험을 축적하여 만든 내용과 형식을 현 단계에서 글쓴이가 최종적으로 정리한 것이 〈그림3.1〉 내지 〈그림 3.5〉(pp. 44-51)이다.
장애인이나 치매가 있는 사람에게 40분에서 1시간이 넘는 시간을 여러 회 방문하여 교육하려면 교육자가 알아야 할 내용이 많다. 개인적으로는 특히 해부학과 미생물 관련 책과 강의를 반복해서 공부하고 들었다.
한편 시/군/구 단위의 지자체나 그 산하 기관에서 의뢰하는 사업은 현장에서 진행하는 치과위생사의 중재활동 이외에 행정적으로 고려해야 할 사항이 많다.

[(방문)구강건강관리교육 프로젝트 매니저만의 작업들]
① 예상되는 청중audience의 특성과 우리의 형편을 감안하여 교육 내용의 디테일을 적절히 블렌딩blending하여 (방문)구강건강관리교육 사업계획안(얼개)을 수립한다.
② 예산에 맞춰 물품 목록 및 구매비용 산출
③ **해당 프로젝트**를 수행하는 치과위생사에 대한 별도의 교육 프로그램 작성 및 교육 수행
④ 스폰서sponsor 및 타 직종(다학제의 경우) 인력과 치과위생사 인력 간의 코디네이터 역할 - 절대 비굴하지 않는다. 말이 아니라 실력과 결과로 나와 동업자를 표현한다.
⑤ 시간과 에너지는 쏟아부어야 하나 보상이 없는 일들을 솔선수범하여 담당한다.
⑥ 최대한 공평하게 업무를 배분하여, 소외되거나 배려받는 팀원이 없도록 한다. (p. 13의 각주 7번 중 '지대추구' 항목과 p. 15의 각주 9번 참조)
⑦ 현장에서 가장 교육하기 어렵고 힘든 교육 참여자를 담당한다.
⑧ 활동 내용 취합 총정리 (및 팀원들이 자료 정리 및 제출에 과도한 시간이 소요되지 않도록 모니터함)
⑨ 총정리 한 내용을 팀원 모두에게 파일 및 자료 공유하며, 지속적으로 상황에 맞춰 지시사항을 업데이트함. (추가/변경/삭제)

감당할 수 없을 것 같은 팀장 책임의 무게와 교육·관리·협조 활동으로 얻는 경험과 보람을 천칭으로 재면 눈금이 대략 ±0에 수렴한다.

〈그림3.7-1〉 내지 〈그림 3.8-15〉(pp. 56-77)의 과정을 거치며 얻은 결론인 〈그림3.1〉 내지 〈그림 3.5〉(pp. 44-51)가 시사하는 바는, 동일 교육 참여자에 대한 구강건강관리교육의 종결에 대략 3~4년이 필요하다는 것이다. 한편 대한민국의 거의 모든 프로그램은 회계연도(1월 1일~12월 31일) 기준으로 1년 단위 프로젝트로서 진행하고 평가받는다. 즉 제도적으로 3~4년 기간을 보장할 수 없다. 그러나 글쓴이가 경험한 장기간에 걸친 교육의 결실은 교육을 주관하는 조직 담당자[37]의 눈부신 창의력과 눈썰미로 만든 '동일 집단 대상 3년 프로젝트'에 의존해 왔다. 그들에게 박수를…

글쓴이가 거주하는 지역에서 너무 먼 거리의 현장은 커뮤니티케어 community care란 더 큰 시각에서 해당 지역사회의 일원인 내 동업자들이 가꾸고 있고 가꿀 것이다. 어떤 식으로든 다들 본인들만의 경로를 만들며 지역사회에 뿌리를 내리고자 할 것이다. 동업자로서 보기 좋은 모습이다. 장애인과 노인에게 방문구강건강관리교육을 제대로 할 수 있는 교육자라면 비장애인이나 노인이 아닌 사람들의 구강건강관리교육은 수월하게 잘 할 수 있을 것이다.

우리 집에는 글쓴이가 이사 다니면서도 품에 안고 다니며 30년 넘게 계

---

[37] 주로 코디네이터 업무를 수행하는 보건소 공무원, 사회복지사, 간호사, 작업치료사, 물리치료사, 시군구청 복지 담당 공무원 등

속 구매하여 쌓인 구강위생용품들과 교육용품, 자료, 책들이 가득하다. 가족들에게 항상 미안했다. 이 책을 동료 치과위생사들에 내놓은 다음에는 쌓아 놓았던 묵은디이[38]를 마음 편안하게 내다버리려 한다. 60세 이전에 이 일을 할 수 있어 행복하다.

---

38) 묵은디이 「001」「명사」「방언」 일정한 때를 지나 오래된 사물이나 사람(경북).[국립국어원 우리말샘]

4장

방문구강건강관리교육 중재 활동 디테일

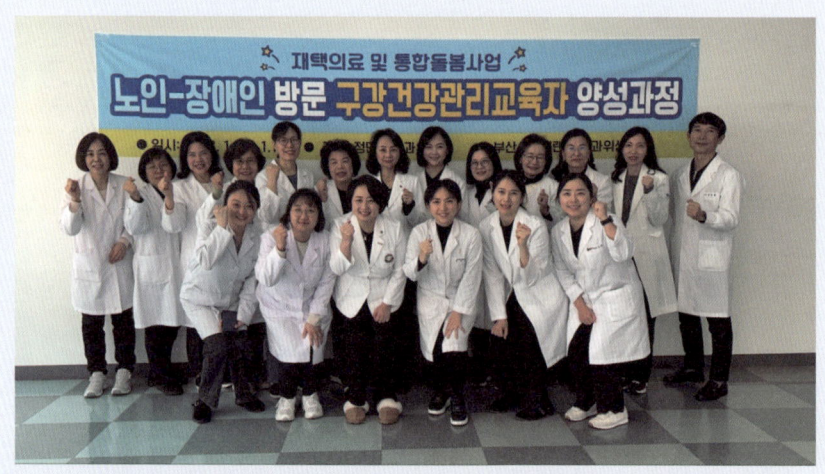

〈그림 4-1〉 2024 부산시 독립구강건강교육자팀 재택의료 및 통합돌봄사업 노인-장애인 방문 구강건강관리교육자 양성과정 제1기

4.1-1 사업명 및 기록 사항

제3장에서 본 활동보고서 사례의 항목 하나하나를 살펴보자.

제일 먼저 교육 참여자의 인적 사항을 기록한다. 방문한 첫날을 1회(1주)로 기록한다. 방문한 첫 주를 시작으로 이후 방문한 횟수마다 기간을 체크하여 기록한다.

사업명 : 2024 00시 00청 노인 의료·돌봄 지원 사업 방문구강건강관리교육 활동보고서			
구분	번호	성명	생년월일	□남 □여
	□본인 □가족 □요양보호사 □사회복지사 □생활지원사 □활동지원사 □기타( )			
	□치과위생사			
	□ 회(주) 월/ 일 요일			
	□ 시작시각		□ 종료시각	

○ 사업명 및 기록 사항 : 사업명을 정확하게 기록한다.

- 기본 기록 내용

   △ 번호 : 교육 참여자 구분 번호

   △ 성명 : 교육 참여자 성명

   △ 생년월일 : 연령대 확인 및 동명이인 구별을 위해 생년월일 기록

   △ 성별 : 남, 여

   △ 동참자 : 본인, 가족, 요양보호사, 사회복지사, 생활지원사, 활동지원사, 기타

- 치과위생사 : 교육자 이름 (여러 명이 교육에 참여하면 모두 기재. 주진행자○○○, 보조진행자○○○)

- 방문일 기록 : 회(방문 몇 회차인지 숫자로 기록), 주(1회 방문 후 몇

주째인지 기록), 월(방문 월), 일(방문 일자), 요일(방문 요일)
- 시간 기록 : 5분 단위로 기록해야 활동 시간 산출이 수월하다. 시간은 24시간제로 표시하며 교육 시작 시각이 10시 13분이고 종료 시각이 11시 17분이면 10:15~11:15로 기록한다.
  △ 시작 시각 : 참여자 집에 방문하여 현관문을 열고 들어간 시각. 현관문에서 초인종을 누르는 순간이 아님에 유의.
  △ 종료 시각 : 교육 종료 후 정리를 끝내고 현관문을 닫고 나온 시각

방문구강건강관리교육은 *의료행위가 아닌 치과위생사의 전문 구강교육*이며, 표준적인 방문시간을 30분~40분으로 설정해야 시행 가능한 예산을 만들 수 있다.

특히 최초 방문 시에는 방문 시간이 40분을, 심지어 60분도, 초과하는 경우가 많이 있다. [3.8. 재가 장애인 방문구강건강관리교육에 대하여 - ④ 장애인 방문구강건강관리교육 행위별 시간 측정 (pp. 69-77) 참조]

평균적으로 40분을 초과했지만 초과 활동비에 대한 예산이 책정되어 있지 않으면 결국엔 유료 자원봉사 개념으로 교육이 진행된다. 치과위생사 교육자는 교육 계획을 잘 세워 되도록 시간 내에 교육을 마치는 것이 가장 바람직하다.

많은 경우, 1회부터 4회 방문에는 약 60분 정도 소요되나, 4회 방문 이후에는 약 40분 정도에 준비한 교육 내용을 모두 시행할 수 있으니, 활동비

예산과 1인당 허용 방문 횟수 등을 감안하여 방문시간을 계획해야 한다.

이 책에서 기술하는 방문교육은 총 12회 방문 기준이다. 1회만 교육인 경우나 예정된 방문 횟수가 12회보다 너무 적거나 많은 경우에는 상황에 맞춰 교육하거나 기록할 사항을 추가/변경/삭제한다.

갖가지 이벤트가 벌어지는 가운데 교육자는 머리를 굴려 그 시간에 최선을 다할 수밖에 없다. 우리 동업자들의 똑똑한 창의성이 빛나는 공간이다. 본인에겐 박수를! 충분히 느끼시라. 잘했으니까! 그러나 아무튼 보고서는 꼭 필요하고 요모조모 쓸데가 많으니 이 책 부록에서 아래 제목의 보고서 샘플과 본문의 여기저기에 수록한 실제 보고서 작성 사례를 참조하기 바란다.

[참조]
부록 3. 방문구강건강관리교육 1회 활동보고서 양식(세균 관찰 제외)
부록 4. 방문구강건강관리교육 1회 활동보고서 양식(세균 관찰 포함)
부록 5. 방문구강건강관리교육 3회 활동보고서 양식
부록 6. 방문구강건강관리교육 5회 이상 활동보고서 양식
부록 7. 방문구강건강관리교육 활동 총정리 양식(사례회의용)

4.1-2 교육을 위한 준비물 나열하기

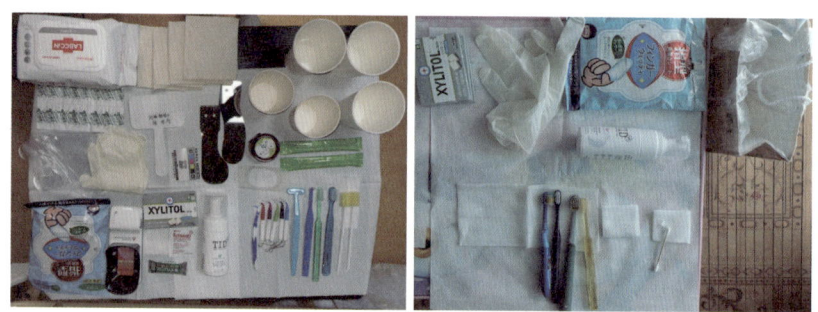

〈그림 4.1-2-1〉 교육 전 물품 나열 1

교육이 힘겨운 장애인 참여자 물품엔 치간칫솔 등이 없고, 개구기 대용으로 사용할 가정에서 사용 중인 손잡이가 두툼한 칫솔을 준비했다.

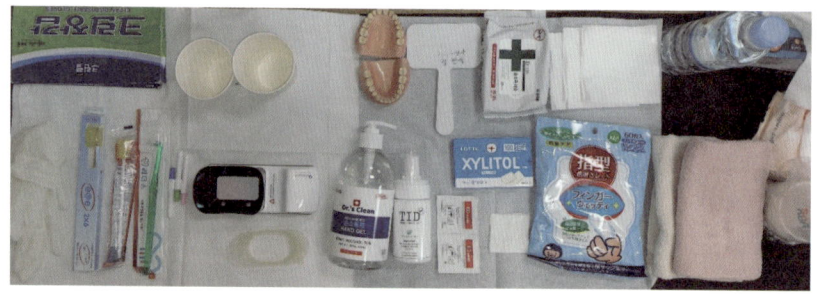

〈그림 4.1-2-2〉 교육 전 물품 나열 2

치경부 및 치간 청결 집중 교육이라 물품에 일반 칫솔이 없다.

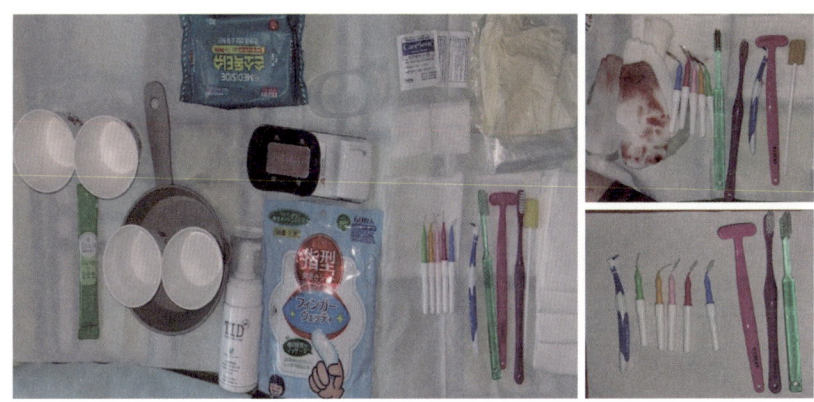

<그림 4.1-2-3> 교육 전·후 물품 나열

　　침대 위에 나열한 물품 / 교육 종료 시 구강위생용품 상태 / 거품치약으로 깨끗하게 세척하고 물기 털어서 교육 참여자 집안 TV 앞 공간에 휴지를 깔고 그 위에 올려 둔 구강위생용품

4.2 구강관찰

4.2.1 세균 관찰

세균 관찰	☐ 교육 전 부유물 없음/조금/다량 ☐ 교육 후 부유물 없음/조금/다량

○ 세균 관찰 : 가글액 2포(1포 10㎖) 준비. 1분 동안 양치 후 뱉기. 거품이 가라앉은 후 관찰. 사진 촬영. 교육 전·후 상태 비교.
- 교육 전 부유물 없음/조금/다량 : 해당 부분 표시
- 교육 후 부유물 없음/조금/다량 : 해당 부분 표시

교육 전·후 가글 용액으로 입안을 헹군 물을 컵에 받아 상태를 확인한다. 구강위생상태가 불량할수록 부유물이 많다. 교육 전·후 가글 용액을 비교하여 구강위생관리만으로도 유해 세균 수가 감소함을 관찰시켜, 귀찮아도 반드시 이닦기를 해야 하는 습관을 형성하는 동기를 부여한다.

예산과 교육 시간 등을 감안하여 매 방문 시 또는 적어도 총3회(최초·중간·최종 방문 시) 시행하여 변화를 관찰·기록한다.

[참고 및 주의] 이 과정은 방문구강건강관리교육에 생략해도 무방하나, 첫 시작으로 집어넣으면 교육 효과를 입증할 때 유용하다. 구강건조증이 있는 분에게 에탄올 성분이 함유된 가글 용액을 사용할 때는, 사용 후 입을 물로 헹군다. 간혹 삼키지 말라는 경고에도 꿀꺽 삼키기도 하니, 사전

에 주의 사항을 정확하게 설명한다.

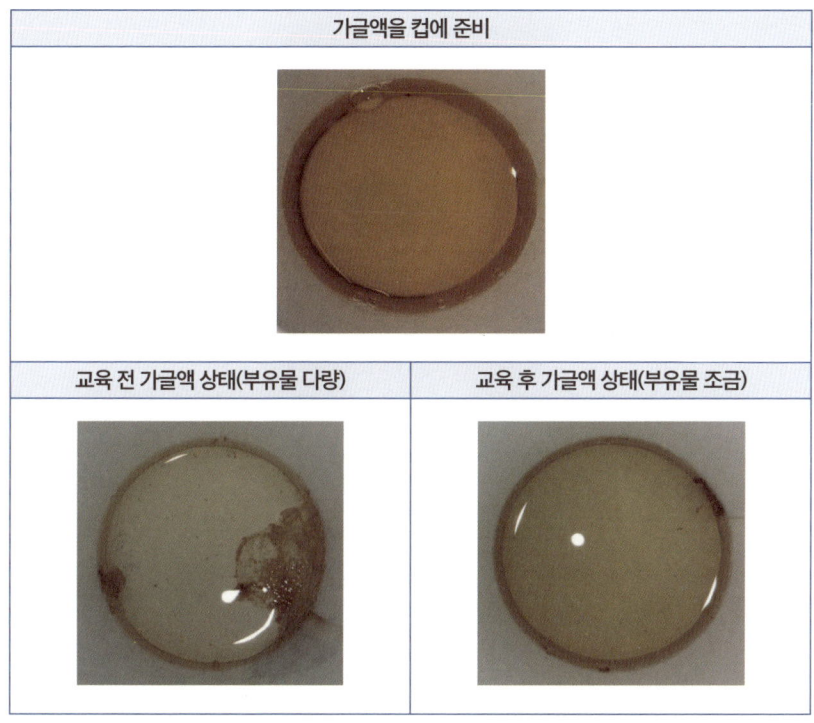

〈그림 4.2.1-1〉 교육 전·후 가글 용액의 차이

[주의] 세균 관찰은 활동에 넣기도 하고 빼기도 하니, 교육자 판단에 맞춰 하면 된다.

4.2.2 구강관찰 1

구강 관찰 1
 	
(잔존 치근
r.r로 기록)
	□ 치아 上 개/下 개
	□ 치료할 치아 없음/있음
	□ 치과방문(3개월내)
	□ 설태 없음/있음
	□ 틀니 없음/있음
	  - 전체틀니 상악/하악 - 부분틀니 상악/하악 - overdenture 上/下
	  - 있는데 사용 안 함
	□ 구순, 구각, 구내 상처 - 없음/있음
	□ 입이 마름/안 마름
	□ 구취 없음/있음

○ 방문 당시의 전체적인 입안 상태를 간단히 기록한다.

구강검진이 아니니, 치과계 전문용어나 약어 등을 사용하며 잘난 척하지 말고, 비전문가도 이해할 수 있도록 표현한다.

- 상악 치아 개수 숫자로 모두 기록. 치아 뿌리(잔존치근(r.r))라도 남아 있으면 1개로 기록

- 하악 치아 개수 숫자로 모두 기록. 치아 뿌리(잔존치근(r.r))라도 남아 있으면 1개로 기록

- 적어도 총3회(최초·중간·최종 방문 시) 기록하여 수량 현황을 유지해야 한다.

방문구강건강관리교육 받으며 치과치료 필요성에 대해 납득하면 당사자와 가족, 또는 요양보호사가 병원 동행 서비스를 이용하거나, 직접 이동하여 발치 및 보철, 임플란트, 틀니 관련 치과치료를 받기도 하여 구강 상태에 변화가 생기기도 한다.

치과 방문이 불가능한 분에게도 자연 발치가 발생할 수 있으니, 첫 방문 시 구강 관찰·기록은 매우 중요하다.

○ 치료할 치아 없음/있음 : 간단하게 '없음'과 '있음'으로만 기록한다.
구강건강관리교육으로는 *해결하기 어려운 '치료'가 필요한 상황을 설명하기 위해* 간단히 기재하는 것이지, 구강진료기관에서 치과위생사가 상담하는 것이 아님에 유의할 것. 치과계 전문용어나 약어 등을 사용하며 잘난 척하지 말고, 비전문가도 이해할 수 있도록 표현한다. 즉, *치과치료의 필요성을* 교육하기 위함이다. 치과의 문을 두드리기까지 지난한 기간이 걸리기도 한다.

○ 치과방문(3개월 내) : 치과 의료기관 마지막 방문이 언제인지 기록한다.
치과치료와 구강건강관리교육이 병행하면서 체계적이고 계속적인 구강건강관리가 가능한지 파악하기 위함이다.
방문 직접 구강건강관리교육 활동은 현재 건강보험수가가 책정되지 않아 치과의료기관에서 시행하기 어렵다. 거동이 힘든 장애인이나 노인 중에는 '10년 이상 치과 방문 없음', 심지어 '평생 없음'이라 밝히는 분도 있다.

○ 설태 없음/있음
입을 벌려 혀를 내밀었을 때 보이는 설태 정도를 기록한다.
혀등Dursum of tongue(설배)에서 보이는 혀유두Lingual papillae(설유두)는 매우 거칠어 두껍게 부착되어 있는 설태를 흔하게 볼 수 있다. 육안으로 보았을 때 칫솔로 너무 세게 닦아 점막에 상처가 생긴 경우도 있으니, '치아를 닦듯이가 아니라, 바위에 낀 이끼를 살짝 걷어 낼 때 정도로 (기구를) 살살 움직인다.'고 말하는 등 동작 강도를 알려 주며, 교육자가 참여자를 대상으로 실습하여 당사자가 그 느낌을 가질 수 있도록 한다.

방문 횟수가 증가할수록, 설태 상태에 따라 구취 및 가래의 묽기와 색의 변화를 관찰하기도 한다.

방문구강건강관리교육에서 설태 제거 교육은 무척 중요하다.

혀를 내밀지 못하지만 입을 벌릴 수 있고 협조가 가능한 참여자는 소형 거즈로 혀끝을 잡고 혀를 입술 밖으로 당겨서 설태를 관찰·기록한다.

○ 틀니 관찰
- 전체 틀니 상악/하악
- 부분 틀니 상악/하악
- 임플란트 틀니(overdenture) 상악/하악
- 틀니를 가지고 있지만 사용하지 않는지 확인

틀니가 있는지 확인한다.

교육 참여자가 치매면, 교육 참여자뿐만 아니라 가족이나 요양보호사로부터도 확인한다. *(당사자에게 확인하기가 최우선임)*

○ 구순, 구각, 구내 상처 - 없음/있음

입술, 입술 끝, 입안에 상처가 있는지 확인한다.

최초 방문 시 본격적인 구강건강위생관리 개시 전에 반드시 관찰·기록한다.

상처가 계속 동일한 상태로 있는지, 언제 회복이 되는지, 크기가 줄어드는지, 크기가 넓어지는지 방문 활동을 진행하며 지속적으로 파악할 수 있다.

구강검진이 아님에 주의. 비전문가도 글을 보고 참여자의 상태를 육안으로 파악할 수 있을 정도로 쉽게 쓰며, 치과계 전문용어나 약어 등을 사용하지 않는다.

구강건조증이 심하거나 구호흡口呼吸을 하는 경우, 환절기나 겨울에 상처가 많이 생기는 것을 관찰할 수 있었다.

노인이나 장애인의 경우 구강건강관리교육의 횟수가 증가할수록 상처가 이전보다 빨리 회복함을 관찰할 수 있었고, 점막이 건강해지면 상처 발생 빈도가 감소하기도 한다.

○ 입이 마름/안 마름

'구강건조가 있나요?'에 대한 교육 참여자 대부분의 답변은 '그렇다'가 글쓴이의 경험이다.

언제 마르냐고 물어보면

△ 자는 동안 내내 말라서 자다가 일어난다.

△ 하루 종일 아무 때나 말라서 힘들다.

△ 침이 나오지 않아 식사가 힘들어서 물이나 국에 말아서 씹지 않고 후루룩 마시니 소화가 되지 않아 항상 배가 아프다.

라는 답변을 듣곤 한다.

구강근육 마사지 및 잇몸 마사지, 구강위생관리, 구강기능향상 입체조,

시계소리 내기 등을 꾸준하게 실천하면 입이 마르는 증상이 완화되거나 사라지는 것을 관찰할 수 있다.

방문 시마다 관찰·기록해야 변화의 정도와 시기를 알 수 있다.

○ 구취 없음/있음

본격적인 구강관리 활동 전에 입안을 관찰하는 단계부터 구취가 나는 경우가 있다. 치주병이나 치아우식증이 심각하다는 지표로 볼 수 있다.

굳이 구취 측정기기를 사용할 필요는 없고, 후각에 문제가 없는 사람이 느낌으로 판별할 수 있도록 평범한 표현으로 기록한다.

4.3 구강촬영 (구강관찰 2)

구강관찰 2	☐ 구강 촬영 ☐ 큐스캔 관찰 형광 없음/있음

○ 구강 촬영

자비 소독이 가능한 개구기를 사용하여 치아, 치경부, 잇몸을 동시에 관찰할 수 있도록 준비한다.

치아는 교합면이 닿도록 다물어야 하고, 교합할 수 있는 대합치가 없으면, 개구상태를 최저로 하여 다물기에 가깝게 자세를 취하도록 유도한다.

구강 정면, 좌, 우를 한 장씩 촬영한다.

개구기가 구부러져 치경부를 가리지 않도록 주의한다.

상순소대와 하순소대 위치의 구순이 말려들어 가지 않도록 하여 개구기를 안정감 있게 위치시킨다.

좌측, 우측 촬영은 한 손으로 개구기 끝부분을 잡아당겨 볼과 입술이 잘 젖혀지도록 하여 최후방까지 교합상태를 볼 수 있도록 촬영한다.

무치악 환자도 같은 방법으로 점막 상태를 촬영한다.

스마트폰 카메라의 플래시를 켜고 촬영해야 입안의 어두운 부분까지 확인·촬영할 수 있다.

흔들리지 않고 선명한 사진을 찍으려면, 스마트폰 카메라 상태를 그때그때 조작하지 말고 세팅된 상태에서 구강에서 한 뼘 정도 떨어진 위치에서 촬영한다.

[1회차 방문 시 촬영의 중요성]

1회차 방문교육에서 관찰·촬영한 치면세균막 및 음식물 잔사 부착 정도, 잇몸의 점몰 상태 등을 추후 교육 시 관찰·촬영한 결과와 비교한다. 교육효과로서 구강건강상태의 호전 증거로 여러 당사자들에게 제시할 수 있다. 글쓴이는 1회차 교육을 40분 만에 끝낸 적이 거의 없었다.

○ 큐스캔 관찰 형광 없음/있음

정량광형광기인 큐스캔플러스 기기로 치면세균막 부착 정도와 부위를 확인한다.

형광 부분이 조금이라도 있으면 '있음'에 체크하고, 완벽하게 없을 때만 '없음'으로 체크한다.

[주의] 큐스캔플러스 기기 사용 시 주변의 빛을 최대한 줄여야 형광 부분을 명확하게 인식할 수 있다. 대낮에 조명등을 끄고 커튼으로 햇빛을 차단해도 주변이 너무 밝으면 형광 유무와 부위를 관찰하기가 어렵다.

치아우식증이나 치석이 있으면 방문 횟수가 증가해도 계속 '있음'으로 체크될 수 있다. 이 경우 형광 부분이 점점 넓어지는지를 확인해야 한다. 설태가 심각하면 큐스캔플러스 기기로 관찰하여 기록하는 게 좋다. 설태 감소 과정에서 구강건강 상태의 변화를 살펴볼 수 있다. 설태가 줄어들면 흡인성 폐렴의 위험성이 낮아진다.

큐스캔 관찰과 그 결과의 스마트폰 촬영을 동시에 한다. 이 방법은 비전문가도 가능하다.

스마트폰의 플래시와 방안의 조명을 끄는 등 가급적 빛을 차단한 후, 구강 내 정면, 좌측, 우측을 구강촬영과 동일한 방법으로 촬영한다. 이 기록으로 방문교육 횟수 증가에 따른 구강건강상태의 변화를 비교할 수 있다.

사용 후에는 알콜 스왑으로 큐스캔플러스 기기의 후드 겉면을 소독한다.

〈그림 4.3〉을 살펴보면, 스마트 폰으로 개구기를 이용하여 치아 사진을 치경부위가 나오게 간단하게 촬영할 수 있음을 볼 수 있다. 이 기록은 교육 참여자나, 교육 참여자의 돌봄 제공자(간병인)에게 교육의 효과와 변화를 눈으로 확인시켜 줄 수 있고, 구강을 건강하게 유지하려면 배운 대로 실천하도록 동기를 부여할 수 있다. 평소에 연습하여 사진 촬영에 너무 많은 시간을 소모하지 않도록 해야 한다.

처음에는 입을 벌리는 것조차 고통스러워했는데, 교육을 종료 하는 날인 5회차(7주차) 방문일에는 유연하고 탄력이 생긴 구강근육 덕분에 입 벌리기가 한결 수월하고, 사진만 봐도 좌우 균형이 맞아 보인다. 치매가 심하지만 5회 방문일에는 스스로 교육한다 하시고, 화장실에 가서 이를 닦고 와서 누웠다. 꾸준하게 동일한 일을 반복하며 교육할 때 치매 어르신의 긍정적인 변화는 반복하여 언급해도 지나치지 않다. (pp. 31-32의 본문 및 같은 페이지 각주 26번, 각주 27번과 p. 43의 본문 및 같은 페이지 각주 29번 참조)

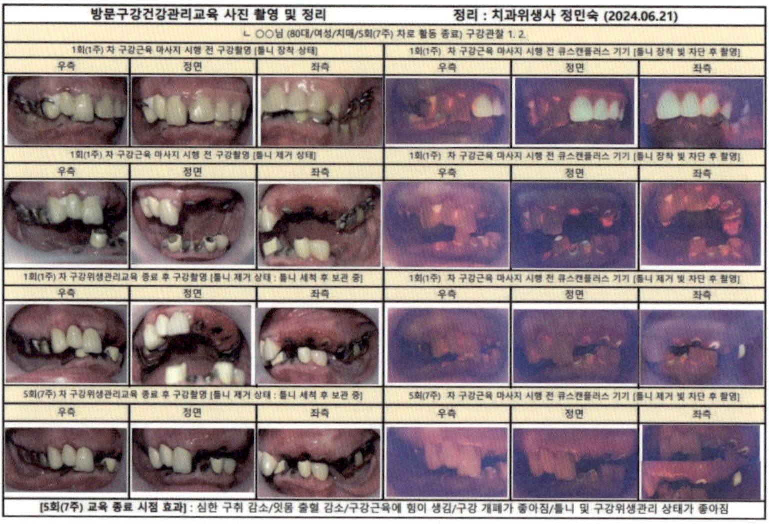

<그림 4.3> 구강 촬영 및 큐스캔플러스 기기 관찰

4.4 구강근육마사지

구강근육 마사지	□ 정민숙구강내외마사지법(입근육마사지) 　- 근육탄력도 0, 1, 2, 3, 4, 5 　- 근육경직 없음/있음 　- 근육탄력 없음/있음 □ 잇몸 마사지 - 출혈/발적/부종 □ 치조제마사지 - 출혈 있음/없음 □ 저작근거상 □ 구취

○ 정민숙구강내외마사지법(입근육마사지)[39] 시행하기

- 근육탄력도 0,1,2,3,4,5

- 근육경직 없음 / 있음

- 근육탄력 없음 / 있음

정민숙구강내외마사지법으로 구강근육 마사지를 최우선으로 시행한다. 구강 외 근육과 구강 내 근육을 엄지와 검지로 6개의 지점을 정확하게 잡아 반원을 그리며 잡아당겨 이완시킨 후, 제자리로 이동하여 수축시키면서 근육 탄력도를 체크한다.

[참고] 구강근육 탄력도에 대하여

구강 내·외부 근육을 동시에 마사지하면 손끝 촉감으로 여러 가지 느낌들을 감지할 수 있다. 그 느낌을 범주화하고 수치로 표현할 수 있도록

---

39) 정민숙구강내외마사지법에 대한 설명(텍스트와 그림)은 이 책의 부록 8. '정민숙구강내외마사지법'(입근육마사지)(pp. 240-264)을, 동영상은 p. 240의 각주 90번과 각주 91번에서 소개한 url 참조

기준을 설정함으로써 여러 교육자들이 흩어져 협업하면서도 서로 의사소통할 수 있는 공통의 기반을 마련해야 할 필요성이 있어 글쓴이가 고안했고, 그것이 글쓴이가 공저자로 등재된 논문에 게재되었다.[40]

구강근육 탄력도[41]는 교육자가 주관적으로 판단하여 측정한다. 매 방문 시 동일한 사람의 구강근육을 잡고 당겨 보면, 대략 3회 방문 시부터는, 그 차이를 느낄 수 있다.

여섯 단계로 나누었으며, 구강 근육 상태는 근육을 움직이기 어려운 경직 상태와 근력이 사라진 상태를 0으로 하고, 아무 문제 없이 구강 근육을 잘 움직이는 상태를 5로 한다.

방문하여 정민숙구강내외마사지법(입근육마사지)을 시행할 때마다 손

---

40) Park MH, Jeong MS, Jang JH. Changes in concentration of VSCs after home oral care interventions based on community care in older adults. J Korean Soc Dent Hyg 2023;23(2):91-102. https://doi.org/10.13065/jksdh.20230010
어느 지역 현장에서 일부 대학원생에게 방문구강건강관리 중재활동을 지도하면서, 글쓴이가 본인의 경험을 바탕으로 고안한 '구강근육 탄력도'에 대한 내용을 정리하여 논문에 게재하였다. 이에 대한 국내외 논문이나 근거를 요구하면, '글쓴이가 나름대로 고안한 것이니, 연구하는 본인께서 열심히 탐험하시기 바람'이 글쓴이의 답변. 학술적 근거가 없어 인정할 수 없다면? 그러시길.
글쓴이가 중재활동을 지도했던 공저자가 초안으로 작성한 영어 표현(그 논문에는 '구강근육 탄력도'의 범주와 기준에 대한 한글 표현이 없음)을 남편의 도움을 받아 글쓴이의 의도대로 수정했다. 이 과정을 공유하지 않았던 사람은 그 영어 표현이 어떻게 탄생했는지 알 길이 없을 것이다.

41) '구강 근육 탄력도'의 범주와 판단 기준에 대한 정확한 기술은 이 책에 수록된 한글 표현에 있지, 각주 40번에서 소개한 논문에 기재된 영문 표현에 있지는 않다고 생각한다.

끝에 느껴지는 감각으로 단계별로 구분해 놓은 숫자에 체크한다.

  수치가 아니라 감각적으로라도 구강근육의 두께와 탄력성의 변화를 관찰·기록할 수 있으면 유용하다. 글쓴이는 참여자의 삶의 질 향상을 위해 일하지, 논문을 쓰기 위해 일하지는 않는다.

[구강근육 경직 - 강직 상태]
[Level : Oral muscle condition]

0 : 구강근육이 매우 경직되어 있어 움직이기 어려움

0 : Difficult to move the whole oral muscles caused by stiffness.

1 : 저작근과 구륜근이 경직되어 있어 움직이기 어려움

1 : Difficult to move oral muscles caused by stiffness of masticatory and orbicularis muscles.

2 : 저작근과 하순 구륜근이 경직되어 있어 정중선 방향으로 당길 때 잘 당겨지지 않음

2 : Difficult to pull tongue in the midline direction caused by stiffening of the masticatory and orbicularis muscles on the lower lip.

3 : 저작근과 하순 구륜근이 경직되어 정중선 방향으로 당길 때 움직임은 있으나 유연하지 않음

3 : Movement without flexibility caused by stiffening of the masticatory and orbicularis muscles on the lower lip when pulling tongue in the midline direction.

4 : 저작근과 구륜근을 정중선 방향으로 당길 때 잘 당겨짐

4 : Good at pulling when masticatory and orbicularis muscles are being pulled in the midline direction.

5 : 저작근과 구륜근을 정중선 방향으로 당길 때 매우 유연하여 탄력이 있음

5 : Flexible and elastic when masticatory and orbicularis muscles are being pulled in the midline direction.

[구강근육 근력 감소 상태(얼굴에 살이 없는 경우)][42]
[Level : Oral muscle condition of those with sunken cheeks]

0 : 구강근육의 근력 소실로 너무 마르고 얇은 상태의 구강근육으로 움직이기 어려움

0 : Difficult to move the whole oral muscles in thin shape with no oral muscular strength.

1 : 구강근육의 근력이 없어 저작이나, 구륜근 사용이 어려움

1: Difficult to chew and/or use the orbicularis muscles caused by loss of oral muscle strength.

2 : 구강근육의 근력이 없어 정중선 방향으로 당길 때 힘없이 딸려 옴

2 : Come along without resistance caused by weakened oral muscle

---

42) 영어논문에서는 [구강근육 경직 - 강직 상태]와 [구강근육 근력 감소 상태(얼굴에 살이 없는 경우)]를 구별하지 않고 각 Level에 해당하는 두 경우에 대한 기술을 뭉쳐서 하나의 표로 만들었다. 당초 글쓴이의 의도대로 [구강근육 근력 감소 상태(얼굴에 살이 없는 경우)][Level : Oral muscle condition of those with **sunken cheeks**]의 내용을 별도로 떼어 내어 소개한다.

strength when pulling tongue in the midline direction.

3 : 구강근육의 근력이 없어 정중선 방향으로 당길 때 움직임은 있으나 탄력이 없음

3 : Movement without flexibility caused by weakened oral muscle strength when pulling tongue in the midline direction.

4 : 구강근육이 매우 얇은 상태나 정중선 방향으로 당길 때 잘 당겨짐

4 : Good at pulling with very thin oral muscles when pulling tongue in the midline direction.

5 : 저작근과 구륜근을 정중선 방향으로 당길 때 매우 유연하여 탄력이 있음

5 : Flexible and elastic when masticatory and orbicularis muscles are being pulled in the midline direction.

와상환자나 오랜 기간 어금니 없이 생활하신 분들에게서 보이는 구강노쇠에 대한 진단은 치과의사의 영역이다. 치과위생사가 방문구강건강관리교육을 진행할 때, 의료행위인 진단이 아닌, 구강근육 상태의 변화를 기록할 수 있는 좋은 방법이라고 생각한다.

방문 횟수가 증가할수록 구강근육 탄력도 레벨은 상향(호전)될 수도 있고, 하향(악화)될 수도 있다.

△ 1회차 방문 시 숫자가 2(Level 2) 이하였는데 3(Level 3) 이상으로 상향될 때 보이는 변화

- 구강건조증 완화를 확인할 수 있다.
- 구강점막이 건강해짐을 확인할 수 있다.
- 윗턱과 아래턱 개구량이 증가하거나, '에'소리를 낼 때 '에'발음에 부합하게 입이 벌어지는 것을 확인할 수 있다.
- 칫솔이나 손가락을 관리하고자 하는 구강 내에 정확하게 위치시킬 수 있다.
- 교육 참여자의 구강 관련 통증이 완화됨을 볼 수 있다.
- 얼굴 표정이 편안해짐을 확인할 수 있다.
- 입술을 이전보다 더 잘 다물 수 있다.
- 구각의 힘이 좋아져서 입매가 야무져 보인다.
- 구륜근의 힘이 좋아져서 입가로 타액이나 음식물을 덜 흘리거나 전혀 흘리지 않는다.
- 안면마비 환자나, 뇌졸중으로 인한 편마비 환자의 경우 마비된 부위 볼, 혀 등의 근육 움직임이 유연해지면서 심한 얼굴 불균형이 감소함을 확인할 수 있다.
- 공격성이 심해서 구강위생관리 자체가 불가능했던 경우, 공격성이 사라지거나 감소하여 구강위생관리가 가능해진다.
- 손가락이 들어가도 아프지 않음을 경험하여 치과 의료기관에 방문하여 치과치료가 가능해진다.
- 저작을 잘한다.
- 신체 움직임이 좋아진다.

물론 좋아진 원인은 여러 가지 요인이 복합적으로 작동한 결과일 것이다.

△ 구강근육 탄력도가 상향될수록 측정 결과(데이터)가 좋게 나온다.
- 교합력을 테스트할 때
- 구강점막수분측정 정도를 측정할 때

△ 1회차 방문 시 숫자가 3(Level 3) 이상이었는데 2(Level 2) 이하로 하향될 때 보이는 변화
- 이전보다 구강 내 잔존 음식물이 증가한다.
- 음식물을 씹지 않고 물고 있다.
- 얼굴 표정의 변화가 별로 없다.
- 기력이 이전보다 쇠약해진다.

○ 잇몸 마사지 - 출혈/발적/부종

잇몸 마사지를 할 때는 염증부위의 치은열구액을 관찰한다. 압박을 가하며 손가락 지문 부위로 잇몸을 스치고 지나갈 때, 염증성 치은열구액이 보이면 사진으로 찍은 후 마사지를 진행한다.

추후 방문 시마다 동일한 부위를 살펴보고 변화를 관찰·기록한다.

참여자가 직접 실습할 때는 반드시 위생장갑을 손에 낀 후 상악 좌측 최후방구치부위 잇몸부터 시작하도록 위치를 선정해 준다. 왔다 갔다 여러 번 왕복하지 말고, 천천히 정확하게 잇몸을 쓸고 지나갈 수 있도록 알려 준다.

교육자가 진행할 때는 상-하-구개면-설면 방향을 스스로 정하며 시행한다. 교육자가 참여자에게 교육할 때는 상악 협면→순면→협면→하악 협면→순면→협면→하악 설면→상악 구개면 순으로 동선 정리를 하면 구토

반사나 구역반사를 줄일 수 있다. 잇몸마사지 시행 시 출혈, 발적, 부종이 육안으로 확인되면, 추후 방문 시마다 변화를 관찰·기록한다.

○ 치조제마사지 - 출혈 있음/없음

엄지와 검지의 지문 부위로 잡을 수 있는지 확인 후 잡기가 가능하면 치아뿌리가 위치한 잇몸 부위를 꽉 잡았다 놓았다 하며 옆으로 이동하는 방식으로 진행한다.

치과위생사가 진행할 때는 치간유두 부위의 위쪽을 압박하는 형식으로 누른다. 이때 치은열구액이 나오며 잇몸에 피가 나거나 농이 빠져나오기도 한다. 심각한 경우엔 반드시 당사자와 입회[43]하는 간병인이나 가족에게 반드시 치과에 방문하여 '치료'로 해결해야 함을 알려야 한다.

'교육'은 치료가 아니니 그 한계를 처음부터 제대로 알리고 하여야 한다.

치조제 마사지를 진행할 때 교육자는 참여자의 얼굴 표정을 잘 살펴야 한다. 통증이 있을 때 얼굴이 찡그려지니, 비언어적 의사 표현에 유의해야 한다. 순서를 정하여 치조제 마사지를 진행하는데, 통증을 느끼는 부위가 있으면 활동보고서에 기록한다. 방문 횟수가 증가할수록 치조제 마사지할 때 통증이 사라지기도 하고 변화가 없을 때도 있으니, 철저하게 기록하여 통증해결을 위한 방법을 보호자와 함께 의논하여 진행한다.

치과의료기관에 방문해야 하면, 병원 이동 동행서비스를 이용할 수 있는지, 응급차를 이용해야 하는지 등을 알아본다.

---

43) 입회(立會) 「명사」 「1」 어떠한 사실이 발생하거나 존재하는 현장에 함께 참석하여 지켜봄. [국립국어원 표준국어대사전]

치과의료기관으로 이동이 전혀 불가능한 경우엔 한계를 설명하고, 그 상태에서 최선을 다해 치면세균막 부착도를 감소시켜 유해 세균이 증가하는 것을 방지하고 유익세균이 증가할 수 있도록 교육한다.

방문 횟수가 증가할수록 불건강한 잇몸이 건강해져서 점몰을 관찰할 수 있다.

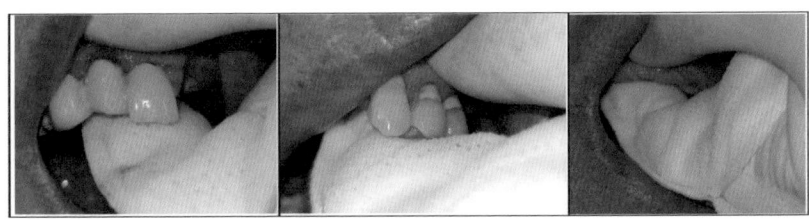

〈그림 4.4〉 치조제 마사지

불건강한 잇몸 상태에서 칫솔을 먼저 넣지 말고 정민숙구강내외마사지법을 시행한 후 잇몸마사지를 한다. 두 가지 행위를 시행한 후에 천천히 부드럽게 치조제 마사지를 하면 갑자기 구취가 발생하면서 부패한 치은열구액이 나오기도 한다. 교육자는 아주 부드럽게 접근하면서 천천히 전악에 걸쳐 시행한다. 교육 참여자가 깨끗한 손으로 일상에서 실천할 수 있도록 방문할 때마다 교육한다.

[주의] 치아를 잡지 않는다. 잇몸이 살짝 하얗게 될 정도의 강도로 진행한다.

○ 저작근거상

상악 최후방 구취 잇몸 위치에 검지의 지문 부위가 잇몸에 닿도록 위치한 후, 손가락이 구부러지지 않도록 하여, 씹는 근육을 위로 들어 올리면 승모근 및 흉쇄유돌근, 광경근 등이 함께 위로 이동하며 이완됨을 볼 수 있다.

들어 올린 손가락을 원위치하면 수축된다.

○ 구취

앞서 입안 관찰 단계 완료 후 첫 활동인 구강근육마사지를 시행하는데 구취가 발생하면, 이 참여자의 입안은 건드리기만 해도 아픈 상태일 것이라고 추측하면 된다. 호흡만 해도 고약한 냄새가 주변에 퍼지고, 그 구취는 당사자의 폐 안으로 흡인된다. 틀니뿐만 아니라 불결하고 지저분한 구강위생상태는 말로 표현 못할 구취를 발생시키는데, 그 고통은 당사자가 제일 먼저 당하고 있음을 생각하며 교육을 진행해야 한다.

치매가 심하거나 장애 때문에 자기 관리를 못하고, 구강위생관리활동에 협조하는 것도 힘들 때 이런 상황이 많이 발생한다. 당사자가 심한 공격성을 보이거나 거부 반응을 보이더라도, 방문구강건강관리교육 참여자로 선정되었으면 교육자는 최선을 다해서 교육을 진행해야 한다.

4.5 틀니

틀니	□ 틀니	
	- 위생불량 / 양호	- 끼고 잠 / 빼고 잠
	- 물속에 보관	- 마른 상태 보관
	- 식기세정제 이용	- 틀니세정제 이용
	- 틀니전용치약 이용	- 일반 치약 이용
	- 있으나 사용 안 함	- 잇몸관리 안 함 / 함
	- 틀니 세척	

○ 틀니

맨 먼저 틀니를 관찰한다.

틀니가 있는지, 보관 상태는 어떤지 확인한다.

잘 사용하고 있는 사람도 있으나, 극단적인 사례도 있다.

서랍 속에 보관 / 너무 불편해서 집에 오는 길에 쓰레기통에 버린 사람 / 이불 밑에 보관 / 틀니가 방 안의 쓰레기 더미에 파묻혀 있는 경우 / 낙상으로 병원에 두어 달 입원하는 동안 틀니 없이 식사하고, 퇴원 후 집에 오니 틀니가 안 맞아 사용하지 않고 보관만 하는 경우 / 틀니를 제작한 치과에서 아무런 말을 하지 않아 본인이 내키는 대로 관리하는 경우

[참고] 틀니 세정 및 보관 시, 전체 틀니 상악, 하악 2개를 장착한 교육 참여자에게는 모두를 집어넣을 수 있는 크기가 큰 틀니통이 바람직하나, 입수가 곤란하면 틀니통 2개에 각각 보관하거나, 다른 용도의 큰 밀폐용기를 사용한다.

- **위생불량 / 양호** : 육안으로 확인하거나, 큐스캔플러스 도구로 확인하

여 판단

- 끼고 잠 / 빼고 잠 : 반드시 확인!

끼고 잔다고 하면 쉬운 예시로 설명한다. 틀니와 잇몸을 신발과 발로 비유하여 설명하면 쉽게 이해하고, 실천도 잘 한다.

"어르신, 신발 신고 하루 종일 돌아다니다가 집에 들어오면 신발 벗고 발도 깨끗하게 씻지요? 그래야 부은 발도 가라앉고, 혈액순환도 잘 되어서 발도 건강해집니다. 틀니도 하루 종일 잇몸 위에 올려놓고 사용해서 자기 전에는 신발 벗듯이 잇몸에서 틀니를 빼야 해요. 그래야 부은 잇몸도 가라앉아요. 잇몸도 닦고 마사지해서 혈액순환도 시키고, 아픈 잇몸을 단단하고 튼튼하게 만들어서 덜 아프게 해야 틀니를 더 잘 쓸 수 있어요."

- 물속에 보관 : 틀니를 뺀 후 어디에 보관하는지 사전에 반드시 확인한다. 말로만 설명하지 말고 **반드시 실습을 병행**한다.

틀니 세정제를 약물이라고 생각하여 밤새도록 담가두거나, 사나흘 사용하기도 하니, 반드시 깨끗한 찬물에 틀니가 푹 잠기도록 물을 부어 보관하도록 교육해야 한다.

"틀니는 신발 같기도 하고 물고기 같기도 해요. 물고기는 물이 없으면 살 수 없지요? 틀니가 입안에 있을 때는 침에 적셔져 있어야 하고, 입 밖으로 나오면 물속에 들어가 있어야 마르지 않아서 비틀리거나 휘어지지 않아요. 틀니를 뜨거운 물에 넣는 건 살아 있는 물고기를 삶는 것과 같아요. 살 수가 없지요. 오래도록 잘 쓰시려면 꼭 '깨끗한 찬물 속에 보관'을 잘 지키세요."

- 마른 상태에서 보관

틀니를 제작하자마자 치과에 자주 방문하여 틀니를 수정하고 잘 쓸 수 있도록 해야 한다.

여러 가지 이유로 적잖은 어르신들이 치과에 다시 가지 않고, 틀니를 잘못 만들어 잇몸이 헐거나 더 불편하다고 생각하여 기껏 만든 틀니를 사용하지 않고 일부는 틀니를 제작한 치과를 욕한다. 이미 버렸거나, 버리기가 아까워 건조된 마른 상태로 보관하는 경우도 있다.

이런 경우 다시 사용하기는 어려울 수도 있지만 물속에 보관하라고 하고, 치과방문을 한 번 더 권한다.

평소 치과 치료에 대한 불신이 심한 분 중 일부는 이런 권유에 기분 나빠하여 애먼 치과위생사의 방문 교육을 거절하기도 한다. 어떻게 설명하고 안내할지 지금도 잘 모르겠다. 그들에겐 이미 이성이나 논리의 문제가 아니라 감성의 문제가 되었기 때문이다.

- 식기세정제 이용 [생각해 볼 사항]

식기세정제는 모든 가정에 비치되어 있다. 보건소와 치과의료기관이 지속적으로 교육한 결과, 식기세정제로 틀니를 닦아도 된다는 것을 알고 있는 사람도 많다.

문제는 실천하는 사람은 가뭄에 콩 나는 정도다. 이런 결과는 교육을 말로 때우거나, 인쇄물만 나눠 주거나, 영상만 보여 줬기 때문으로 생각한다.

습관을 바꾸거나 습관을 만들려면 직접 실습하는 교육을 해야 하는데 (pp. 31-32의 본문 및 같은 페이지 각주 26번, 각주 27번 참조), 아직까지도 많은 곳에서 교육자가 청중들이 불편하지 않도록 경로당, 노인정, 노인복지회관 등에서 집단교육 또는 재택 방문 시 말, 글, 영상, 종이 위주로 교육을 진행하는 것 같다. 아니면 치과의료기관에서처럼 '가만히 있으세요. 알아서 해 줄 테니…'인가? 그런 교육 방식으로는 청중의 행동과 태도의 변화까지는 이끌어 내지 못할 것이라고 생각한다. 비싼 돈을, 그중 적잖은 부분은 우리들의 세금을, 쏟아서 무엇을 이루었는지?

곡마단 차력사질이나 인형놀이를 하며 수십 분간 청중과 즐거운 시간을 보내며, 교육자가 유류비나 교통비, 식대를 지출하고, 교육에 대해 정식으로 소득을 신고함으로써 대한민국 GDP의 상승(☞ 경제 규모의 확대)에 기여하고 나의 사회적 영향력이 향상됨에 만족하며 살면 대략 애국임에는 틀림이 없을 것이다. 거기까지다. 이는 영유아, 초등학생, 비교적 건강한 장애인 등에 대한 교육에서도 보이는 모습이다. (pp. 31-32의 본문 및 같은 페이지 각주 26번, 각주 27번 참조)

경제적인 문제가 있거나 치과의료기관으로의 이동에 어려움이 있으면, 식기세정제로 틀니를 세정할 수 있도록 교육하는 것이 차선이라고 생각한다.

세상에 팔리는 물건에는 모두 나름의 존재의의(쓰임새)가 있다. 그러니까 팔리는 것이다. 그러나 '그 물건이 팔린다.'와 '그 물건이 모든 사람에게 생활필수품이다.(또는 생활필수품이어야 한다.)'는 별개의 문제다. 신분을 떠나 제조사나 판매사의 정식 직원이 아닌 자가 뜬금없이 판촉요원 노릇하는 모습을 보면 웃프다.[44] 물론 불법은 아닐 것이다. (p. 13의 각주 7

---

44) 필요한 구강위생용품을 권할 때, 교육자는 그 물품 제조 또는 유통 회사와 직·간접적으로 이익을 공유하는 사이가 되면 안 된다고 생각한다. 직업윤리의 문제다. 게다가 우리

번 중 '불법' 사항 참조)

식기세정제로 틀니 닦기 [실습] : 실습은 세심하게 하고 동선을 정리하여 순서를 정해 주도록 한다.

△ 이동이 어렵지만 의자에 앉거나 바닥에 앉는 것이 가능하면,

식탁 위나 침대 위에 앉아서 1회용방수페이퍼를 깔고 그 위에서 수건을 깔거나, 수건 없이 바로 직접 실습하도록 한다.

△ 이동이 가능하면,

평소 어디에서 틀니를 세척하는지 장소를 물어본다.

싱크대나 화장실, 세면대 등 장소 파악 후에 그 자리로 이동하여 직접 틀니 세척을 실습한다.

[참고] 가족이 원하거나 가족이 간병에 필수적이면 가족도 포함시킨다. 기타 간병인이 입회하면 함께 교육한다. (pp. 216-217의 두 번째 패러그래프 및 각주 86번 참조)

① 수건을 준비한 후 그 위에 틀니를 올린다. 또는 세면대에 물을 받거나, 싱크대에서 바가지에 물을 담은 후 그 위에서 세척 실습을 한다.
② 틀니 세척 용액을 담을 컵을 준비한 후 눈곱만큼 식기세정제를 컵에 눌러 짜고, 컵의 1/4 정도 물을 담아 희석한다. 교육 참여자에게 보여 준다.
③ 틀니 사용자는 양손에 위생장갑을 낀 후, 또는 손을 깨끗이 닦은 후,

가 소통하는 교육 참여자 중에는 경제 형편이 좋지 않은 분이 많다.

틀니 닦는 칫솔이나, 틀니용 솔에 희석한 용액을 묻혀 수건 위에서 틀니를 바닥에 떨어지지 않게 조심해서 닦는다. 혹시 틀니를 떨어뜨려도 수건 위로 떨어지니 틀니가 깨지지 않는다고 설명한다.

④ 틀니에서 닦기 어려운 부위를 먼저 닦도록 교육한다.
- 틀니 치아 사이사이, 틀니 치아와 틀니의 잇몸처럼 생긴 부위, 입천장과 닿는 부위, 혀와 닿는 부위, 고리가 있는 부위, 임플란트 틀니 자석이 있는 부위 등
⑤ 틀니솔의 넓은 부위로 틀니의 넓은 면을 모두 쓸고 지나가게 닦도록 한다.
⑥ 틀니의 하악 설면 부위에 치석이 부착되어 있는 경우가 있는데, 그 부위를 도구를 이용하여 긁어내거나, 거친 수세미를 이용하여 닦는 것은 절대로 해서는 안 되는 행위임을 귀에 딱지가 앉을 정도로 반복하여 교육한다.
⑦ 교육 참여자의 거동이 힘든 경우 교육자가 물로 깨끗하게 헹궈서 보여드린 후 틀니통에 넣고 틀니가 잠기게 물을 부어 보관한다.
⑧ 틀니솔도 깨끗하게 씻어 물기를 털어 틀니통 옆에 보관한다.
⑨ 틀니통이 따로 없으면 밀폐가 가능한 반찬통을 이용해도 좋다.

[주의] 틀니통을 놓는 위치는 교육 참여자마다 선호하는 장소가 있으니 반드시 물어본 후에 그 위치에 놓는다.

- 틀니세정제 이용
투명한 큰 컵이 틀니 세정제 실습교육에 요긴하게 쓰인다.

① 틀니를 투명한 컵에 집어넣고 물을 충분히 담은 후에 틀니세정제를 집어넣는다. 거품이 틀니에 달라붙는 상태를 보여드리는 것도 좋다. 교육 참여자의 시력이 좋지 않으면 말로 설명한다.
② 틀니세정제 설명서를 읽은 후 몇 분 동안 틀니를 담가 놓는지 확인한다.
△ 3분 세정제 △ 5분 세정제 △ 10분 세정제 △ 밤새도록
③ 1회 사용 후 사용한 용액은 반드시 버려야 한다고 교육한다.
사용한 용액을 재사용하는 경우를 종종 발견한다. 다시 교육을 위한 비유 한 마디.
"밭일하고 손에 흙이 묻으면 예전에는 세숫대야에 물을 받아서 흙 묻은 손을 닦으셨지요? 그런데 그 물을 버리지 않고 다음에 또 그 물로 손을 닦진 않잖아요? 틀니도 그래요. 한번 사용한 틀니세정제는 거품이 나면서 물에 녹아 이미 없어졌고, 남는 건 세균이 가득한 지저분한 물이에요. 그 물은 버리고 틀니는 건져서 깨끗한 물을 받아 틀니솔로 문질러서 헹궈야 좋아요. 아깝다고 여러 번 사용하지 마세요."
이렇게 설명해도 오래된 습관을 버리지 않는 사람도 있지만, 대부분은 잘 몰랐다고 말하며 습관을 고치려 한다.

- 틀니 전용 거품치약 이용

비용에 부담이 없으면 틀니 전용 거품치약을 사용하여 세척할 수 있다. 틀니를 닦는 전용 제품이라 틀니가 마모되지 않는다. 입안 점막이나 치아를 닦을 때 사용할 수도 있고, 구내염이 생겼을 때 가글액 대용으로 사용하기도 한다.

- 일반 치약 이용

아직도 일반 치약을 사용하는 사람이 많다.

심지어는 틀니를 입안에 장착한 채 칫솔에 치약을 묻혀 닦는 사람도 있다.

어르신이 알아들을 수 있는 내용으로 차분히 설명한다. 올드old한 분에 대한 올디시oldish한 사람의 비유법. 최신화update 필요.

"어르신, 예전에 제사 지낼 때 사용하는 놋그릇 아시지요? 놋그릇을 닦을 때 기왓장을 곱게 빻아 가루를 만들어서 닦았어요. 그럼 놋그릇이 반짝거리고 윤이 나면서 깨끗하게 닦였지요. 하지만 오래 사용할수록 그릇이 얇아지고 심지어는 구멍이 나기도 했어요. 기왓장 가루를 아무리 곱게 빻아도 돌가루라서 놋그릇 표면을 깎아 내서 그래요. 치약 속에는 이 기왓장가루 같은 연마제가 들어 있어요. 그래서 틀니에 호미로 고랑을 만든 것처럼 흠집이 생기고, 흠집마다 세균이 달라붙어서 안 좋아요. 오늘부터 당장 치약으로 틀니는 절대 닦지 마세요. 안전하게 써야 하잖아요."

- 있으나 사용 안 함

틀니를 사용하지 않는 이유는 다양한데, 물어본 후 내용을 기록한다. 글쓴이가 가장 많이 들었던 이유는 '처음부터 맞지 않아서'다.

- 잇몸관리 안 함 / 함

틀니를 빼서 세척한 후 보관하고, 잇몸관리에 대해 확인한다.

틀니 아래 잇몸을 닦거나 손가락으로 마사지한다는 것을 아예 모르고 있는 경우가 많다. 잇몸마사지 실습 후 재방문할 때마다 실천하는지 확인해야 한다. 실천하지 않으면 그 이유가 무엇인지 파악하고, 실천 가능한 정도의 난이도로 교육하는 등 문제를 해결해야 한다.

잇몸관리를 실천한 사람은 턱뼈가 처음보다 단단해지고 상처가 빨리 아무는 경험을 한다. 스스로 계속 실천할 수 있는 동기가 된다.

- 틀니 세척

교육자가 세심하고 꼼꼼하고 정확하게 틀니를 세척한다.

앞서 기술한 여러 가지 세정 방법을 보여주면서 깨끗하게 틀니 관리하는 방법을 반복 교육한다.

구강건강교육활동으로 만들 수 있는 효과와 치과의사의 진단과 치료의 영역은 구분하여 설명해야 한다.

틀니 관련 교육은 위에서 기술한 내용까지가 적당하다고 생각한다. 더 자세한 사항은 치과를 방문하여 치과의사의 진단을 받도록 안내한다.

[주의] 틀니가 깨지거나 틀니 재이장 관련해서는 모두 '사용 안 함'에 체크하고, 세부적인 사항은 기타란에 기록한다.

'방문구강건강관리교육'이 무엇인지 잘 모르고, 권유자(치과위생사가 아님)가 대충 설명해서 교육을 수락한 교육 참여자는 집에 전문가가 온다고 하니 틀니를 새로 만들어 준다고 착각하기도 한다.

아무리 설명해도 이해하려고 하지 않으며, 교육으로 아무리 좋은 효과를 만들어도 고마움보다는 새 틀니를 만들어 주지 않는다는 서운함이 커서 방문을 거부하기도 한다.

치료와 교육의 차이를 언제나 정확하게 설명하여 이러한 오해를 신속하게 풀고, 경우에 따라선 교육을 종료할지 지속할지를 결정해야 한다. 틀니 사용자에게는 이러한 일이 자주 발생한다.

우리에겐 의뢰인이나 교육 참여자 개개인을 모두 만족시킬 능력도 의무도 권한도 없다. 좌절하지 않으면, 실패는 성공의 동반자 아닌가? 누군가 본인의 손은 미다스의 손이라 말하면, 글쓴이는 그이를 신뢰하지 않는다. 사기 기질이 농후하거나, 마음이 가난하거나…

틀니 세척 교육은 말로만 하지 않는다. 교육 참여자가 수건 위나 1회용 위생방수페이퍼 위에서 비닐장갑을 손에 끼고 직접 틀니솔을 이용하여 닦게 해야 한다. 설명은 꼭 필요한 부분에 친절하게 하고, 손으로 직접 실습을 반복해야 어르신들이나 장애인들이 제대로 배울 수 있다. 줄곧 언급하지만, 말로 하는 교육(ex. 인형놀이)은 실제 삶의 질 향상에 별로 도움이 되지 않는다. (pp. 31-32의 본문 및 같은 페이지 각주 26번, 각주 27번 참조) 물론 교육자 본인의 소득 향상과 대한민국 GDP의 상승(☞ 경제 규모의 확대)에는 기여한다.

재택을 방문하여 교육하는 사람의 입안에는 종종 임플란트 치아나 임플란트 틀니가 있다. 치과의료기관에서 치료를 끝낸 후 집에서 잘 사용하고 관리해야 하는데 그렇지 못하다.

글쓴이는 이런 생각을 자주 한다.

환자가 치과의료기관에 제공하는 치료비에는 치료 후 치아, 틀니 등을 관리하는 기본적인 방법이나 구강기능의 재활에 대한 교육비용은 포함되지 않는지?

모든 치과의료기관이나 치과 관련 단체에서는 일 년 내내 구강보건교육이라는 이름으로 끊임없이 '교육'을 하고 있는데, 왜 재택으로 방문하여 만나는 사람들은 이러한 교육을 제대로 경험하지 못하고 구강 관리의 기본조차 실천하지 않는지?

일상생활에서 구강건강을 유지하는 방법을 익히는(習습) 것은 귀찮고, 나는 입만 벌리고 네가 알아서 해 주고 가라는 태도이면서도, 고통스러운 치료과정과 큰 비용을 감내해야 하는 치과 치료에 대해서는 너그러운지?

치과의료기관은 치료나 틀니 제공 후에 기본적인 사후관리 방법을 제대로 전달하지 않은 경우가 왜 그렇게 많은지?

물건 만들어 주고 몇 마디 주의 사항을 전달하고 나면 사용자가 알아서 쓰란 말인지? 그러면 틀니를 맞추는 것과 김치냉장고를 장만하는 것의 차이는 무엇인지?

본인 또는 친인척의 자금이든 우리의 세금이 원천인 공적 자금으로든, 틀니를 제작하면 치과의원의 매출이 증가하여 대한민국 GDP의 상승(☞ 경제 규모의 확대)에 기여함에는 틀림이 없지만, 대한민국 사람의 '삶의 질' 향상이라는 기준에서는 큰 구멍이 곳곳에 있다는 느낌이다. 물론 그 구멍을 만들거나 방조한 사람들에게 불법을 논할 수는 없을 것이다. (p. 13의 각주 7번 중 '불법' 사항 참조) 세상은 그렇게 흘러간다. 한동안은…

글쓴이의 구강건강교육은 2004년에 시작하였으니 2024년 현재 20년 경력, 방문하는 구강건강관리교육은 2019년도에 시작하여 2024년 현재 햇수로 6년인데, 재택에서 만나는 사람들은 집단교육에서 만나는 사람들과는 사뭇 다른 양상이었다.

몸이 아프고 무기력하며 스스로 구강관리가 어려운 분 중 일부는 타인으로부터 수발 받는 영역(그중 하나가 본인의 구강건강관리다.)을 줄이려고 열심히 노력하지만, 그 사람을 돌보는 사람은 구강건강관리를 너무 힘들어서 포기하거나 반대로 별일 아닌 것으로 치부한다. 돌봄 제공자(간병인)의 일부는 그분의 모든 것(습성과 각종 질환, 구강건강관리 포함)에 본인이 전문가임을 자처한다. 이런 부류의 전문가를 조우하면, 교육·돌봄 활동 이외의 것으로 글쓴이의 에너지가 급속히 고갈된다.

틀니 관리도 예외가 아니다.

틀니를 끼고 자거나, 일반 치약으로 세게 닦으며 관리하거나, 뜨거운 물에 삶거나, 자외선 살균 소독기에 넣어 보관하거나, 잇몸 관리를 어떻게 하는 줄 몰라서 아예 관리를 하지 않거나…

글을 모르거나 눈이 잘 보이지 않거나 귀가 잘 들리지 않거나 치매가 있는 교육 참여자를 방문했는데 마침 요양보호사나 보호자가 없어 심하게 화를 내거나 무기력하여 아무것도 하려고 하지 않을 때, 나는 어떻게 교육을 해야 하는지?

깨진 틀니 착용으로 잇몸이 아파서 틀니를 사용할 수 없거나, 틀니 지대치가 흔들려 빠져서 더 이상 틀니를 사용할 수 없을 때, 그 분노를 교육자에게 쏟아 내기도 한다. 치료가 동반하지 못하는 교육의 한계이기도 하다.

반면에 배운 대로 틀니관리를 잘하고, 잇몸도 잘 관리해서 이전보다 틀니를 잘 사용하는 사람은 깊은 신뢰를 보여 주기도 한다. 임상에서 간과했던 것이 방문구강건강관리교육에서는 가능하기 때문이다.

틀니를 세척하고 관리하고 보관하는 일은 치아가 건강한 치과위생사들이 상상하는 것보다 훨씬 어르신들에겐 어렵고 귀찮고 힘든 일이다.

이러한 점을 염두에 두고 방문할 때마다 틀니 교육에 대해서는 신경 써서 여러 가지를 준비하고 교육해야 한다.

아직 현실은 무척 척박하다.
이 대목에서 이 책 제1장에서 글쓴이가 작성한 글을 그대로 가져오는 무례를 범하고자 한다.
i) 맛에는 '단맛'만 있는 게 아니라, '쓴맛', '신맛', '짠맛'에다가 미각이 아니라 통각이 느끼는 '매운맛'도 있고, 객관적으로 정의하기도 힘들어 사람마다 각기 느낌을 달리하는 '감칠맛'도 있다.
ii) 맛을 보거나 맛을 내는 능력은 신분이나 학위, 지능지수IQ와 무관하다. [p. 26의 각주 20번 중 '맛(≒ 멋, 느낌)'에 대한 서술에서 인용] 좀 더 많은 '생각하는 손'님들이 화두를 잡고 궁리하여 이 책에서 기술한 것보다 더 바람직하고 영리한 방안을 만들어 현장에서 실천하고, 실천한 경험과 느낌을 우리 동업자들끼리 공유하기를 바라는 마음 간절하다.
단, 외국 사례를 주워서 떠드는 건 사절. 외국 사례를 본인의 현장에서 충분히 적용한 결과를 공유하는 것까지는 환영. (p. 157의 공자님 말씀과 같은 페이지 각주 49번 참조)
이상은 '생각하는 손'님들께 드리는 말씀이었습니다.

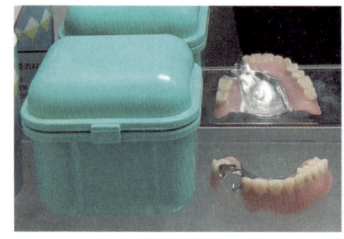 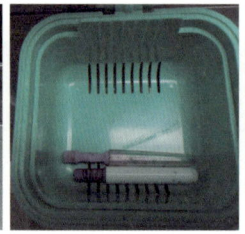 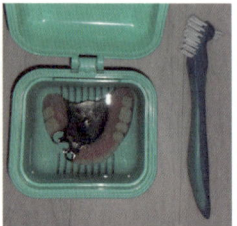

〈그림 4.5-1〉 틀니 보관

[설명] 틀니를 건조 상태로 외부에 놓아둔 채 틀니통에는 치간칫솔을 보관하였다. 틀니 관리 교육 후에는 깨끗하게 씻은 틀니통에 틀니가 충분히 잠길 정도의 물을 넣어 보관했다. 틀니를 식사 때만 사용한 경우다.

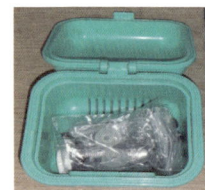 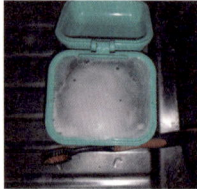 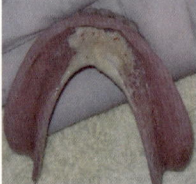 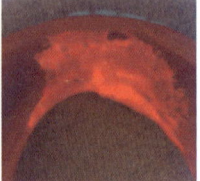

〈그림 4.5-2〉 틀니 관리 교육

[설명] 틀니통을 소형물품 보관함으로 사용 중. 틀니는 물로만 헹궈서 24시간 장착. 문맹인 교육 참여자가 실천할 수 있도록 교육함. 틀니 전용 거품치약과 틀니 세정제를 이용하여 세정함. 교육 전과 후 틀니 위생 상태가 다름. 치과의원을 방문하려 하지 않음.

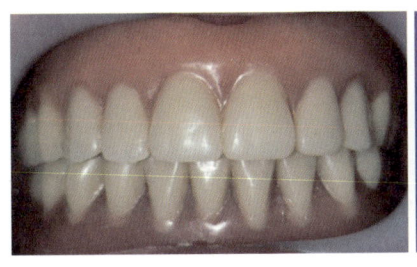
〈그림 4.5-3〉
깨끗하게 관리되고 있는 틀니

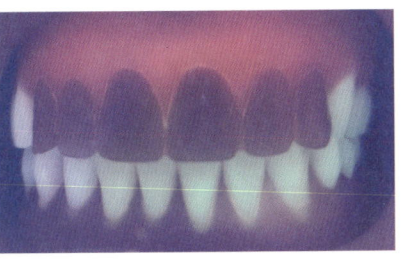
〈그림 4.5-4〉
큐스캔플러스 기기로 관찰한 틀니

[설명] 형광으로 빛나는 부위가 없음. 이렇게 깨끗한 틀니를 사용하는 사람은 구내염 발생이 적음. 흡인성 폐렴 예방에도 도움이 됨.

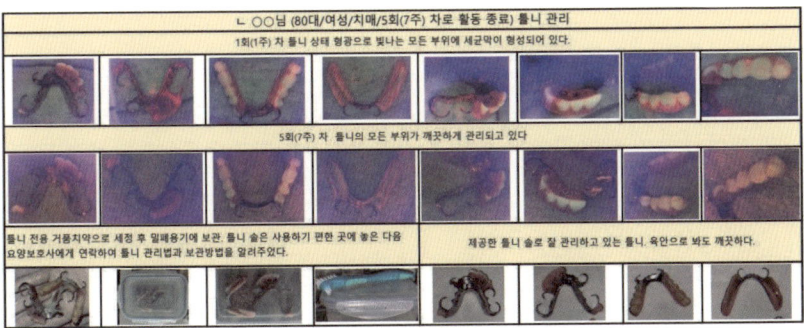
〈그림 4.5-5〉 틀니 관리

[설명] 틀니를 빼지 않고 생활하는 치매 어르신이 많다. 교육자는 틀니의 모든 면에 칫솔이 지나가게 세척해야 하고, 교육 참여자에게는 위생장갑을 손에 끼운 후 1회용 위생방수페이퍼 위나, 수건 위에서 여러 차례 직접 실습해야 한다.

4.6 구강위생관리

구강위생 관리	☐ 잇몸 출혈 있음/없음 ☐ 핑거웨티 ☐ 두줄모 칫솔 ☐ 페리오 브러시 ☐ 치실 / 슈퍼플로스 ☐ 스펀지 스왑 ☐ 구강위생용품 - 세척/건조/나열	☐ 거품치약 ☐ 치간칫솔 sss, ss, s, m, ℓ ☐ 첨단 칫솔 ☐ 미세모 칫솔 ☐ 혀클리너 - 혀 세척 ☐ 물헹굼 - 물 흘림 ☐ 구취 없음 / 있음

구강위생관리 용품은 대형 거즈를 올이 풀리지 않게 펼쳐서 준비한 다음 그 위에 사용 후 나열한다.

타액이나 염증 덩어리, 잇몸출혈로 칫솔에 피가 묻으면 그 칫솔을 거즈 위에 올려놓는다.

○ 잇몸 출혈 있음 / 없음

구강위생관리 교육을 할 때 잇몸 출혈 여부와 구취 여부를 관찰하고 기록한다.

방문 횟수가 증가할수록 기록 사항을 비교하여 잇몸출혈이 언제 없음으로 체크되는지 확인해야 한다.

잇몸 출혈이 사라지면 이후 교육 일정에서 구강근기능향상을 위한 교육과 저작·연하 교육에 시간 비중을 늘려야 한다.

○ 거품치약

라텍스 글러브를 낀 상태에서 칫솔을 잡지 않은 손의 손등 위에 거품치약을 1회 펌핑하여 준비한다. 구강위생용품을 손등 위의 거품치약에 조금씩 묻혀 사용한다.

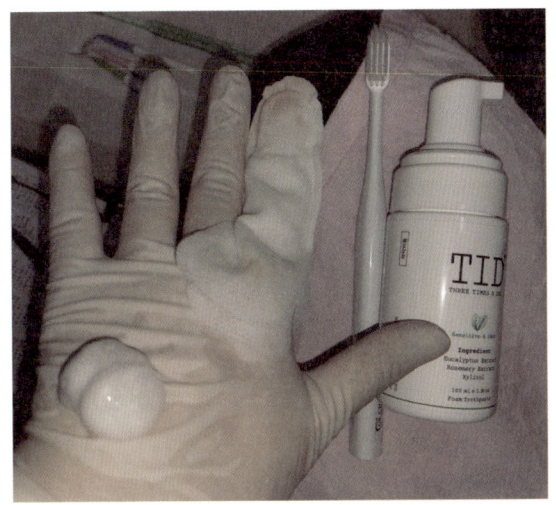

〈그림 4.6-1〉 거품치약

거품치약은 손 등위에 소량 펌프질한 후 칫솔에 묻혀가며 사용한다.

○ 핑거웨티

라텍스 글러브를 낀 상태에서 칫솔을 잡지 않은 손의 검지에 끼워 사용한다.

치간 청결 및 치경부위 이닦기 활동 시 잇몸에서 피가 나면 핑거웨티로 닦아 가며 진행한다. 흡수력이 좋아서 입안의 피가 흡인되는 것을 방지할 수 있다. 입술이나 입안이 건조해지면 핑거웨티로 톡톡 쳐서 수분을 제공할 수 있다. 궤양이 있거나 상처가 있으면 그 부위에 거즈처럼 올려놓고 활동을 해도 괜찮다.

잇몸 출혈이 많을수록 사용하는 핑거웨티 수가 많아지는데, 사용한 수량을 알 수 있도록 거즈 위에 나열한다. 잇몸이 건강해질수록 사용하는 핑거웨티 수량이 줄어들며, 잇몸출혈이 감소하면 핑거웨티의 색깔도 점점 하얀색에 가까워진다.

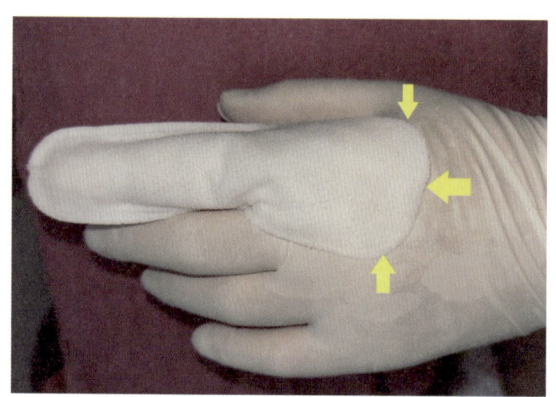

〈그림 4.6-2〉 핑거웨티

〈그림 4.6-2〉에서 노란색 화살표로 표시한 부분이 까뒤집어지지 않도록 검지에 끼워서 사용한다. 사용 중 손가락에서 빠지지 않도록 손바닥 부분을 엄지와 검지를 제외한 세 손가락으로 움켜잡고 사용한다.

○ 치간칫솔 sss, ss, s, m, ℓ

치간 청결을 위해 치간칫솔을 제일 먼저 사용한다.

치간칫솔은 고가의 제품보다는 저렴하면서도 입안에서 안전하게 사용할 수 있는 제품을 선택한다.

[주의] 치간칫솔 연결부위가 헐렁하면 사용 중 치간칫솔이 분리되어 솔 부위가 입안에 떨어질 수 있다. 손가락으로 잡는 부분이 미끄러운 제품도 위험하다. 교육자나 참여자가 치간칫솔을 잡았을 때 미끄러지지 않고 안전하게 잡을 수 있는 제품인지 확인한다.

핑거웨티를 낀 손으로, 크기가 다른 다섯 개의 치간칫솔을 한 손으로 잡고 사진을 찍은 후 사용한다. 치간에 적당한 크기가 어느 사이즈인지 처음에는 알 수가 없으니 가장 가는 제품부터 순서대로 사용한다. 치아에 부착된 치면세균막의 상태가 넓거나, 잇몸출혈이 심하거나, 염증 덩어리가 솔에 딸려 나오거나, 식편압입이 심한 부위를 발견하면 사진을 찍어가며 진행한다. 사용한 치간칫솔은 순서대로 대형 거즈 위에 나열한다. 5개 모두 사용하는 경우도 있으나, 방문이 진행될수록 참여자의 치간에 적당한 사이즈가 무엇인지 파악할 수 있으므로 사용한 크기의 치간칫솔만 나열한다. 와이어가 있는 제품은 치간 유두를 압박할 수 있어 잇몸 건강에 도움 된다.

○ 두줄모 칫솔

치간 청결을 위해 두줄모 칫솔을 사용한다.

구강위생이 불량한 사람일수록 치면세균막 부착도가 강하다. 그래서 너무 부드러운 모보다는 강강모에 가까운 모가 좋다.

와타나베 칫솔질을 정석대로 하면 유리치은 부위의 잇몸에 상처가 나서 나중에 회복되더라도 상처가 너무 아파서 방문을 거절할 수 있으니, 될 수 있으면 처음에는 치경부에서 치간을 통과할 수 있도록 부드럽게 진행하도록 한다.

재택에서 만나는 사람들 대부분은 잇몸이 건강하지 않다. 와타나베 칫솔질법은 잇몸 건강에 꼭 필요한 칫솔질 방법이다.

○ 첨단 칫솔

예산에 무리가 없으면 첨단칫솔은 재택 방문에 있어서 반드시 필요한 용품이다.

치료받지 못한 치아는 치아우식증으로 와동이 형성되어 있는 경우가 많다. 특히 최후방 구치 원심 부위나, 설면 부위, 치경부는 첨단칫솔로 닦아야 치면세균막을 확실히 제거할 수 있다.

이 제품군 중에 고가의 브랜드는 권유하지 않았다. 교육 종료 후 교육 참여자 당사자나 가족들이 경제적으로 부담스럽지 않은 가격대의 제품을 사용해야 지속적인 실천이 가능하다. 어느 가격대의 제품을 구매하여 사용할지는 당사자와 가족들의 몫이다. 첨단칫솔은 모든 사람이 사용하기 수월하면서도 치면세균막 제거에 효과가 좋은 용품이다. 그러나, 구강용품 사용 습관의 차이가 구강용품의 가격·품질 차이보다 구강건강에 월등히 영향을 끼친다는 것은 글쓴이의 경험칙이다. 반복하지만 구강건강교육을 수행하는 치과위생사는 특정 제품이나 브랜드의 판촉요원이 아니다.

○ 페리오 브러시

치경부 및 임플란트 주위염이 심할 때, 치은열구 부위에 살짝 집어넣어 닦을 수 있는 이 제품 덕분에 이닦기가 무척 즐거워진다.

헤드 부분(두껍고 큰 모와 가늘고 작은 모)은 교체할 수 있다. 치은열구 부위 치면세균막 제거 효과가 탁월하고 치실 대용으로도 사용할 수 있어

방문구강건강관리교육에 필요한 용품이지만 비용이 저렴하지는 않아서 주어진 예산을 감안하여 구매 물품 목록에 넣기도 하고, 빼기도 했다.
교육 참여자의 형편이 구매 가능하면 구매 방법을 안내하기도 했다.

치주포켓이 깊고, 잇몸출혈 상태면 페리오브러시 NO.2T(두껍고 큰 모)를 사용한다.
방문 횟수가 증가할수록 잇몸이 더욱 건강해지면서 유리치은과 부착치은 경계부위가 선명하게 보이기 시작한다. 그 시기에 페리오브러시 NO.1T(가늘고 작은 모)로 바꿔 사용하는 것이 좋다.

[주의] 예산 문제로 교육 주최 측이 물품을 구매할 때 페리오브러시 NO·2T(두껍고 큰 모)만 구매하는 경우가 많으니, 이런 사정을 염두에 두고 활동한다. 제품 구매 시 사용법 설명서 참조.

손잡이를 C자형에서 S자형으로 또는 그 반대로 헤드를 교체할 때 끼우는 방향에 따라 변형할 수 있다. 루페나 헤드랜턴 없이 입안 시야가 보이지 않는 부위에 치면세균막을 제거할 때, 각도를 정확하게 대고 삽입하면, 시각 대신에 손끝에 느껴지는 촉감으로 위치를 파악할 수 있다.

이 제품은 2024년 현재 인터넷에서 구매가 가능하여 누구나 구매하여 사용할 수 있다.

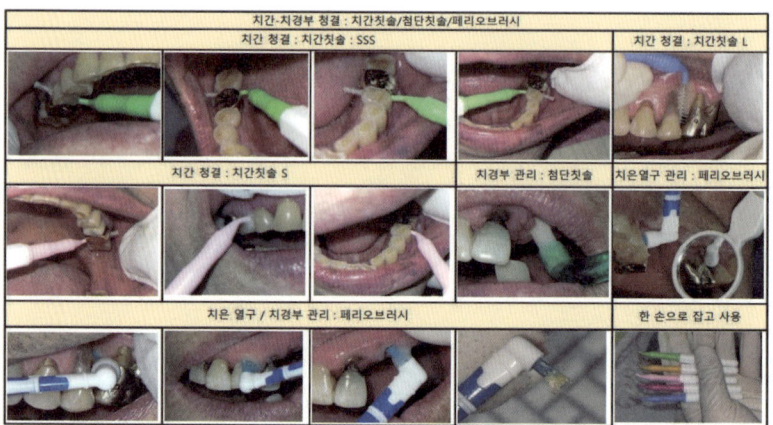

〈그림 4.6-3〉 치간 관리/치경부(치은열구) 관리

○ 미세모 칫솔 / 두줄모 칫솔

암 병동에서 사용하는 미세모 칫솔이나, 솔 끝부분을 특수 처리하여 치은열구 사이까지 잘 들어갈 수 있는 모가 좋다. 타인에게 칫솔질을 해 줄 때는 여러 가지 이닦기 방법을 동원하는데, 이 활동이 시간과의 싸움이라 짧은 시간에 큰 효과를 낼 수 있는 방법을 동원한다. 이중 칫솔모는 권하지 않는다.

회전법, 세로법, 변형바스법, 바스법, 와타나베법, 문지르기법 등 구강 내 치아에 알맞은 방법이면 어떤 방법을 사용해도 괜찮다. 주로 권하는 방법은 앞서 두줄모칫솔로 와타나베법을 사용했어도, 미세모칫솔로 와타나베법으로 다시 닦고, 문지르기법으로 이닦기를 하는 것이다.

문지르기법은 칫솔의 단면이 치간, 치아의 평활면, 치경부, 교합면까지 모두 닿게 하여 칫솔을 치아에 꼭 붙인 상태로 5초 정도 진동을 주는 것이

다. (이때 칫솔 누르는 강도는 치경부 잇몸이 살짝 하얗게 되는 정도)

짧은 시간에 모든 치면을 쓸고 지나갈 수 있어 마무리 이닦기로 좋은 방법이다. 원리를 잘 설명하면 실천하시는 어르신이나 기타 교육 참여자들이 많다.

[주의] 손목이나 손가락의 강도조절이 어려워 교육 참여자가 톱질하듯이 움직이면 문지르기법은 교육에서 제외해야 한다.

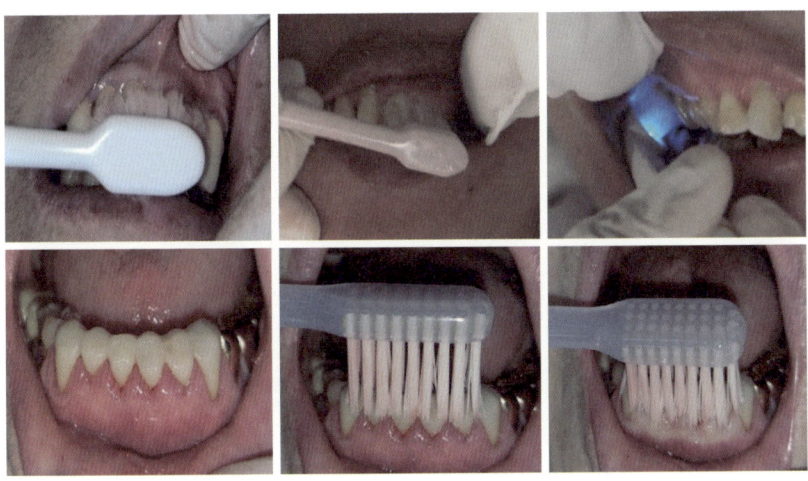

〈그림 4.6-4〉 평할 면 관리. 미세모 칫솔 문지르기법[45]

---

45)   실제로 장애인에게 치간칫솔/첨단칫솔/잇몸칫솔(페리오브러시)/일반칫솔/치실/혀클리너/스펀지 스왑을 사용하여 구강위생관리하는 방법을 보여주는 영상은 아래 url을 참조. 글쓴이가 현장에서 사용하고 있고, 본문에 나오는 구강위생용품 사용법을 대부분 직접 알려주니, 도움이 될 것이다.
[출처] 유튜브 채널명 중애모 - Ep2 중증중복뇌병변장애인의 이닦기 https://www.youtube.com/watch?v=HvdlxI6Id-8&t=642s

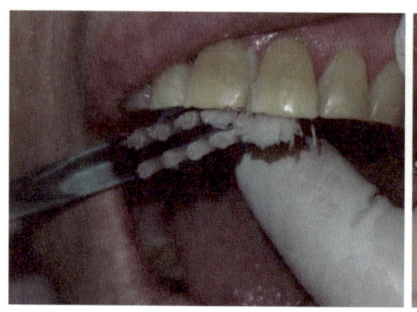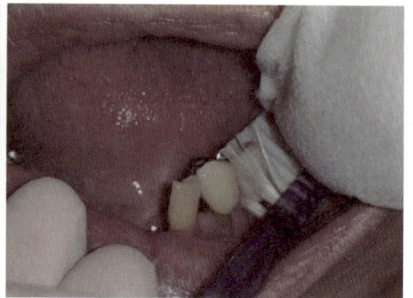

〈그림 4.6-5〉 치간 및 치경부 관리. 두줄모 칫솔. 슬림모와 중강모를 준비하여 잇몸 건강 상태 변화에 맞춰 사용한다.

○ 치실 / 슈퍼플로스
- 일반치실 : 입을 벌리는 데 무리 없으면 일반 치실을 이용하여 치간을 꼼꼼하게 치실질한다.
- 슈퍼플로스 : 입을 벌리는 데 무리 없고, 파닉이나 임플란트 연결 부위가 많아서 치간 통과가 어려운 경우, 슈퍼플로스를 이용하여 세심하게 치실질한다.
- 1회용 치실 : 입을 벌리기 어렵거나 물려는 공격성이 있는 경우에는 1회용 치실이 사용하기 쉽고 안전하다.

특히 와상생활이 긴 사람들은 무엇인가 치아 사이에 들어가면 본능적으로 물어 버린다. 헤드가 교체되는 손잡이가 긴 치실은 구치 부위에서 집어넣을 수가 없다. 순간적으로 꽉 물어 버린다. 협면 쪽과 순면 쪽에서만 1회용 치실의 손잡이 끝을 잘 잡고 집어넣어 치실질하면 안전하다.

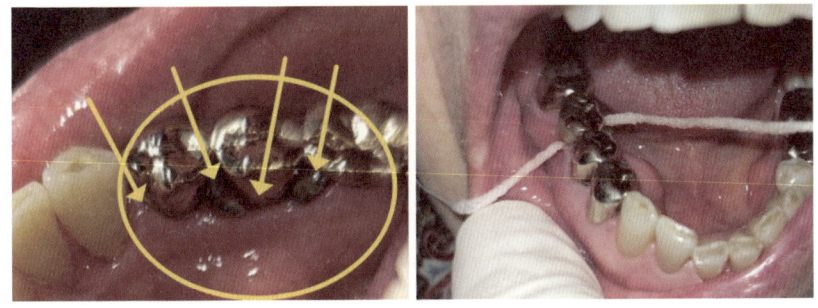

<그림 4.6-6> 치간 관리 : 치실/슈퍼플로스

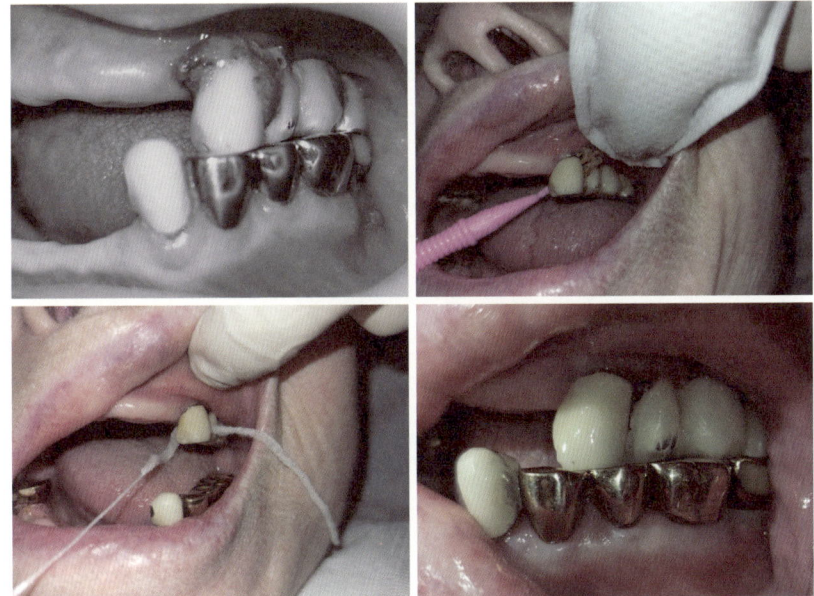

<그림 4.6-7> 치간 관리 : 식편압입→치간칫솔 이용→슈퍼플로스 이용(미세모 칫솔, 두줄모 칫솔, 페리오브러시, 첨단 칫솔도 함께 사용해야 함)해야 임플란트 치근 부위에 스크루처럼 감겨있어 빠져나오지 않는 음식물 찌꺼기를 제거할 수 있다.

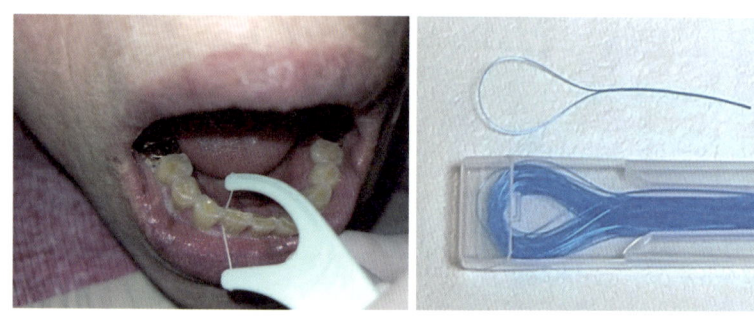

〈그림 4.6-8〉 1회용 치실 / 치실 고리

치실 사용할 때 치간 통과가 어려운 경우 치실 고리를 이용할 수 있다. 슈퍼플로스 사용이 힘들 때 가능하다. 입 벌리기가 어려워 설면 부위로 손을 넣기 어려우면 1회용 치실이 요긴하다.

○ 혀클리너 - 혀 세척
- 칫솔을 아예 사용하지 않고, 거즈로 식염수와 가글 용액을 장기간 사용했을 때 혀에 하얗게 곰팡이가 생기기도 한다. 이런 식으로 돌봄을 받은 사람은 흡인성 폐렴으로 입원하기도 한다. 문제는 '입원할 정도로 심각함' 이전에 치과 내원이 거의 불가한 환경이다.
역설적으로 환자가 내원을 못 하니 치과의사의 진단을 받을 수 없다. 처방전을 발급받아 약을 복용하면 쉽게 해결될 문제이나, '환자의 이동에 제약이 크다'는 문제를 해결할 방법을 찾기가 쉽지 않다.
결국 설태로 인한 흡인성 폐렴이 걱정되면 치약 없이 칫솔을 이용하여 닦으라는 기본 교육을 동원할 수밖에 없다.

- 설태는 어르신들에게 아주 큰 문제다.

   혀를 아예 닦지 않거나, 비위생적인 틀니를 사용하는 사람에게는 심각할 정도로 설태가 있다. 설태는 주로 혀분계고랑 근처나, 혀정중고랑 주변에 심하게 쌓인 경우가 많다. 기력이 약하고 건강이 안 좋을수록 심한 설태를 관찰할 수 있고, 기력이 좋아져서 식사할 때 혀를 많이 사용하는 사람일수록 설태가 없어짐을 관찰할 수 있다.

- 입 벌리기가 가능한 사람 : 소형 거즈로 혀끝을 잡고 입술 밖으로 쭉 빼낸 상태로 고정하여 혀를 닦는다. 혀클리너가 있으면 혀클리너를 사용하고, 없으면 칫솔을 이용하여 닦는다. 무엇으로 닦는가보다 닦는 행위 자체와 어떻게 닦는지가 중요하다. 잔뜩 늘어놓고 전문가인 척할 필요는 없다. 이런 도구 저런 도구 떠들어 봤자 현장에서 알아주는 사람 없다. 형편에 맞게 교육 목적을 달성하는 사람이 전문가다. 글쓴이의 교육 의뢰인 중에 정말로 교육 예산이 없어서, 1회용 칫솔 준비만 부탁하고 한 시간 동안 교육하기도 했다. 구강위생용품이 심각하게 불량이 아니라면 어떤 용품을 가지고서라도 실습으로 치면세균막 제거 방법을 제대로 익혀 주어야 무림의 고수[46] 교육자다.

- 입을 벌리기가 어려운 사람 : 무리하여 닦으려 하지 않는다.

   혹시나 혀를 입 밖으로 잡아당겼을 때 물림 사고가 생기면 응급상황이 발생할 수 있다. 방문구강건강관리교육에서는 위험하거나 응급상

---

46)   고수(高手)「명사」「2」어떤 분야나 집단에서 기술이나 능력이 매우 뛰어난 사람. [국립국어원 표준국어대사전]

황이 생길 만한 일은 만들지 말아야 한다.

- 구역반사나 구토반사가 심한 사람 : 손가락이나, 칫솔 등이 입안에 들어가기만 해도 위산액이 역류하여 구역질하거나 구토를 하는 사람도 있다. 기력이 약하거나 식사를 잘 하지 않는 사람일수록 그런 반사는 심하게 발생한다. 이런 사람은 혀 닦는 행위와 최후방 구치부위 닦는 일을 가장 고통스러워한다.
이런 경우에는 누워서는 하지 말고, 앉아서 참여자의 턱 끝을 아래로 내리면서, 목을 누르며 얼굴을 숙이는 자세를 취하게 한다. 그렇게 하면 연구개가 위로 올라가 비강을 막고, 혀를 강아지처럼 입술 밖으로 꺼내 '메롱'하는 자세로 고정하면 칫솔이나 혀클리너로 혀분계고랑 근처를 닦을 때 구토반사나 구역반사를 조금이나마 감소시킬 수 있다.

[효과] 설태가 제거되면 혀 점막 색깔이 깨끗하고 물기가 촉촉한 연분홍색을 보인다. 실유두 Filiform papillae(=사상유두, 맛봉오리 Taste buds가 없음), 버섯유두 Fungiform papillae(=심상유두, 맛봉오리 Taste buds가 있으며, 붉은 점으로 보이고 혀끝에 많이 분포함), 성곽유두 Vallate papillae(=유곽유두, 맛봉오리 Taste buds가 있음) 등 혀 표면에서 볼 수 있는 설유두 Lingual papillae를 자세하게 볼 수 있다. 틀니가 있어도 사용하지 않거나, 저작 가능한 대합치가 없는 사람일수록 혀 위생 상태에 더욱 신경 쓰고, 혀를 이용하여 식사할 수 있도록 교육해야 한다.[47]

---

47) **용어 및 설명은 아래 참조**
『머리 및 목 해부학(2024년 보완판)』 김명국 지음, 2024, 의치학사. p. 489.

맛을 느낄 수 있는 설유두가 선명하게 보이면, 입술을 다물고 혀를 이용하여 입천장에 음식을 밀착시킨 후 밀가루 반죽을 펴 바르듯이 연구개 쪽과 상악 전치부 구개주름 방향으로 10회 정도 왕복하게 한다.

입술을 다문 상태에서 상악과 하악을 벌리고, 혀의 모든 근육을 이용하여 들어 올려 움직이므로 점액성·장액성 타액이 분비되어 식괴 형성이 용이해진다. 식도로 이동시킬 때, 이 행위를 하지 않고 삼켰을 때보다 훨씬 부드럽고 편안하게 삼키는 것을 자주 목격한다.

물이나, 국에 밥을 말아 먹으면 입안에 음식을 넣자마자 후루룩 삼키는 경우가 많다. 또는 모든 재료를 갈아서 주스처럼 먹기도 한다. 그마저도 싫으면 엔커버나 두유로 식사를 대신하기도 한다.

튜브를 이용하여 식사하는 환자가 아니면, 구강기능을 향상시킬 수 있는 운동 방법을 교육하여 입으로 식사할 수 있도록 하는 것이 좋다. 점막으로라도 음식의 맛을 느낄 수 있으려면, 치과위생사의 구강건강관리 교육에 설태 제거 교육은 필수적이며, 삼킴 장애, 구역반사, 구토반사에 유의하면서 설태를 안전하게 제거할 수 있도록 교육해야 한다.

설태와 관련하여 설근육 강화는 이후 '시계소리 내기'에서 자세히 이야기하겠다. [4.9 혀운동 - 시계소리 내기(pp. 187-188) 참조]

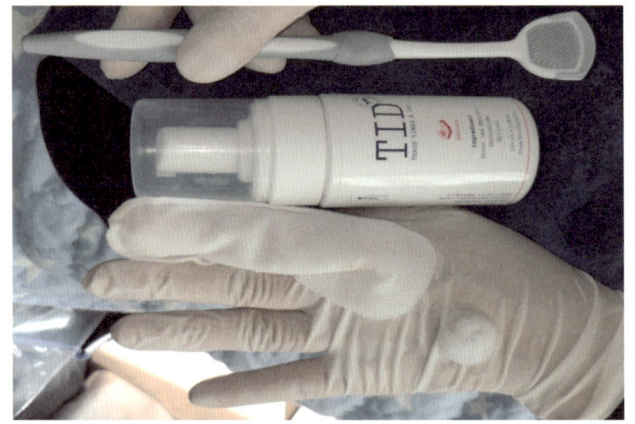

〈그림 4.6-9〉 혀 클리너 : 설태 관리에 필요하다. 다양한 제품 중 선택하여 사용한다. 거품 치약과 핑거웨티를 함께 사용하며 제거된 설태를 핑거웨티로 닦아내면서 시행한다.

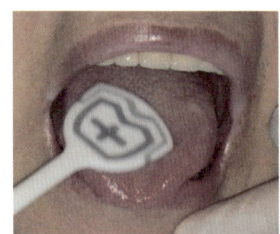 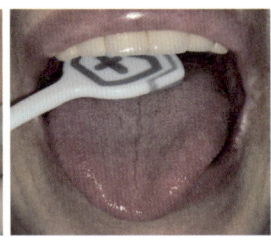 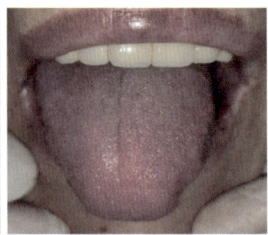

〈그림 4.6-10〉 설태 제거

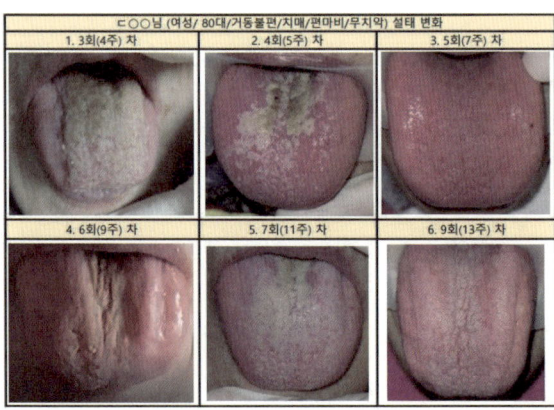

〈그림 4.6-11〉 설태 변화

교육자가 방문할 때마다 설태 제거 교육을 진행하여도 교육 참여자의 신체 건강 상태에 따라 구강건강이 나빠지기도 하고, 1주 1회 정도의 방문으로 교육 효과가 지속되면 구강건강이 좋아지면서 신체 건강도 좋아진다. 그러나 홀로 있는 시간이 많고, 움직임이 어려워 주로 침대에서만 생활하며, 스스로 구강위생 관리가 되지 않을 때 전신 및 구강건강 상태가 '호전 ↔ 악화'를 반복하다가 집에서 거주하기 어려운 상황이 발생하기도 한다. 이런 경우는 **[계속 관리군]**으로 구분하여 방문구강건강관리교육을 진행해야 할 것이다.

○ 스펀지 스왑 (일명 오랄 스왑)

스펀지 스왑은 1회용으로 여러 가지 종류가 인터넷에서 판매 중이다. 물로 입안을 헹궈 내기 어렵거나, 치근 부위 염증이 너무 심해서 칫솔을 대지 못하는 사람은 스펀지 스왑을 이용하면 구강위생관리가 수월하다.

- 입안에 말라붙은 가래가 있거나, 타액 점조도가 너무 높아 타액이 물엿처럼 끈적여 입안 전체가 무척 미끄러우면, 손가락이나 칫솔을 집어넣는 어떤 행위도 곤란하다. 그때는 가장 먼저 물에 적신 스펀지 스왑을 꼭 짜서 물기를 없앤 후 입안을 닦아 낸 다음에 다른 행위를 하는 것이 좋다.

- 흡인되지 않도록 물기를 꼭 짠 후 사용한다. 스펀지 스왑은 종류에 따라 가격대가 다르다. 손잡이가 길고, 헤드 부분에 홈이 있어 치간에 잘 밀착되는 제품이 좋다. 헤드가 너무 두꺼우면 최후방 구치 원심 부위

나 입안 구석구석에 스펀지 스왑을 밀어 넣기가 어려워서 세심하게 마무리하기가 곤란한 경우도 있다.

- 와상환자는 입안의 치면세균막을 제거할 때 자극을 받아서 기침을 하면서 가르릉 소리를 내며 가래를 배출하기도 한다. 방문구강교육 활동 중에 보호자가 가정에서 평소 사용하는 석션기로 가래를 제거하기도 한다. 석션기 없이도 스펀지 스왑에 가래를 묻혀 빙빙 돌려 헤드에 감듯이 끌어내면 제거할 수 있다. 제거 후엔 가래가 묻은 헤드 부위에서 대형 거즈로 이물질을 제거하고, 깨끗한 물을 적셔 물기를 짜낸 후 전체를 닦아 낸다.

- 치과의사나 의사, 또는 약사의 지도가 가능하면 인공타액을 사용할 수 있다. "YYYY년 XX월 ZZ일부터 YYYY년 AA월 BB일까지 치과위생사가 방문하는 환자 ○○○에게 인공타액 적용이 가능하다."는 내용의 인공타액 지시서를 받아서 치과위생사인 글쓴이가 '다학제 돌봄 환경'에서 인공타액을 구강건강교육에 사용한 경험이 있었다.
라텍스 글러브를 낀 손등 위에 인공타액을 땅콩 한 알 정도 눌러 짠 후, 스펀지 스왑에 인공타액을 충분히 묻혀 스며들게 한다. 잇몸 및 점막, 혀, 치아 등에 세심하게 문질러 준다.
정민숙구강내외마사지법 및 구내마사지를 꾸준하게 하면 인공타액을 사용하지 않아도 구강건조증이 완화되는 경우를 자주 경험한다.

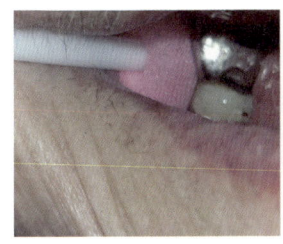 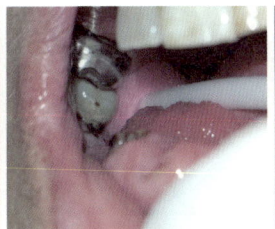 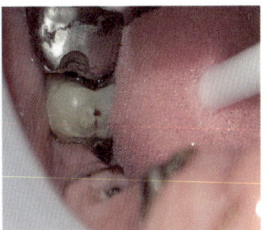

〈그림 4.6-12〉 스펀지 스왑(오랄 스왑) 사용
점막 관리에도 사용하나, 최후방 구치 주변 관리에 유용함.

○ 물헹굼 - 물 흘림

물헹굼 방법은 입체조와 접목하여 만들었다. 코가 있음에도 상당히 많은 사람들이 코로 호흡(☞ 비호흡鼻呼吸)하지 못하고 입으로 호흡(☞ 구호흡口呼吸)한다.

구호흡口呼吸을 하는 즉시 혀는 구강저에 위치하고 입을 통해 폐로 공기를 보내야 하니 후두개는 닫히지 않는다. 입술을 다물고 비호흡鼻呼吸을 하도록 연습하면 후두개 조절에 도움이 된다.

비염과 축농증이 있어도 하루에 2회 이상은 이닦기를 하니, 물로 입안을 헹굴 때 아래와 같은 방법으로 하면 좋은 효과를 볼 수 있다. 구강근육의 근력 향상을 위한 재활운동이다.

물 헹굼을 할 때 입술 밖으로 물이 한 방울이라도 흐르면, 반드시 '물 흘림'에 체크한 후 어느 부위에서 물이 흐르는지를 기타란에 기재한다. 사진 촬영과 기록을 병행하면 변화가 나타났을 때 쉽게 증명할 수 있다.

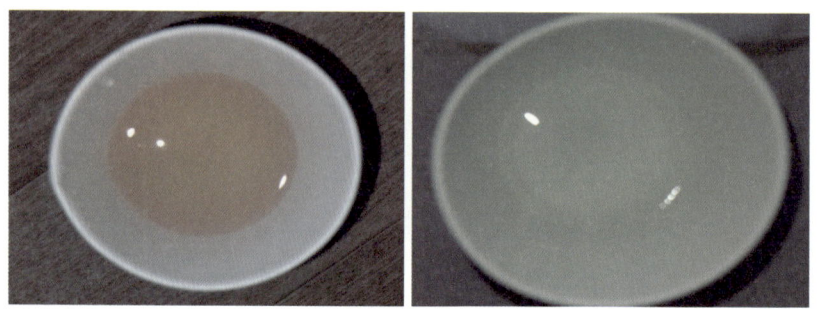

〈그림 4.6-13〉 물 헹굼

[설명] 1회(1주) 헹군 물(잇몸출혈) vs. 11회(16주) 헹군 물

헹굼은 바른 자세로 앉아서 진행하여 흡인되지 않도록 해야 하며, 컵에 뱉어 낸 물 상태를 관찰하여 잇몸 건강을 유추한다.

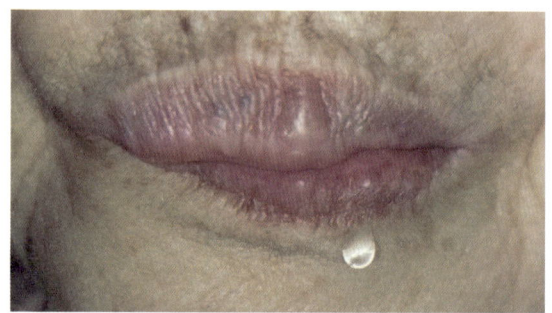

〈그림 4.6-14〉 물 헹굼

물 헹굴 때 입술의 어느 부위로 물이 흐르는지 관찰 후에 구강 기능 향상 교육 중 방법을 선택하여 맞춤교육을 진행한다.

- 물 헹굼 방법[48]

[공통 사항]
△ 물 헹굼 시 수건을 교육 참여자의 무릎 위에 덮는다.
△ 물 행굼 전 보통 컵 3/4 정도의 물을 담아 준비한다.
△ 입술을 꼭 다물고, 상악과 하악의 치아를 살짝 문 상태에서 얼굴을 흔들지 않고 목을 뒤로 젖히지 않은 상태로 자세를 잡는다. 특히 **턱을 움직이거나, 목을 뒤로 젖히는 행위는 하지 않는다.**
△ 교육 참여자의 행위 중에 구각이나 입술 다른 부위로 물이 흘러내리는지 확인하여 물이 많이 흘러내리면 '물 흘림'에 반드시 체크한다.

[Step 1]
바른 자세로 앉아 준비한 물의 1/3을 입안에 넣는다.
좌·우측 양 볼을 이용하여 물을 입안 좌우로 이동한다. (1초 1회 총 20회)

---

48) '물 헹굼 방법'은 글쓴이가 입체조 방법의 '타액이 많이 나오는 입체조' 동작과 '입술 힘 기르는 입체조' 동작을 응용하여 아래 문헌의 방법론을 실천 가능하도록 구체화한 구강근육 근력강화운동이다. 졸저 『구강건강교육 현장 이야기 - 구강관리가 어려운 장애인과 노인의 사례를 중심으로』, (2021, 좋은땅) (p. 35 본문 및 각주 4번 참조)에서 처음으로 활자화되었다.
[참고한 문헌과 방법론] "이를 닦은 후에는 컵을 사용하여 10~15㎖(큰 컵 1잔 정도)의 물을 입에 넣고, 몇 초에서 십 몇 초 동안 가글하는 동작을 2~3회 반복합니다."
[출처] 『충치예방을 위한 불소의 활용 - 누구에게나 가능하며 작은 노력으로 확실한 효과』 타우라 가즈히코 외 지음, 2003, 대한나래출판사. p. 57.
물 헹굼의 세 가지 행위를 각각 20회씩 반복하면 약 1분이 소요된다. 또한 불소 양치 용액을 가글하는 시간이 약 1분이다. 약 20회 정도로 같은 동작을 반복해야 근력 강화의 효과가 최적화된다. (세 가지 행위를) '각각 20회씩 반복'은 글쓴이의 경험칙이다.

△ 볼 부위로 물을 이동시켜 풍선처럼 만들 때 1회만 시행 후 반대 측 볼로 이동하는 방식이다.

△ 양 볼에 동일한 근력을 사용할 수 있도록 하기 위함이다.

△ 20회 시행 후 입술을 쭈욱 내밀어 준비한 다른 컵이나 바가지에 뱉는다.

△ 구각 부위로 물이 흘러내리는지 확인한다.

물이 흘러내리면 식사할 때 음식물을 흘리고 먹거나, 취침 시 구각 부위로 흘러내린 침으로 베개가 젖을 확률이 높다.

물 헹굼 활동 종료 후 관찰 내용을 기록한 후 평소 식사할 때나 취침 시 상태를 질문하고 답변을 기록한다.

[Step 2]

준비한 물의 1/3을 다시 입안에 넣는다.

입술을 앞으로 내밀고 양 볼을 동시에 부풀렸다가 수축시킨다. (1초 1회 총 20회)

△ 이때 목젖 부위의 근육이 제대로 움직이는지 확인한다.

△ 20회 시행 후 입술을 쭈욱 내밀어 준비한 다른 컵이나 바가지에 뱉는다.

△ 이때 양 볼이 동시에 볼록하게 팽창하는 정도와, 오목하게 수축하는 정도가 동일한지 관찰한다.

뇌졸중으로 편마비가 있는 경우, 대구치가 장기간 소실되어 씹지 않고 삼키는 경우, 편측저작인 경우 등일 때, 평소 많이 쓰는 근육 쪽은 유연하게 움직이고 평소 쓰지 않은 근육 쪽은 잘 움직이지 못함을 관찰할 수 있다. 관찰 내용을 기타란에 잘 기록한다.

[Step 3]

준비한 물의 마지막 1/3을 입안에 넣는다.

△ 위 상순소대가 위치한 부위로 물을 밀어 올린 다음 아래 하순소대 부위로 물을 밀어 내린다. (1초 1회 총 20회)

△ 구륜근 이외 목 근육은 움직이지 않는다.

△ 20회 시행 후 입술을 쭈욱 내밀어 준비한 다른 컵이나 바가지에 뱉는다.

전치 부위에 보철물이 있거나 틀니를 사용하는 사람과 치아가 없는 사람들에겐 저작 시 전치 부위를 제대로 사용하지 못하는 경우가 많다. 그 원인은 전치 부위의 입술 근육을 장시간 사용하지 않아서 근육이 어떻게 움직이는지를 망각했기 때문이다.

상순소대 부위는 가능하나 하순소대 부위가 불가능한 경우도 있다. 구륜근을 조이지 못해서 물이 스프레이처럼 입밖으로 분사될 때도 있다.

관찰 사항을 자세히 기록한다.

[기대 효과] 잠쟀던 근육들이 깨어나 움직인다.

교육을 제대로 받고, 스스로 실천하는 교육 참여자라면 3주 지난 후부터 물 흘림 상태가 감소하며, 방문 기간이 3개월이 지난 후부터는 입술 주변에 한 방울의 물도 흘리지 않을 수 있다.

현장에서 교육받은 대로 실천했던 참여자들이 3개월 정도 지나면, 확실히 씹기가 좋아졌다고 한다.

[교육자의 준비사항]

교육자는 거울을 보고 위 Step 1, Step 2, Step 3를 실행하면서 구강근육이 어떻게 움직이는지 체크한다. 교육자가 정확한 행위를 할 수 있어야 거울을 보고 연습하듯이 교육 참여자가 보고 따라 한다. 특히 **턱을 움직이거나, 목을 뒤로 젖히는 행위는 본인도 하지 않고, 참여자에게도 하지 않게 해야 한다. 교육자 본인이 스스로 연습하면서 느껴야 가르칠 수 있다.**

교육자 자신의 입안을 자신의 구강근육의 힘으로 입안 모든 부위를 깨끗하게 물로 헹궜을 때 느낄 수 있는 상쾌함은 말이나 글로 설명하기 어렵다. 직접 느껴 보시길.

[보완적인 활동들] 조금이라도 입술 밖으로 물이 흐르면 정민숙구강내외마사지법(입근육마사지)이나 입이나 입술 힘을 기르는 입체조 등을 1일 1회 매일 실천해야 한다고 참여자에게 강조한다. 현장에서 교육해 보면 습관 형성이 제일 잘 되는 방법은 정민숙구강내외마사지법이다. 입체조는 참여자들이 어려워하는 경향이 있으니, 입체조 중 꼭 필요한 부분이 있으면 방문할 때마다 그 부분을 반복해서 교육한다.

[구호흡口呼吸이 보여주는 여러 가지 모습들]

물을 입속에 머금고 입술을 꼭 다물면 그 순간부터 비호흡鼻呼吸을 한다. 자세를 바로잡고 구강근육을 이용하여 물을 이동시키면서 근력 훈련을 한다. 구호흡을 하는 사람에겐 이 훈련이 처음에는 무척 고통스럽다.

어떤 장애인은 물이 입안에 들어가자마자, 세면대가 없는 장소임에도 불구하고, 반사적으로 고개를 숙이고 입을 벌려 물을 뱉는다. 평소 코로 호흡을 못 하고 입으로 호흡하니 숨이 막힐 것 같은 착각에 뱉기도 하고, 세면대에서 이닦기를 한 후 바로 입안에 물을 넣자마자 뱉도록 오랜 기간

훈련을 받아서 그렇기도 하다.

  장애인이나 치매가 있는 사람은 구강근육이 긴장도가 높아 경직되어 있고, 구강위생관리 협조가 낮을수록 이닦기가 끝난 후 입안을 펴봐야 한다. 상순소대 근처, 하순소대 근처, 상협소대 근처, 하협소대 근처, 혀 아래 부위 등에 치약 거품이나 잘게 부서진 음식물 찌꺼기 등이 남아 있다가, 입술, 볼, 혀 등이 움직이면서 입안의 공간으로 흘러나오는 경우를 볼 수 있다.

  어떤 장애인과 방금 개봉한 새 칫솔로 치약 없이 이닦기를 실습하는데, 타액을 뱉을 때 치약 거품이 함께 나오기도 한다. 자주 본다. 물로 입안을 헹궜음에도 불구하고 긴장된 구강근육들이 점막 내 작은 공간이라도 있으면 그 부분에 있는 내용물을 그대로 가두어 두는 현상으로 이해하면 되겠다.

[결론]

  구강근육을 안과 밖에서 동시에 움직여 주는 정민숙구강내외마사지법, 껌 씹기, 물 헹굼법, 입체조, 시계소리 내기를 배운 대로 실천했을 때 이 방법들이 자극하고 영향을 주는 부분은 모두 구강근육이다. 잠자는 구강근육을 손으로 움직이고, 음식보다 씹기 쉬운 껌으로 움직이고, 물로 움직이면, 근육들이 점차 깨어나서, 저작·연하·호흡·발음 시 관련 근육들이 훈련 전보다 훨씬 유연하고 정확하게 움직인 사례를 많이 보았다.

  부가적으로 거울을 보고 위 방법을 연습하면 어느 구강근육을 사용하기 어려운지, 좌우 볼, 상하 입술, 좌우 구각 위치가 균형적으로 움직이는지 확인할 수 있다.

[참고] 구강 세정기를 사용하는 사람은 본인의 구강근육을 이용한 물헹굼이 필요할까? 필요하지 않을까?

구강 세정기는 분사되는 물줄기를 이용하여 치간의 청결을 유지하는 데 좋은 도구다. 재택에 방문하여 구강 세정기를 사용 중인 교육 참여자를 만나기도 한다. 구강 세정기를 사용하여 구강건강에 문제가 없으면, 그는 왜 방문구강건강관리교육 대상자로 선정되었을까?

그럼에도 불구하고 선정이 된 이유는 저작에 문제가 있기 때문이라고 판단한다. 구강 세정기 사용이 귀찮아서 상시 사용하지 않는 경우도 있을 수 있다. 임플란트 보철을 많이 한 분들이 구강 세정기를 많이 사용하는데, 그분들의 구강위생 상태는 깨끗하고 좋다. 그런데 씹기가 불편하고, 소화가 잘되지 않아서 힘들다고 한다. 주치의 치과의사에게 이런 문제를 하소연했으나 치과 치료 차원에서 문제가 없어 더 이상 해 줄 것이 없다는 답변에 이러지도 저러지도 못하고 마음만 괴롭다고 호소하기도 한다.

이 경우엔 지금처럼 도구(구강 세정기)로 위생문제(물헹굼)를 해결하고, 잠자는 구강근육을 깨워서 자유자재로 움직이기 위한 손쉬운 연습 차원에서 앞서 기술한 방법으로 물 헹굼을 한 번 더 하시라고 유도하는 것이 좋다. 물 없이 공기로 Step 1, Sptep 2, Step 3를 연습해도 비슷한 효과를 얻을 수 있다.

따로 시간을 내서 운동하는 것도 아니고, 이닦기를 할 때마다 이 행위를 연습할 수 있으니 실천하기도 무척 쉽다. 인지를 하든 안 하든, 구강근육의 움직임을 좋아지게 하는 재활운동을 꾸준하게 하는 셈이다.

○ 구강위생용품 - 세척/건조/나열(보관)

사용한 구강위생용품 관리도 무척 중요하다. 잇몸출혈이 있는 경우 구강위생용품 세척이 어렵다. 특히 염증 덩어리가 감겨진 솔은 세척하기 어렵다.

- 세척 : 구강위생관리교육이 끝나면 대형 거즈 위에 활동 순서대로 나열해 둔 구강위생용품에 거품치약을 묻힌다. 글러브를 낀 손으로 솔 부위를 여러 번 문지른다. 세면대에서 물을 틀고 미세모 칫솔로 다른 도구들을 쓸어 내며 닦는다. 혀 클리너도 칫솔로 문질러 닦는다. 치간 칫솔의 솔 부위를 미세모로 쓸어 낸다. 손잡이 부위까지 물로 깨끗하게 세척한 후 물을 잠근다.

- 건조 : 한 손으로 미세모 칫솔을 잡고, 나머지 손으로 솔 방향을 아래로 하여 다른 구강위생용품을 한 번에 잡는다. 미세모 칫솔로 다른 용품들을 10회 세게 내려치며 물기를 털어 낸다. 이 행위를 하지 않으면 칫솔모 건조 시간이 너무 오래 걸린다. 핸드 타월이 있으면 물기를 닦아 낸다.

- 나열(보관) : 사용한 구강위생용품을 교육 참여자의 집에 보관하여도 분실될 우려가 없으면, 안전한 보관 장소에 나열해 놓거나, 꽂아 놓는다. 다음 교육 일에 방문하여 다시 그 물품을 사용한다. 교육 참여자의 집에 보관하기 곤란하거나 분실 위험이 있으면, 참여자 성명을 기록한 지퍼 백에 집어넣고, 다음 교육 일에 방문하여 재사용한다. 사용

해 왔던 구강위생용품들은 교육을 모두 종료하는 날 제공한다.

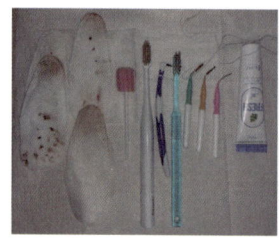 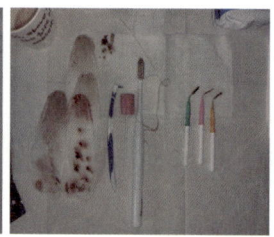 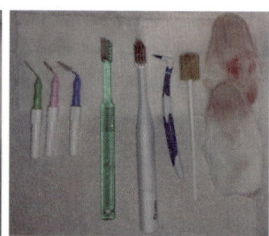

〈그림 4.6-15〉 사용 후 구강위생관리용품 상태

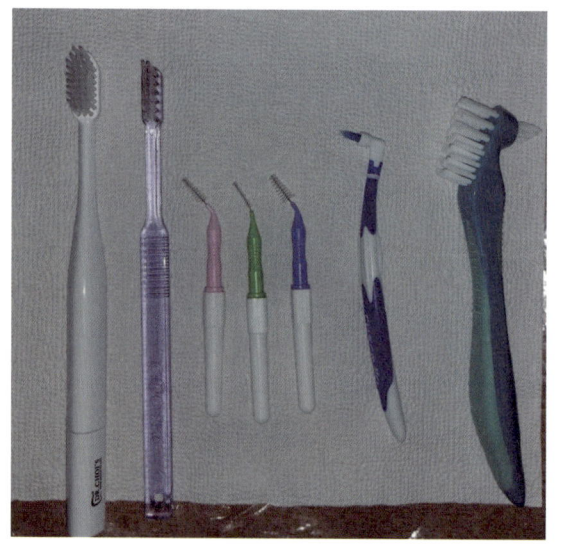

〈그림 4.6-16〉 세척 후 물기를 털고 핸드 타월로 남은 물기를 제거한 후 교육 참여자가 지정한 위치에 나열한다.

○ 구취 없음 / 있음

구강관찰, 구강근육 마사지할 때는 구취를 느끼지 못했으나, 구강위생관리를 할 때 구취가 발생할 때도 있다. 치간칫솔을 사용했을 때 치간에서 발생하는 경우가 많다. 블랙트라이앵글 부위에 딱 맞는 치간칫솔을 사용했을 때, 부종 상태의 잇몸을 정확하게 압박할 수 있다.

유리치은열구 내에 있는 염증 덩어리가 치간칫솔에 쓸려 나올 때 마스크를 썼음에도 불구하고 비릿한 구취를 맡는다. 깊은 치주포켓 입구에 정확한 압력이 가해지면, 끈적거리는 콧물 같은 염증 덩어리가 치간칫솔에 묻어 딸려 나온다. 이때 혹은 다른 용품을 사용할 때 구취가 발생하면 반드시 '(구취) 있음'에 체크한다.

방문 횟수가 증가할수록 치면세균막 부착도가 감소하면서 구취 발생도 감소한다. 기타란에 '보철물에 이상이 생겼거나, 임플란트 주위염이 심각한 경우나, 구강문제가 아니면, 치과를 방문하여 문제를 해결하기 전까지 지속적으로 구취가 발생할 수 있으며, 교육으로 해결할 수 없음'이라고 기록한다.

〈입체조 교육 시행 전 들려주고 싶은 이야기〉

博學之, 審問之, 愼思之, 明辨之, 篤行之.
박학지, 심문지, 신사지, 명변지, 독행지.
널리 배우십시오. 자세히 물으십시오. 신중히 생각하십시오. 분명하게 시리를 분변하십시오. 돈독히 행하십시오.[49]

---

49) 《중용中庸》 제20장
번역문은 하버드대학교 철학박사인 도올 김용옥 선생님의 저서에서 인용.

'장인의식(craftsmanship)'을 산업사회의 도래와 더불어 시들어버린 생활방식으로 이해할 때도 있지만, 잘못된 생각이다. 장인의식은 면면히 이어지는 인간의 기본적 충동이며, 일 자체를 위해 일을 잘 해내려는 욕구다. (…) 뛰어난 장인은 누구나 구체적인 작업과 생각 사이를 오가는 대화를 하게 되고, 이 대화는 반복적인 습관으로 진화한다. 이 같은 습관이 문제를 푸는 일과 문제를 찾는 일 사이의 리듬을 만든다. 손과 머리를 오가는 상호작용은 아주 다양한 일에서 나타난다. (…) 서구문명은 손과 머리를 같이 연결해 쓰고 장인의식의 욕구를 인정하고 고무해 주는 일에서 뿌리 깊은 장애를 겪어 왔다. [50]

『중용, 인간의 맛』 김용옥 지음, 2011, 통나무. p. 255.
세상을 두루두루 돌아다니다 말년에 고향인 노나라에 안착했던 70대의 공자님이 당시 노나라의 통치자인 20대 나이의 애공哀公에게 조단조단 말씀하셨던 군주의 통치철학과 정책(제20장 전체) 중 한 구절. 학문(學問), 사변(思辨)이란 단어가 여기서 탄생했다.
* 분변(分辨) 「명사」 세상 물정에 대한 바른 생각이나 판단. =분별. [국립국어원 표준국어대사전]
중국 북송北宋 시대 정이(程頤, 1033~1107)라는 유학자께서 이 구절에 대해 아래의 발언을 했고 중국 남송南宋 시대 주희(朱熹, 1130~1200)라는 사람이 『중용』에 주석을 달았다.
五者廢其一, 非學也. 오자폐기일, 비학야.
다섯 가지(배움, 물음, 고찰, 사리 판단, 실천) 중에 하나라도 빼먹으면 배운 척하지 말거라.

50) 『장인 - 현대문명이 잃어버린 생각하는 손』The Craftsman, 리처드 세넷 지음, 김홍식 옮김, 2010, 21세기북스. pp. 26-27. [p. 29의 각주 25번(생각하는 손) 참조]

4.7 구강근기능향상을 위한 입체조

입체조	☐ 준비체조 ☐ 타액 자극2 ☐ 삼키는 힘 ☐ 다무는 힘 ☐ 입의 개폐 ☐ 정리체조	☐ 타액 자극1 ☐ 입술 힘 ☐ 벌리는 힘 ☐ 말하는 힘 ☐ 표정근

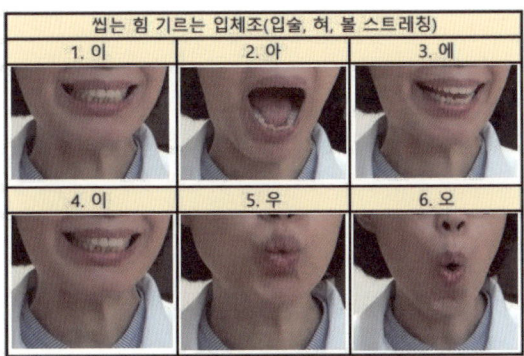

〈그림 4.7-1〉 입체조

[씹는 힘을 기르는 입체조] 입술, 혀, 볼 스트레칭(얼굴 표정을 살려주는 구강 근육 운동) 강사가 입체조를 정확하게 구현할 줄 알아야 하며, 입체조를 교육할 때는 두경부 위 모든 구강근육 움직임에 대해 관찰하고, 효과에 대해 해부학적으로 알고 있어야 교육 참여자에게 쉽게 설명할 수 있다.

[입체조와의 인연]

2010년 안산시 상록수 보건소에서 '입체조'를 관내 지역노인복지관에서 교육했다. 입체조 교육자 과정을 수료한 두 명의 치과위생사가 강사로 활동하였는데, 그 중 한 사람으로 참여하였다.

조은별 박사는 본인의 박사학위 논문 내용으로 '입체조'를 가르쳤는데, 상록수 보건소에서 주관하는 사업을 진행하는 두 명의 입체조 전문 강사에게 정확한 행위를 구현하는 방법과 주의 사항을 실습 지도해 주었다.[51]

2010년 4월 12일부터 사전 설문 및 타액 검사로 시작하여, 7월 15일에 수료증 수여 및 타액 검사로 31회 교육으로 일정을 잡았다. 그중 입체조는 24회, 영양교육 2회, 사전 사후 설문 및 타액 검사 5회로 구성하였다.

입체조는 일주일에 2회(월, 수) 3개월 24회로 구성하였다. 1회 운동시간은 20분 정도고, 40분 정도는 구강건강관리방법에 대해 교육하였는데, 회차별 세세한 교육 내용은 교육계획안을 작성하여 보건소 담당자에게 제안하였다. 제안한 내용으로 교육을 진행하였으며, 2명의 강사가 12회씩 24회 교육을 하였다. 입체조 강의를 더 잘하기 위해 스스로 거울을 보

---

[51] 조은별, 2009, 『구강기능향상운동이 노인의 구강기능과 삶의 질에 미치는 영향』, 충남대학교보건대학원 박사학위논문
글쓴이는 2010년 안산 상록수보건소 의뢰로 현장에서 동일 청중에게 3개월 24회 중 12회 교육한 경험으로 구강근기능향상 운동이 어르신들에게 얼마나 필요한 운동인지 알게 되어 2010년부터 2024년 현재까지도 입체조 강사로 활동 중이다.
입체조는 준비체조 및 정리체조와 아홉 가지 체조로 구성되는데 동일한 행위를 3회씩 진행하면 20분이 소요된다. 입체조 전문 강사 치과위생사에게 3개월에 24회를 배워야 효과적이나, 시간 관계상 현재는 전국에서 약식으로 교육 중이다.
방문구강건강관리교육에서는 입체조 전체 내용을 정확하게 가르쳐야 구강 기능 저하를 구강 기능 향상으로 바꿀 수 있다.

며 셀 수 없이 많은 연습을 하였으며, 나 자신도 입체조로 구강기능이 향상됨을 경험하였다.

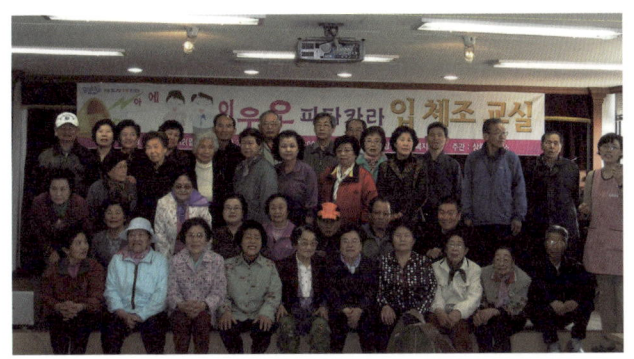

〈그림 4.7-2〉 2010년 안산시 상록수 보건소 입체조 교육
글쓴이가 4월 21일 4차시 강의하는 날에 촬영한 단체사진

교육 참여자들에게는 입체조 책자가 제공되었으며, 그 입체조 책자는 지금도 현장마다 예산에 문제가 없으면 구매하여 제공하고 있다. 그림이 크고 잘 표현되어 보고 따라 하기만 하여도 효과가 있다.[52]

단점은 입체조 전체를 배우고 가르치려 하기보다는, 타액이 많이 나오

---

52) 알아둘 내용 : 입체조 매체나 기타 매체에, 씹는 힘을 기르는 입체조 - 입의 개폐를 잘 할 수 있는 힘을 기르는 '입술, 혀, 볼 스트레칭' 그림 중에서, 상하악을 다물 때 혀가 상악 전치부 구개 면을 미는 듯이 보인다.
혀끝으로 상악 전치 구개 면을 밀고 있는 이 그림대로 연습하면 상악 전치에 센 압력을 가하는 꼴이 되므로 입을 벌리고 연습할수록 치열에 영향을 줄 것이다.
치열에 영향을 주지 않는 혀의 위치는 혀끝을 구개주름에 넓게 닿게 하고, 혀등 부위를 거상하여 구개에 닿게 한 후 상하악 교합면이 닿을락 말락 한 상태에서 입술을 다물면 된다.

는 입체조, 입술 힘을 기르는 입체조, 말하는 힘을 기르는 입체조, 삼키는 힘을 기르는 입체조 등 배우기 쉬운 방법 위주로 하고 있는 것이다. 예산 문제로 입체조 매체를 구매하지 못해 제공하지 못하면 실천력은 더욱 떨어진다.

입체조 책자를 제공하여도 스스로 하고자 하는 의지가 부족하면, 다음에 방문했을 때 입체조 책자를 찾기 어렵다. 폐지로 버렸거나, 뜨거운 음식을 담은 용기 밑받침으로 사용 중이거나, 어디 있는지 찾기 어려운 곳에 꽂아 놓았을 확률이 높다.

치과위생사가 정기적으로 방문하여 교육하지 않으면 스스로 실천하는 사람이 생각보다 적다. 실천 동기를 부여하기 위해서는, 교육이 진행됨에 따라 절감되는 타 교육 시간을 입체조 교육에 할당하여 입체조 교육 시간을 늘려서 가르쳐야 한다. 아무리 짧아도 4회 정도 필수시간을 확보하여 진행해야 교육 참여자가 스스로 변화한 자신의 상태를 느낄 수 있을 것이다.

[시작 전 준비자세] 눈은 정면을 향하고, 아래턱은 살짝 내린 상태로 허리를 펴고 바로 앉는다. 턱을 들어 올리거나, 목을 빙빙 돌리는 행위는 하지 않는다.

○ 준비체조
- 숨 들이마시기 : 입술을 다물고 코로 숨을 들이마실 때 가슴을 펴고 깊이 들이마신다. 입술을 벌리고 있는지 체크한다.

- 숨 내쉬기 : 입술을 벌리고 '후' 소리를 내며 숨을 입으로 뱉어 낸다. 이때 입 모양을 '우'모양을 만들어서 뱉을 수 있도록 한다. 교육 참여자가 호흡이 너무 약하면 2초 이상 진행하기 어렵다. 교육자는 손바닥을 교육 참여자의 입 가까이 댄 후 뱉는 숨이 몇 초 이상 느껴지는지 확인한다. 방문 횟수가 증가할수록 호흡이 길어짐을 관찰할 수 있다.

○ 타액 자극1
- 타액이 많이 나오게 하는 입체조 (혀를 입 밖으로 움직이는 방법).
△ 입을 크게 벌린다.
△ 혀를 들어 올려 모든 혀 근육을 모아서 앞으로 내민다. 혀는 길어지면서 통통한 상태가 된다. (혀가로근[53]을 움직여야 한다. 혀를 좁게 하면서 길어지게 한다.)

대부분은 처음 입체조를 할 때 이 자세를 취하지 못한다. 교육자는 평소에 거울을 보고 연습하여 정확한 혀 모양을 보여줘야 교육 참여자가 보고 따라 할 수 있다.

혀 중간 부분부터는 입술에 기대거나, 치아에 기대지 않고 설소대를 최대한 늘려 공중에 뜬 상태로 내밀어야 근육의 힘을 기를 수 있다. 정확한 자세를 취하면 혀끝부터 침이 고인다.

틀니를 사용하거나, 장애가 있어 씹지 않고 삼키는 사람들 중에는 입술 밖으로 혀를 내밀지 못하는 경우가 많다.

입을 벌리고 있는 정도의 협조가 가능하면, 대형 거즈로 혀끝을 잡은

---

53) 혀가로근(Transverse muscle of tongue 횡설근)
『머리 및 목 해부학(2024년 보완판)』 김명국 지음, 2024, 의치학사. p. 493.

후 입술 밖으로 쭉 잡아 빼거나, 좌우로 움직이면 혀 움직임이 훨씬 좋아진다.

[주의]
1. 미리 설명하고 진행한다. 혀를 잡고 입술 밖으로 당기면 깜짝 놀라는 교육 참여자도 있다.
2. *갑자기 이를 다물거나 하면 혀에 상처가 생길 수 있으니 조금이라도 위험한 사태가 예상되면 절대로 시도하지 않는다.* 교육자는 교육으로 가능한 범위 내에서 접근한다.

[참고] 시계소리 내기를 정확하게 하면 혀 근력 올리기에 도움이 된다. 시계소리 내기는 1일 30분 동안 하는 것을 권하나, 방문구강건강관리교육을 진행할 때, 시계소리 내기로만 30분을 시행하라고 하면 실천 자체가 불가능해진다. 그래서 매일 식전이나 취침 전 15회~30회 정도로 권고하여 해보니 혀 근력이 향상됨을 관찰할 수 있었고 실천력도 좋아서, '매일 식전이나 취침 전 15회~30회 정도'로 지도하고 있다.

△ 혀끝을 윗입술 위로 올린다.
　틀니를 사용하거나, 장애가 있어 음식을 씹지 않고 삼키는 사람은 혀를 모으는 행위뿐만 아니라 위로 올리는 행위도 어려워한다. 제대로 하지 못할 때는 마찬가지로 시계소리 내기를 연습하도록 지도한다.
△ 혀끝을 아랫입술 위로 내밀어 아래로 내린다.
　절벽에서 폭포가 떨어지는 것처럼 ㄱ자로 꺾이듯이 내밀어야 효과

가 있다. 대부분은 이 행위를 잘한다.

△ 혀끝을 우측 구각과 정확하게 맞닿게 하여 혀끝으로 구각을 직선으로 민다. 혀끝을 좌측 구각과 정확하게 맞닿게 한 후 직선으로 민다. 이때 혀끝과 혀 측면이 직선으로 보여야 한다.

혀끝이 구각과 맞닿지 못하거나 구부러지면, 교육자는 거울로 보여주면서 그 부분을 정확하게 알려준 후, 연습하면 제대로 할 수 있다고 지도해야 한다.

○ 타액 자극2
- 타액이 많이 나오게 하는 입체조 (혀를 입안에서 움직이는 방법)

[주의] 급하게 하지 말고 천천히 정확하게 움직여야(혀 근육을 충분히 사용해야) 효과가 있다. 입술을 다물어야 혀가 입안에서 움직이며 타액 분비를 자극하니, 교육 참여자의 입술이 벌어지지 않도록 자세를 지도한다. 교육 참여자는 교육자를 따라 한 뒤 반드시 거울을 보고 연습하도록 하여야, 좌우 균형이 맞는지, 불균형인지 스스로 알 수 있어 동기부여를 준다.

△ 입술을 다물고 상순과 상악 전치 부위 사이로 혀를 올려 4초 정도 원숭이 입이 되도록 한다.

혀가 들어간 만큼 입술이 이완되는데, 경직이 심하거나, 구호흡口呼吸을 하거나, 혀 근력이 떨어져 거상이 어려운 사람은 이 행위를 하지 못한다.

구륜근 약화로 구각에 힘을 주지 못하는 사람도 이 행위를 제대로 시행하지 못하고 입술이 계속 벌어진다.

교육자가 살펴보고 혀 근력과 구륜근 근력을 올려준 후 나중에 다시 지도할 것인지 판단 후 교육한다.

[구륜근 강화 운동]

① 이를 닦은 후 물로 입안을 헹굴 때, 배운 대로 물 헹굼법[54]을 시행하라고 지도한다. 인지가 있든 없든 상관없다. 그 행위를 시행하기만 해도 효과가 생긴다. 많은 설명을 하지 말고 1일 2회 이상은 이를 닦으니, 그때마다 물 헹굼법을 제대로 시행하면 입술 다물기를 잘할 수 있다고 지도한다.

② 다음 이야기에 나오는 입술 힘을 기르는 입체조

[참고] 혀 근력 강화운동 : 시계소리 내기[55]

△ 혀끝을 시계 방향으로 이동시키면서 잇몸을 쓸고 지나간다. *천천히*

---

54) 물 헹굼법
  ① 이 책의 '4.6 구강위생관리 중 ○ 물헹굼 - 물 흘림' (pp. 147-154) 참조
  ② 동영상은 아래 참조
  "칫솔질", 대한구강보건협회, 2021년 3월 2일 게시, 2024년 12월 30일 최종 접속, https://www.youtube.com/watch?v=ScRwZx3i8-s

55) 혀 근력 강화운동
  ① 이 책의 '4.9 혀 운동 - 시계소리 내기' (pp. 187-188) 참조
  ② 동영상은 아래 참조
  "구강운동법", 대한구강보건협회, 2021년 3월 2일 게시, 2024년 12월 30일 최종 접속, https://www.youtube.com/watch?v=m9e88Dt2SPU&t=25s

정확하게 행동한 후 원위치한다.

혀가 치아와 잇몸 사이를 쓸고 지나갈 때, 잇몸이 지나가는 것을 눈으로 보듯이 촉감으로 느껴야 한다. 볼이나 치아 제일 뒤에 음식물이 끼어 있다고 생각하고 혀로 그 음식물을 손으로 집어내는 것처럼 움직여야 한다. 혀의 모든 근육을 움직여 최후방 구치 원심면 부위 잇몸도 혀가 쓸고 지나갈 수 있도록 한다.

△ 혀를 입안에서 편안하게 위치한 후 10초 정도 쉰다.

△ 입술을 다물고 하순과 하악 전치 부위 사이로 혀를 내려 4초 정도 입술을 이완시킨다.

혀가 들어간 만큼 입술이 이완되는데, 경직이 심하거나 치관의 길이가 길수록 이 행위를 못한다. 이럴 땐 교육자가 자신의 입술을 살짝 벌려 하악 치아와 하순 사이에 혀를 집어넣는 행위를 보여준 후 따라하도록 한다.

△ 혀끝을 반시계 방향으로 이동하면서 잇몸을 쓸고 지나간다. *천천히 정확하게 행동한 후 원위치한다.*

혀가 치아와 잇몸 사이를 쓸고 지나갈 때, 잇몸이 지나가는 것을 눈으로 보듯이 촉감으로 느껴야 한다.

하악 최후방 구치 원심면 부위에서 상악 최후방 구치 원심면 부위로 이동하며 그 부위를 눈으로 보듯이 촉감으로 생생하게 느껴야 한다. 혀의 모든 근육을 이용하여 움직이도록 한다.

△ 혀를 입안에서 편안하게 위치한 후 10초 정도 쉰다.

△ 혀로 좌측 또는 우측 볼 점막을 강하게 민다. 다음으로 반대편 볼 점막을 강하게 민다.

혀 근력이 강하고 볼 근력이 유연할수록 입안에서 볼 쪽으로 주먹이 튀어나는 것처럼 보인다. 혀로 밀어 튀어나온 볼 부분을 손가락으로 찔러도 들어가지 않을 정도로 단단함이 느껴진다.

혀 근력이 강하고 볼 근력이 경직될수록 미는 힘이 약해서 손가락으로 볼의 튀어나온 부위를 찔러보면 말랑말랑한 묵처럼 느껴진다. 혀로 밀어 튀어난 부위는 단단하지 못해서 손가락으로 찔러보면 쑥 들어간다.

[참고]
1. 참여자가 교육자의 볼과 참여자의 볼을 손가락으로 만지게 하여 참여자 본인이 단단함의 정도를 비교할 수 있도록 교육하는 것도 좋다.
2. 편마비 또는 안면마비, 편측저작, 저작할 수 있는 대합치가 없는 경우에는 좌우로 움직이는 혀의 근력이 서로 달라서, 혀로 볼 점막을 밀었을 때 볼록하게 튀어나오는 정도가 다르다. 좌우 균형을 맞출 수 있도록 거울을 보고 매일 실천할 것을 권유한다.

○ 입술 힘
- 입술 힘을 기르는 입체조
△ 얼굴을 풍선처럼 크게 부풀리듯이 공기를 불어 넣는다. 양 볼과 상·하악 입술 부위까지 공기를 집어넣는다.
△ 공기를 빼고 입술을 다문 상태로 상·하악을 벌린 후 대구치 교합면과 전치 절단면 사이로 볼과 입술을 집어넣어 입술모양을 새 부리처럼 만든다.
△ 새부리 모양으로 만든 입술 끝 부분을 벌리면서 "쪽" 소리가 나게 한다.

[주의] 구강 근육을 가장 크게 펼쳤다가(이완시켰다가) 가장 작게 수축시킨다는 느낌으로 실습하도록 지도한다.

이때 거울을 보면 편마비가 있거나, 편측저작을 하고 있거나, 안면마비가 있는 사람은 좌우가 불균형하게 움직인다. 구각의 위치도 확인할 필요가 있다. 좌우 위치가 심하게 불균형하면 본인 스스로 확인하게 하고 계속 실천하면 좋아질 것이라고 교육한다.

이닦기 후나 물 헹굼을 할 때 구각 또는 입술의 특정 부위에서 물이 흐르면, 정민숙구강내외마사지법과 함께 입술 힘을 기르는 입체조는 필수로 교육해야 한다.

매일 1회라도 꾸준하게 3주 정도 실천하면 작은 변화를 확인할 수 있고, 3개월 정도면 입술 밖으로 음식이나 타액을 흘리지 않는 것을 관찰할 수 있다. 변화를 기록·관리하기 위해 사진 촬영은 필수다.

[주의] 입술 힘이 좋아져도 혀 근력이 좋아지지 않으면, 입술을 다물고 비호흡鼻呼吸을 하면서 저작하기가 어렵다. 입술 힘과 혀 힘이 함께 좋아져야 함을 강조하며 교육해야 한다. 정민숙구강내외마사지법과 함께 입술 힘을 기르는 입체조도 생활 속에서 실천하기 쉬운 운동이다.

[효과] 입술 밖으로 침이나 액체, 음식을 흘리지 않아 턱받이 없이 식사하거나, 취침 시 귀밑까지 흘러내린 침으로 곤란했던 상황들이 좋아지면서 삶의 질이 올라간다.

교육자는 방문할 때마다 교육 참여자의 가슴 위 옷 상태를 관찰하여 기록한다. 가능하다면 식사할 때 시간을 맞춰 방문하여 관찰하고, 교육 참여자의 상태에 맞춰 교육하면 맞춤교육 중 하나가 된다.

이 변화는 당사자 본인도 좋아하지만, 무엇보다 돌봄을 제공하는 사람이 그 변화를 바로 알아채며 고마워한다. 빨대를 사용하여 물을 마셨던 사람도 컵을 이용하여 물을 마실 수 있다.

입술, 볼, 혀 근력을 잘 사용하려면 빨대 이용보다 컵 이용이 좋다. 그러나 이런 교육 과정을 잘 모르거나 무시하면, 환자에게 빨대로 물 먹이기와 환자가 빨대로 물먹기를 선호한다. 당장은 편안하고 위생적으로 보이기 때문이다.

○ 삼키는 힘
- 삼키는 힘을 기르는 입체조 : 후두개 조절 근육 힘을 기르는 입체조다. 흡인성 폐렴을 예방할 수 있으며, 실제 사레가 들렸을 때 삼키는 힘을 기르는 입체조를 3회 정도 실시하면 사레를 멈출 수 있다.

△ 입술을 다물고 코로 숨을 들이마신다. 기도가 열려 공기가 폐로 이동한다.
△ 턱을 살짝 숙인 후 타액을 꿀꺽 삼킨다.
　이때 목젖이 위로 올라갔다가 내려오는지 관찰한다. 얼굴 표정엔 변화 없고 턱 아래 근육을 이용하는지 관찰한다. 목젖의 움직임이 없거나 턱 아래 근육이 아닌 얼굴 근육을 이용하여 타액을 삼키려 애쓰면, 삼킴 장애가 있는지 확인해야 한다. 관찰 내용은 기타란에 기록

한다.
△ 턱을 들어 올리고 입으로 '후'소리가 나게 8초 정도 숨을 내뱉는다. 후두개가 열려 공기가 입 밖으로 나온다.
갈비뼈가 팽창했다 압박해야 숨을 내뱉을 수 있는데, 이때 기관 입구에 있던 침방울이나 미세한 음식물을 내뱉어 사레를 멈출 수 있다.

[주의] 연습할 때마다 1일 1세트 3회로 시기와 횟수를 제한한다. 너무 자주, 너무 많이 연습하면 갈비뼈에 통증을 느낄 수 있다.

○ 벌리는 힘
- 씹는 힘을 기르는 입체조 중 입을 벌리는 힘을 기르는 입체조다.
△ 바른 자세로 앉아서 턱을 다물고 양손의 엄지를 턱끝 아래 부위(Submental region) 정중선 가까이에 고정한 후 나머지 네 손가락은 턱끝부위(이부, Mental region)를 잡는다.
△ 10초 동안 천천히 입을 최대한 벌리는데, 이때 아래턱이 벌어지지 못하게 엄지로 턱을 밀어 올려 벌리는 힘에 저항을 준다.

[주의] 1초마다 입이 벌어지는 정도를 똑같이 하여 10초 정도면 최대개구가 되도록 한다. 턱이 빠지지 않도록 주의한다.

○ 다무는 힘
- 씹는 힘을 기르는 입체조 중 입을 다무는 힘을 기르는 입체조다.
△ 바른 자세로 앉아서 턱을 벌리고 양손의 엄지를 턱끝 아래 부위

(Submental region) 정중선 가까이에 고정한 후 나머지 네 손가락은 턱끝부위(이부, Mental region)를 잡는다.
△ 10초 동안 천천히 입을 다무는데, 이때 입이 다물지 못하게 양손의 (엄지를 제외한) 네 손가락으로 턱을 아래로 밀어 다무는 힘에 저항을 준다.

[주의] 1초마다 입이 다물어지는 정도를 똑같이 하여 10초 정도면 입이 다물어지도록 한다.

○ 말하는 힘
- '파', '타', '카', '라' 소리내기로 말하는 힘을 기르는 입체조다. 입 모양은 정확하게 크게 한다.
△ '파파파' 1초에 1회씩 3회 '파' 소리를 낸다. 입술이 붙었다 떨어져야 '파' 소리가 난다.
△ '타타타' 1초에 1회씩 3회 '타' 소리를 낸다. 혀끝과 중앙이 상악 전치 구개면에 닿았다 떨어져야 '타' 소리가 난다.
△ '카카카' 1초에 1회씩 3회 '카' 소리를 낸다. 구개수 아래 혀근육에 힘을 줘야 '카' 소리가 난다.
△ '라라라' 1초에 1회씩 3회 '라' 소리를 낸다. 혀끝이 살짝 위로 구부려지며 설근부위 방향으로 당겨야 '라' 소리가 난다.
△ '파·타·카·라' 소리를 4세트를 낸다. 속도의 느리기나 빠르기는 교육자가 정하여 선창하면 된다.

[심화] 말하는 힘을 기르는 입체조 교육을 저작·연하와 연관시켜 설명하면, 행위 기억이 훨씬 수월하여 실천하기 쉽다. 조음장애도 좋아지면서 저작·연하에도 도움 된다.

- '파' : 식사하려고 수저를 이용하여 밥과 반찬을 입에 넣을 때 다물어져 있던 입술을 떼어야 넣을 수 있다. '파'를 소리 내면 식사 직전 상태가 되며, 붙어 있던 입술이 떨어진다.
- '타' : 입안에 들어간 음식물은 입 밖으로 쏟아지면 안 되고 좌우로 이동시키며 저작해야 하니, 혀끝과 중앙에 힘이 들어간다. 혀가 보자기처럼 펼쳐지면서 넓게 구개면 상악 전치 부위에 부드럽게 닿았다 떨어진다.
- '카' : 부수기 및 가는 행위를 위해 혀 뒤의 근육에 힘을 준다. 가래나 이물질을 입 밖으로 뱉을 때도 혀 뒤의 근육에 힘이 있어야 한다. '카' 소리를 내면 혀 뒤의 근육에 힘이 들어간다. 구개수 아래 부위 혀가 내려가며, 혀의 전체 근육이 뒤로 당기는 느낌이 들고, 연구개 부위가 올라가면서 동그랗게 생긴 따뜻한 공기가 입천장에 부딪치는 느낌이 난다.
- '라' : 삼키기 위해 혀가 뒤쪽으로 당겨진다. '라' 소리를 내면 혀끝이 살짝 올라감과 동시에 뒤로 당겨진다. 연하를 하기 위한 자세가 된다.

○ 입의 개폐
- 입을 다물었다가 벌렸을 때, 벌렸다가 다물었을 때 가장 편안한 상태로 있는 턱 및 구강근육의 상태
 △ '아' 소리를 내며 입을 벌린다. 입을 벌리며 '아' 소리를 내면 혀는 자

동적으로 구강저에 위치한다.

△ 혀를 상악 전치 부위 뒤 구개주름 위치에 닿게 올린다. 이때 N(은), L(엘), R(알) 발음을 하면 혀를 제 위치에 댈 수 있다. 시계소리를 낼 때 '딱' 소리에 붙는 혀 위치다.

부정 교합이 있거나, 틀니를 사용 중이거나, 턱관절염이 있을 때, 턱을 제 위치에 고정하지 못하고 어떻게 해야 하는지 잘 모를 때, N(은), L(엘), R(알) 발음을 하도록 하면 제 위치에 혀를 댈 수 있다. 혀를 들어 올리는 힘이 없으면 이 발음조차 내기 어려워하는 경우가 있으니, 시계소리 내기를 꾸준히 실천하도록 지도해야 한다.

[주의] 혀끝으로 상악전치 구개면을 밀지 않도록 정확한 행위를 알려 준다.

△ 입술은 벌리고, 혀가 구개면에 붙은 상태로 상하악 교합면이 닿을락 말락 하게 하여 '웅' 소리를 낸다. 혀가 구개면에 붙어 있어 꽉 깨물 수 없다.

△ '음' 소리를 내며 입술을 다문다. 혀는 같은 위치에 있어야 한다.

[소리내기 순서] ①, ②, ③, ④ 중 무엇을 선택해도 무방하나, ①로 소리 내며 연습하면 가장 좋다. 혀 위치를 잘 잡기 어려울 때는 ③으로 소리 내며 하는 연습이 좋다.

① '아' - '엘' - '웅' - '음'
② '아' - '엘' - '으' - '음'
③ '아' - '은' - '으' - '음'
④ '아' - '알' - '으' - '음'

'아' 이후 혀는 계속 구개면에 붙어 있어야 한다.

입을 벌렸을 때 혀는 구개면에서 떨어지고, 입을 다물었을 때 혀는 무의식적으로 구개면에 붙어야 한다. 어떤 이유로든 혀가 제 위치를 벗어나면 입을 벌리거나 다무는 데 문제가 생긴다.

구호흡을 하거나, 저작·연하에 문제가 있는 사람들은 대부분 입이 벌어져 있다. '음'소리를 내는데 혀가 계속 구강저에 위치하는 사람은 세심하게 관찰해야 한다. 혀 근력을 키우는 중간 과정을 거치지 않으면, 입의 개폐를 잘할 수 있는 힘을 기르는 입체조는 진행하기 어려울 수 있다.

입의 개폐를 잘하면, 잠잘 때 입이 벌어지지 않으며, 입안이 마르지 않고, 코로 호흡하며, 코를 골지 않고, 이를 갈지 않아 수면의 질이 좋아진다고 한다. (집단생활을 하는 사람들에게 교육했을 때 효과가 더욱 좋다.)

○ 표정근
- 얼굴 표정을 좋아지게 하고, 입술, 볼, 혀 근육 등 씹는 힘을 길러 주는 입체조다.
△ '이' 소리를 4초 정도 낸다.

구각이 귀 쪽으로 최대한 올라갈 수 있도록 한다. 스마일 라인이 보이면 아주 좋다.

양측 구각 위치를 관찰하고, 불균형이 있으면 어느 위치가 올라가고 내려갔는지 사진과 함께 기타란에 기록한다.

광경근 부위에 근육이 올라오도록 소리를 내보자. '이'소리를 낼 때, 상악 치아만 보이는지, 상악 치아, 하악 치아가 같이 보이는지, 하악 치아만 보이는지 관찰한다. 구각의 위치와 상관이 있다.

△ '아' 소리를 4초 정도 낸다. 눈도 크게 뜬다.
　입 모양을 크게 동그랗게 만들고 하악이 목을 눌러 턱이 두 개처럼 보이도록 하면 목 근육이 올라온다. 입 모양과 목 근육을 함께 관찰한다.
△ '에' 소리를 4초 정도 낸다.
　상, 하악 치아가 닿을락 말락 하게 입을 벌리고, 구각에 힘을 줘야 한다. 입을 너무 크게 벌리지 않도록 한다.
△ '이' 소리를 4초 정도 낸다. 관찰 사항은 앞서 '이' 항목에서 설명한 바와 동일하다.
△ '우' 소리를 4초 정도 낸다. 입술을 최대한 앞으로 내밀고 입술 모양은 동그랗게 만든다. 입안에서 상, 하악 치아 교합면이 닿아 있어야 한다.
△ '오' 소리를 4초 정도 낸다. 입술 모양은 동그랗게 만든다. 입안에서 상, 하악은 최대 개구 상태로 만든다.

[다른 접근] '이', '아', '에', '이', '우', '오' 소리 내며 근육 움직임 관찰하기

[공통] 양 손바닥을 볼에 대고 소리를 낼 때마다 구강 근육의 움직임을 느껴 본다.
① '이' : 구각을 귀 쪽으로 올리듯이 정확하게 발음하면 손바닥에 볼 근육이 동그랗게 뭉쳐지듯이 두툼하게 느껴진다.
② '아' : 눈을 크게 뜨면서 입을 동그랗게 크게 벌리면, 구각 부위가 최대로 늘어나면서 하악이 목을 누르며 크게 벌어지는데, 구강근육이

아주 얇고 넓게 펼쳐지는 것처럼 손바닥에 느껴진다. 피부가 최대로 이완되는 것을 느낄 수 있다.

③ '에' : '이' 소리를 낼 때와 달리 ⓐ 양쪽 구각에 강한 힘이 들어가는 것을 느낀다. ⓑ 손바닥에 구각 바로 옆 근육이 조금 더 뭉쳐짐을 느낀다.

④ '이' : '아'와 '에' 소리를 내며 넓게 펼쳐졌던 근육 힘이 구각 바로 옆 근육으로 이동했다가 볼 가운데 뭉쳐지는 것(구강근육 힘의 이동)이 손바닥에 느껴진다.

⑤ '우' : 입술을 동그랗게 만든 후 앞으로 내밀면 뭉쳐졌던 근육이 귀에서 입술 방향으로 펼쳐지는 것을 손바닥에 느낄 수 있다.

⑥ '오' : 입술을 동그랗게 만든 후 입안에서 하악을 최대 개구로 만들면 귀에서 입술방향으로 펼쳐졌던 구강근육이 하악이 내려가면서 턱 아래 방향으로 길게 펼쳐지는 것을 손바닥에 느낄 수 있다.

손바닥으로 근육이 이완되었다가 수축되는 것을 느낀 후에, 손을 내리고, 거울을 보면서 각 모음을 발음할 때 얼굴 근육이 어떻게 움직이는지 다시 관찰한다.

교육자는 참여자의 볼, 입술, 개구 상태 등을 관찰하면서 정확하지 않은 상태일 때, 교육자가 그 부분을 시범으로 보여 주면서 행위를 수정할 수 있도록 한다. 내용은 기타란에 기록하여 방문 횟수가 증가할 때마다 변화 내용을 기록하고 사진으로 남긴다. 10초 정도 짧게 영상 촬영하여 변화를 기록하면서 참여자에게 보여 주며 동기부여한다.

구강근육을 정확하게 움직이지 않으면서도 '이', '아', '에', '이', '우', '오' 소리를 낼 수 있다. 물론 구강기능 향상을 이끌어낼 수 없다.

발음순서는 바꾸지 않도록 한다. 구강근육의 수축과 이완을 순서대로 하기 위함이다. 볼, 입술을 제대로 움직이지 못할 때는 정민숙구강내외 마사지법(입근육마사지)을 집중 실천하도록 교육한다. 구강근육의 유연성과 탄력성이 좋아지면 얼굴 표정이 좋아지면서 씹는 힘도 덩달아 길러진다.

○ 정리체조 : 준비체조와 동일하다.
- 숨 들이마시기 : 입술을 다물고 코로 숨을 들이마실 때 가슴을 펴고 깊이 들이마신다. 입술을 벌리고 있는지 체크한다.
- 숨 내쉬기 : 입술을 벌리고 '후' 소리를 내며 숨을 입으로 뱉어 낸다. 이때 입 모양을 '우'모양을 만들어서 뱉을 수 있도록 한다. 참여자가 호흡이 너무 약하면 2초 이상 진행하기 어렵다. 교육자는 손바닥을 참여자의 입 가까이 댄 후 뱉는 숨이 몇 초 이상 느껴지는지 확인한다. 방문 횟수가 증가할수록 호흡이 길어짐을 관찰할 수 있다.

4.8 저작·연하 기능 향상을 위한 껌 구강운동[56]

저작 연하 껌 구강운동	□ 틀니 장착 □ 자연치아 □ 삼키기 / 사레들림 □ 껌 저작상태　- 잘 됨/잘 안 됨	□ 보철 - 임플란트 □ 입술 다물기 □ 틀니 붙음 / 안 붙음 - 식괴 형성 안 됨

　흡인성 폐렴을 예방하고 기력을 찾기 위해서 안전한 연하를 위한 식이지도 교육이 필요하다. 실제 식사하는 환경을 관찰하기 위해, 교육 횟수 중 한 번은 간병인(요양보호사/가족)이 있을 때 참여자의 식사 시간에 방문해야 교육이 가능하다. 대화를 나눌 때 교육 참여자 자신의 타액에 의한 사레들림이 발생하는지 관찰한다. 간병인(요양보호사/가족)에게 사레들림이 발생하는 시기와, 폐렴으로 입원했다가 퇴원한 적이 있는지 반드시 체크한다. 와상 상태에서 스스로 이동이 어려워도 침대 위에서 앉을 수 있거나, 고개만 들 수 있어도 입으로 식사하는 경우가 많다.

○ 틀니 장착
틀니 사용자면 틀니를 장착한다.

○ 보철 - 임플란트
보철, 임플란트 치아가 있는지 확인 후 체크한다.

---

56)　껌 구강운동법을 고안하게 된 사연은 졸저 『구강건강교육 현장 이야기 - 구강관리가 어려운 장애인과 노인의 사례를 중심으로』(2021, 좋은땅) 제5장을 참조하기 바람.

○ 자연치아

자연치아가 1개라도 있으면 체크한다.

[껌 구강운동 준비 단계] 입안 상태 체크 후 틀니를 끼고 씹기 가능한 껌을 교육자용과 참여자용 각 한 톨씩 총 두 톨을 준비한다. 껌을 납작하게 누른다.

△ 자세를 바로 한다.
△ 앞니로 3회 자른다. (전치 : 자르기)
△ 송곳니로 좌우 1회씩 찢는다. (견치 : 찢기)

이 상태에서 씹지 말고 입안의 껌 상태를 거울로 보면서 관찰한다. 음식을 조리 후 가위로 아무리 잘게 잘라도 으깨지 않은 상태의 음식물이 바로 그 껌 상태라고 알려 준다. 혀로 만져 보면 껌 조각들이 무척 거칠게 느껴진다. 국 또는 물에 말아서 씹지 않고 후루룩 삼키거나, 입에 들어간 밥이나 반찬들을 씹지 않고 바로 밀어 넣듯이 삼키는 사람이면, 그런 상태의 덩어리는 소화가 불가능함을 교육한다.

○ 입술 다물기

△ 소구치와 대구치가 있고, 대합치가 있으면 입술을 다물고 한쪽으로 20회 저작 후 다른 쪽으로 20회 저작하라고 교육한다. (소구치 : 부수기 / 대구치 : 갈기)

- 저작하는 동안 입술을 다물고 있는지 관찰 후 체크한다. 입술 다물기가 안 되면 몇 초 만에 입술이 벌어지는지, 처음부터 입술을 벌리고 씹

는지 관찰 후 기록한다. 10초 정도 짧은 영상을 촬영 후 기타란에 기록한다.

○ 삼키기 / 사레들림
- 타액 삼킬 때 사레들림이 발생하는지 관찰 후 기록한다.

○ 틀니 붙음 / 안 붙음
- 틀니 사용자는 틀니가 껌에 붙었는지 확인한다. 틀니에 껌이 붙으면 틀니를 빼서 껌이 붙은 상태로 사진을 찍고 기타란에 기록한다. 틀니 붙음에 체크하고, 붙지 않으면 안 붙음에 체크한다.
틀니를 끼고 저작·연하 교육을 할 때마다 껌 붙은 상태를 체크하고 사진 찍고 기록한다. 방문 횟수가 증가할수록 껌 붙은 위치와 상태가 달라지는데, 교육 시작 후 날짜 체크를 철저히 하여 교육 시작 몇 주 만에 틀니에 껌이 붙지 않는지 기록하고, 체크하고, 사진 찍는다.

○ 껌 저작상태
△ 전치 견치 5회, 소구치 대구치 40회 씹은 후 입안에서 껌을 동그랗게 공 모양으로 만들어 혀 위에 올린 후 뱉는다.
△ 참여자는 소형거즈(4.5cm × 4.5cm × 8P) 위에 뱉는다.
△ 교육자는 휴지 위에 뱉어 참여자가 뱉은 껌과 구분한다.
△ '교육자가 뱉은 껌'(휴지 위) vs. '틀니 사용자가 뱉은 껌과 틀니'(소형 거즈 위)를 함께 놓은 상태에서 관찰하고 사진을 찍는다.
- 잘 됨 / 잘 안 됨
공처럼 동그랗게 만들어졌는지, 공 모양으로 만들지 못했는지 체크하고 기록한다.

- 식괴 형성 안 됨

뱉은 껌이 일부 껌을 삼킨 후의 상태인지 양을 어림짐작하고, 타액으로 껌 조각들을 반죽 상태의 식괴로 만들지 못했으면 체크하고 기타란에 기록한다.

껌을 타액과 함께 뱉었으면 그 상태도 선명하게 촬영하고 기록한다. 구강근육의 기능이 향상되면 타액 없이 껌만 잘 뱉는다.

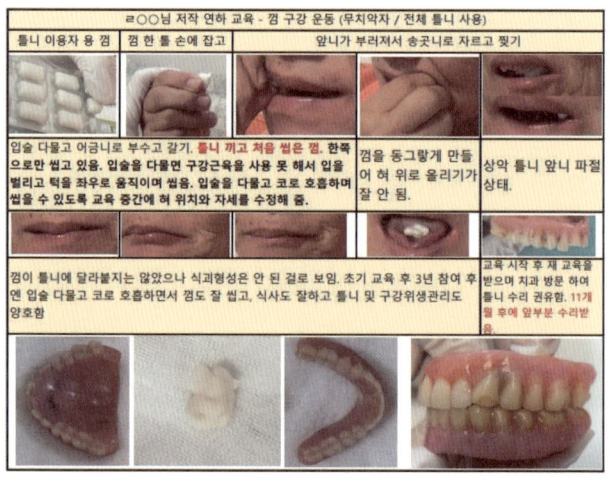

〈그림 4.8-1〉 60대 무치악자. 틀니 사용자. 구토반사 심함. 구역반사 심함.

[와상 교육 참여자의 저작 연하 구강 운동법 교육]

〈그림 4.8-2〉 내지 〈그림 4.8-5〉로 저작 연하 교육 과정을 살펴보자.

식사 시간을 관찰하고 안전한 저작 및 연하를 위한 식사법 교육을 위해 매회 교육 시간은 2시간으로 하였다. 계속 관리 군으로 분류하는 교육 참여자는 임종 시까지 방문구강건강관리교육을 진행할 필요가 있는데, 이 사례의 참여자 교육 내용을 잘 살펴보고 참조하여 교육을 진행하시라.

식사 지도 전에 구강관찰/구강근육마사지/구강위생관리/입체조/시계소리 내기 등의 교육을 모두 진행했다. 이 때 대형 거즈로 혀끝을 잡고 앞으로 잡아당기거나, 양 구각 방향(좌·우)로 잡아당겨 혀의 측면을 살펴보기도 했다.

[조건] 와상 교육 참여자에게만 1분 씹기 적용 (보통 좌우 20회씩 총 40회 저작 후 뱉기. 한 숟가락 정도의 음식을 씹고 삼키는 시간으로 교육)

1. 1회 이후 껌을 눌러서 납작하게 한 다음 손으로 찢어서 뭉쳐 교육 참여자 입안에 넣어주는 방식으로 진행.
2. 입술을 다물고 코로 호흡하면 저작. 주로 혀 근력을 이용하도록 교육
3. 시계소리 내기와 침이 많이 나오는 입체조 1·2를 평소에 운동하도록 권유
4. 1일 1회 껌 씹은 후 종이컵에 모아 교육자 방문할 때 보여주기 [껌 저작 상태 확인]
5. 껌을 손으로 으깬 후 교육 참여자 입안에 넣어 주듯이 음식물을 손이나 숟가락으로 으깨서 제공하기.
6. 1회차(1주)와 8회차(10주 3일) 저작한 껌을 살펴보면 혀의 근력이 향상되었음을 알 수 있다.

[변화] 요양보호사와 배우자가 껌 제공을 잊어버리면 교육 참여자가 달라고 요청했다고 함. 껌 씹기를 즐거워함. 교육 전 망상과 환청 증상으로 새벽에 소리를 심하게 냈으나, 교육 이후 증상이 감소하여 배우자도 잠을 좀 잘

수 있었다고 함. 교육 후에 배설을 더 잘하며, 대변 냄새가 감소했다고 함.

[다학제 사례 회의] 의사/간호사/정신건강 사회복지사/약사/작업치료사/사회복지사/치과위생사 참여

　사례 회의로 구강 이외의 직역 활동 내용 파악. 구강 관련 교육 내용 공유. 발톱 무좀 깎기 및 얼굴 면도 문제 등을 도움 요청. (담당 사회복지사와 자원봉사자 방문하여 해결)

[결과] 잔존치아 3개(3개 중 2개 치아 흔들림)뿐인 교육 참여자가 소화할 수 있는 상태로 만들기 위한 저작 연하 집중 교육 덕분에 기력 향상 및 유지가 가능해짐. 방문구강건강관리교육 종료 6개월 후 임종. 구강 교육 덕분에 어르신 식사를 좀 할 수 있었다며 유가족으로부터 감사했다는 인사가 왔다는 내용을 사회복지사가 전해줌.

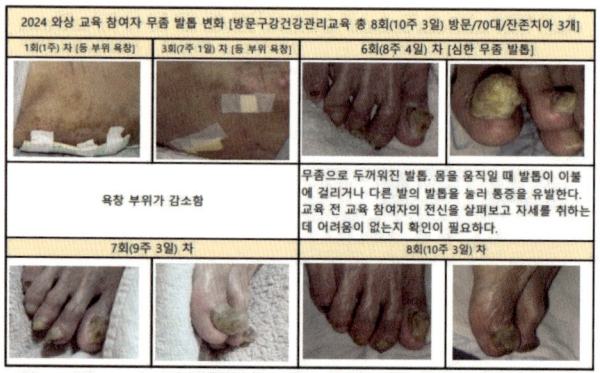

〈그림 4.8-2〉 와상 교육 참여자 신체 건강 관찰(욕창/무좀)

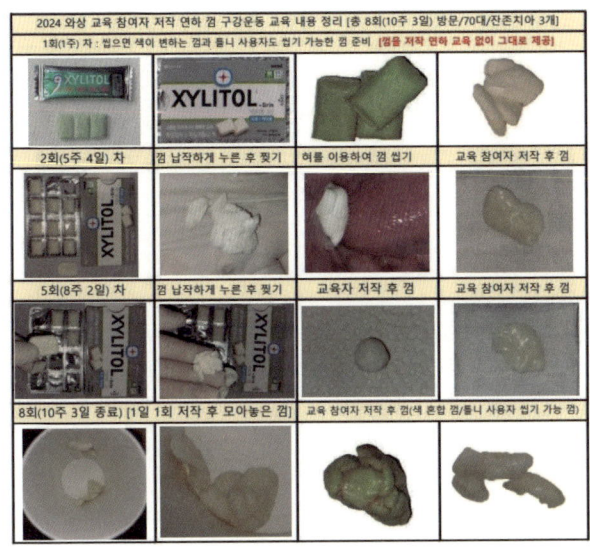

〈그림 4.8-3〉 와상 교육 참여자 껌 구강운동 교육
[변화] 혀 근력이 좋아지면서 껌 저작 상태가 달라짐

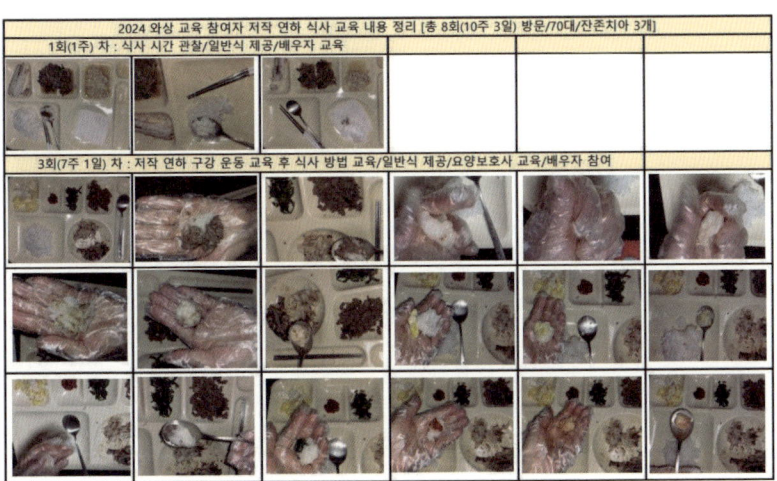

〈그림 4.8-4〉 잔존 치아 3개 상태에서 저작 연하를 위한 식이지도 교육
(1회차(1주) 내지 3회차(7주 1일) 교육)

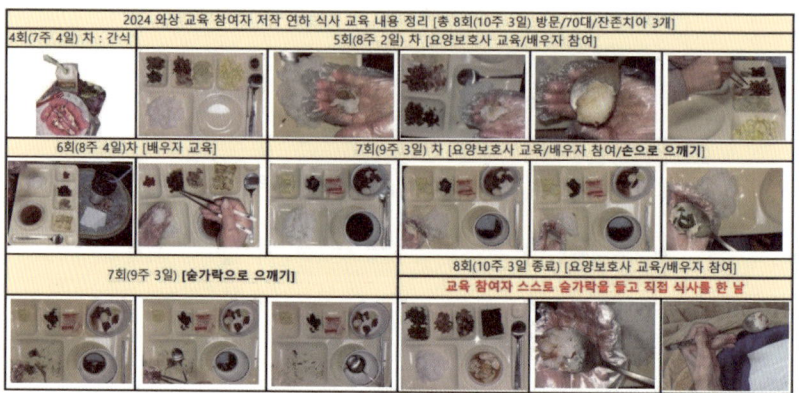

〈그림 4.8-5〉 잔존 치아 3개 상태에서 저작 연하를 위한 식이지도 교육
(4회차(7주 4일) 내지 8회차(10주 3일) 교육)

4.9 혀 운동 - 시계소리 내기

시계소리 내기	□ 시계소리 15회 □ 소리 명료 / 불명료

○ 시계소리 15회

△ '똑' 소리는 입술모양을 동그랗게 만들어서 혀가 구개면에 붙었다 떨어져야 난다. 혀가 구개면에서 떨어지면 입안에서 상하악이 최대 개구 상태가 된다. 설근 및 저작근이 유연할수록 소리가 잘 난다. 이때 혀 모양은 통통해지면서 길어진다.

△ '딱' 소리는 입술모양이 '이'소리 내듯이 벌어지며 구각이 위로 올라가면서 상악 치아가 많이 보이며, 혀가 구개면에 붙었다 떨어질 때 소리가 난다. 이때 혀는 좌우로 넓게 펼쳐지면서 설소대가 길쭉해지고, 입 모양은 '에'소리를 내는 형태다.

[주의]

① 근육을 정확하게 움직이며 소리를 내야 효과 있다.

② 너무 빠른 속도로 소리만 내지 말고, 입 모양이 정확한지 확인한다.

③ 혀 근력이 약해지면 시계소리 '똑딱' 소리를 내는 것이 아니라 국어 단어 발음 '똑딱'을 말하니, 그러지 않도록 교육자가 정확하게 시범을 보인다.

④ '딱' 소리를 낼 때, 구각으로 광경근을 들어 올리듯이 목 근육이 드러나도록 지도한다.

⑤ 식전 1세트 15회~30회 시행한다. 15초~30초 정도 소요되는데, 이 정

도 시간은 실천하기 어렵지 않은 시간이다. 실제로 식전에 실천하는 사람은, 껌 씹기를 실천하는 사람과 함께, 신속하게 저작 기능이 향상되었음을 확인할 수 있었다.

○ 소리 명료 / 불명료 : 명료와 불명료에 체크를 정확하게 한다.
△ 소리 명료 : 시계소리 낼 때 음성녹음이나 영상촬영을 한다. 방문 횟수가 증가할수록 소리가 명료해진다.
△ 소리 불명료 : 소리를 아예 못 내거나 소리가 불명료하다. 구강 근육 활동이 원활치 못함이 관찰된다. 음성녹음이나 영상촬영을 한다. 방문 횟수가 증가할수록 소리가 명료해진다. 몇 회 만에 변화가 생기는지 기록 후, 참여자에게 방문 초기 때 소리나 동영상을 들려주거나 보여 주면 동기부여가 잘된다.

[장점]
시계소리 내기는 혀 근력 운동을 하기 위해 매체 구매 등의 별도 비용을 들이지 않고도 좋은 효과를 얻을 수 있는 운동이다. 혀 근력이 좋아지면 구강건조증·구취 감소, 설태 감소, 입 다물고 코로 호흡하기, 이갈이·코골이 완화, 소화력이 좋아져서 기력 향상됨 등을 확인할 수 있다.

4.10 영상 시청

영상 시청	□ 대한구강보건협회 영상시청 - 구강내외마사지 - 구강운동법 - 칫솔질 - 틀니관리 □ 중애모* 영상시청 - 닫힌 입을 열어 주는 입근육마사지 - 일상에서 실천하는 이닦기 * 중애모 : 사단법인중증중복뇌병변장애인부모회

참여자나 간병인(요양보호사, 가족 등)이 개인 스마트폰으로 유튜브 동영상 시청이 가능하면, 교육 종료 후 교육자의 다음 방문까지 일상에서 보고 따라 하며 실천할 수 있도록 구강건강관리 관련 동영상을 안내하고, 해당 사항에 체크한다.

○ 대한구강보건협회 영상시청

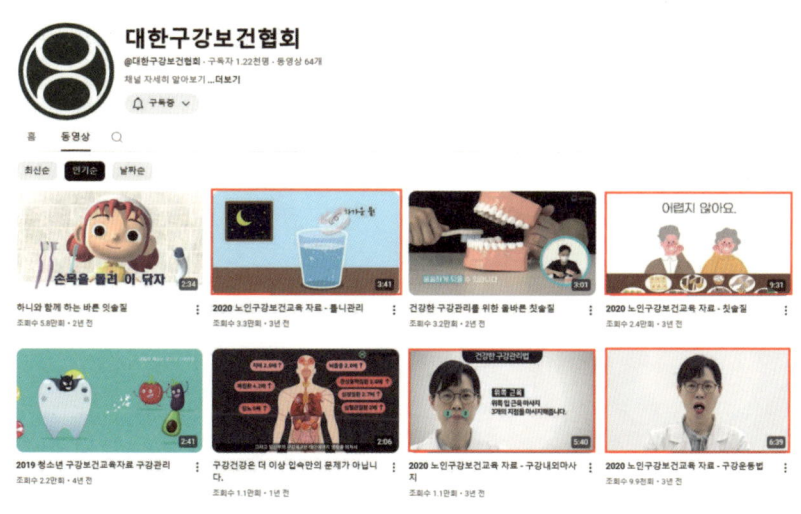

〈그림 4.10-1〉 대한구강보건협회 채널 홈페이지
(www.youtube.com/@대한구강보건협회)

- 구강내외마사지 : 2020 노인구강보건교육 자료 - 구강내외마사지

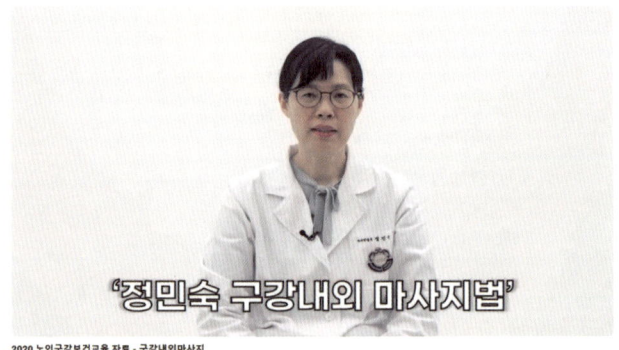

〈그림 4.10-2〉 구강내외마사지 (2020 노인구강보건교육 자료) 동영상 캡처
[출처] "구강내외마사지", 대한구강보건협회, 2021년 3월 2일 게시,
2024년12월30일 최종 접속, https://www.youtube.com/watch?v=9vcu5sNuEuk

- 구강운동법 : 2020 노인구강보건교육 자료 - 구강운동법

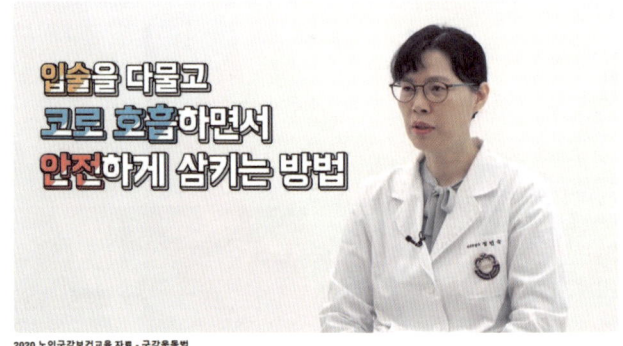

〈그림 4.10-3〉 구강운동법 (2020 노인구강보건교육 자료) 동영상 캡처
[출처] "구강운동법", 대한구강보건협회, 2021년 3월 2일 게시,
2024년12월30일 최종 접속, https://www.youtube.com/watch?v=m9e88Dt2SPU

- 칫솔질 : 2020 노인구강보건교육 자료 - 칫솔질

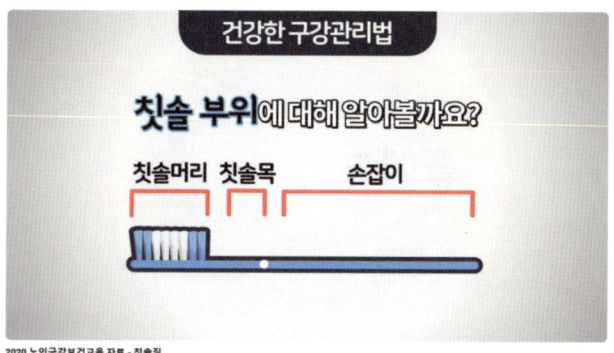

〈그림 4.10-4〉 칫솔질 (2020 노인구강보건교육 자료) 동영상 캡처
[출처] "칫솔질", 대한구강보건협회, 2021년 3월 2일 게시,
2024년12월30일 최종 접속, https://www.youtube.com/watch?v=ScRwZx3i8-s

- 틀니관리 : 2020 노인구강보건교육 자료 - 틀니관리

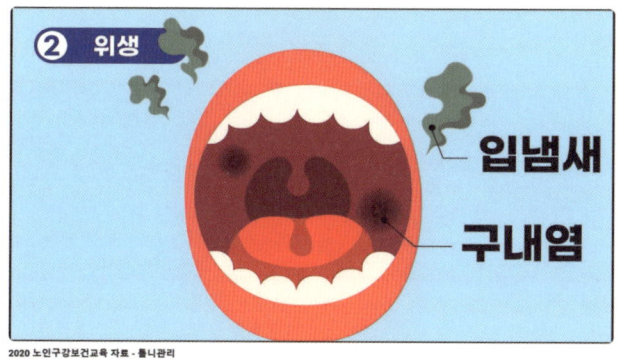

〈그림 4.10-5〉 틀니관리 (2020 노인구강보건교육 자료) 동영상 캡처
[출처] "틀니관리", 대한구강보건협회, 2021년 3월 2일 게시,
2024년12월30일 최종 접속, https://www.youtube.com/watch?v=5ZgRILG_B7w

○ 중애모* 영상시청

* 중애모 : 사단법인중증중복뇌병변장애인부모회

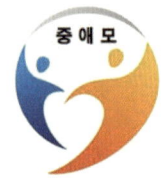
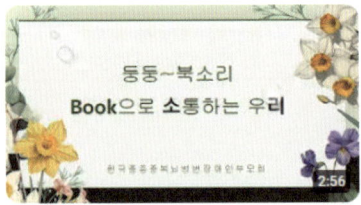
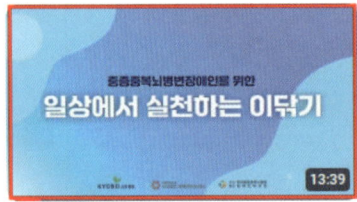
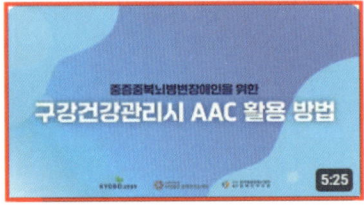

〈그림 4.10-6〉 중애모 채널 홈페이지 (www.youtube.com/@중애모)

- 닫힌 입을 열어 주는 입근육마사지

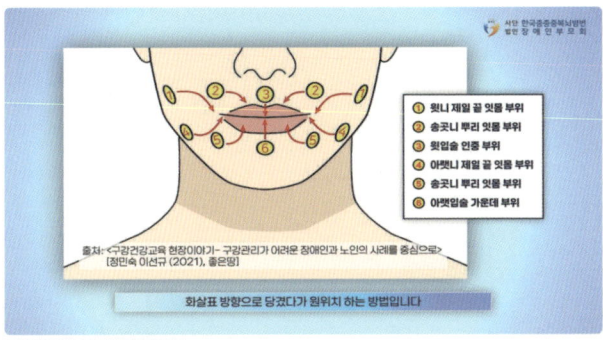

〈그림 4.10-7〉 중증중복뇌병변장애인의 입근육마사지 동영상 캡처
[출처] "Ep1 중증중복뇌병변장애인의 입근육마사지", 사단법인중증중복뇌병변장애인 부모회, 2024년 8월 7일 게시, 2024년 12월 30일 최종 접속,
https://www.youtube.com/watch?v=pba83_ogEDU&t=21s

- 일상에서 실천하는 이닦기

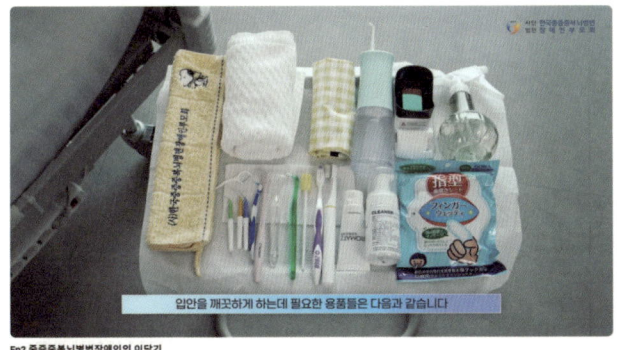

〈그림 4.10-8〉 중증중복뇌병변장애인의 이닦기 동영상 캡처
[출처] "Ep2 중증중복뇌병변장애인의 이닦기", 사단법인중증중복뇌병변장애인 부모회, 2024년 8월 7일 게시, 2024년12월30일 최종 접속,
https://www.youtube.com/watch?v=Hvdlxl6Id-8

[참고] 중애모 중증중복뇌병변장애인의 입근육마사지(정민숙구강내외마사지법) 및 이닦기 영상은 《중증중복뇌병변장애인 AAC(보완대체의사소통)[57] 구강위생을 위한 부모용 가이드북》(2024년)을 참조하여 시청하도록 구성하였다.

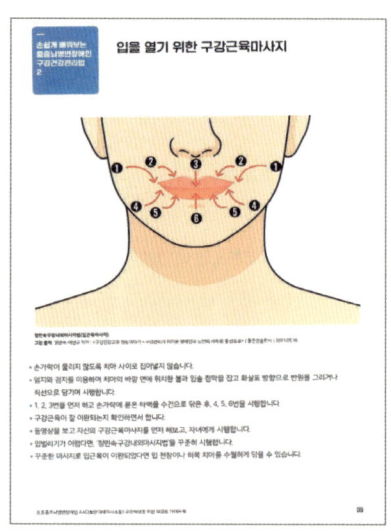

〈그림 4.10-9〉 장애인 구강근육마사지에 대한 부모용 가이드
[출처] 『중증중복뇌병변장애인 AAC(보완대체의사소통) 구강위생을 위한 부모용 가이드북』 사단법인 한국중증중복뇌병변장애인부모회 발행, 2024, 사단법인 한국중증중복뇌병변장애인부모회. p. 9.

---

57) 보완대체 의사소통 (Augmentative and Alternative Communication, AAC)은 입이나 글로 언어를 구사하거나 이해하는 데에 장애가 있는 사람들을 위해 말과 글을 보완하거나 대체하는 데 사용되는 의사소통 방식들이다. AAC는 뇌성마비, 발달장애, 자폐 장애와 같은 선천적 장애나 근위축성 측삭경화증(루게릭병), 파킨슨병과 같은 후천적 장애를 포함한 광범위한 언어장애가 있는 사람들이 사용한다. 이런 사람들에게 AAC는 의사소통에 영구적으로 더해져 사용되거나 일시적인 도움이 될 수 있다. 스티븐 호킹은 음성 발생 장치(영어판)를 통해 AAC를 사용하며 의사소통했다. [위키백과 한글]

4.11 방문구강건강관리교육 활동 매뉴얼

본 절(제4장 11절)에서는 앞서 서술한 각각의 구강건강교육 및 관리 활동을 현장에서 어떻게 구현할 것인가에 대해 글쓴이가 '난 구슬을 이렇게 꿰었소.'라고 기술하고자 한다. 제4장 1절~10절에서 언급한 내용들이 반복될 것이다. 학술적이지도 않고, 논리성도 갖추지 못하고, 무시해도 좋을 만큼 잡다하고 사소한 무게를 가진 주의 사항들이 두서없이 튀어나올 것이다. 이 책의 특성인 '사소함의 두서없는 나열'이 최고조에 달하는 본 절에 대한 평가는 독자의 몫일 것이다. 이에 대한 글쓴이의 변명은 이 책 속표지의 앞 페이지에서 인용한 니콜로 마키아벨리 Niccolò Machiavelli의 발언으로 대신하고자 한다.

"누가 되었든 [내 글을] 이해해 줄 사람에게 유용한 글을 쓰자는 것이 나의 의도였으므로, 실체적 진실을 바로 말하는 것이 그것에 대한 상상에 대해 기술하는 것보다 더 타당해 보인다." (책 속표지의 앞 페이지 인용문 및 p. 265의 첫 번째 패러그래프 참조)

이 절에서는 세 가지 경우에 대해 기술하겠는데,
(ⅰ) 팀 단위가 장기 프로젝트로 진행하는 경우
(ⅱ) 팀 단위가 진행하나, 각 교육 참여자에 대해 3회만 교육하는 경우
(ⅲ) 특정 기관의 의뢰로 개인이 홀로 프로젝트를 수행하는 경우

(ⅰ)에서 방문구강건강관리 교육 진행의 전반적인 사항들에 대해 진술하고, (ⅱ)와 (ⅲ)에서는 각 경우에 특징적인 사항들만 언급하겠다.

○ 방문구강건강관리교육 활동지침서 (팀 및 개인 활동)

[주의 사항]

1. 개인정보, 저작권, 초상권 철저히 보호
2. 복장 단정, 오픈 가운 착용, 이름표 부착
3. 활동보고서는 스스로 연구하여 만든 양식이 아니라면 사용하는 양식의 출처를 밝히고, 다학제 사례회의 시 발표하는 내부 공유용과, 불특정 다수에게 공개하는 외부공유용의 '공개 기준선'을 정하고 내용을 작성한다.
4. 제시·합의되고 제공된 중재활동 및 물품 이외의 다른 프로그램이나 물품·브랜드를 교육자 개인이 임의로 넣지 않는다. 주어진 상황과 조건에서 최선을 다해 활동한다. 프로젝트 종료 시/후 회의시 기존 방식에 대한 참여 동업자들끼리 반성과 토론의 장場에서 다른 프로그램이나 물품·브랜드에 대해 논의할 수 있을 것이다. (단, 해당 프로젝트 팀장 및 팀원들 간의 관계가 평소에 얼마나 민주적인지는 글 쓴이가 알 도리가 없다.) 개인 활동 시엔 본인의 양심과 수시로 의논할 것.
5. 전달받은 교육 참여자 목록 및 교육 참여자의 스크리닝[58] 정보 확인 후 일정 잡기

○ 방문구강건강관리교육 활동지침서(팀 단위로 장기 Project 활동: 팀 리더 포함 2~10명의 교육자가 1개 팀 단위로 교육할 때)

---

[58] '부록 1. 방문구강건강관리교육 참여자 스크리닝 양식'(p. 224) 참조

1. 방문 전날 전화 또는 문자 연락하기
- 전날 하지 않으면 잊어버리고 외출하는 경우도 있음
- 갑자기 응급으로 입원하는 경우도 있음
- 갑자기 자녀들 집에 가는 경우도 있음
- 갑자기 멀리 소풍 가는 경우도 있음

2. 서류 준비 및 큐스캔플러스 기기 준비
- 교육 참여자별 방문구강관리 확인서[59] 1장 준비
- 교육 참여자별 활동보고서[60] 1장 준비

---

59) '부록 2. 방문구강건강관리교육 확인서' 양식(p. 225) 참조. 이 양식은 팀 활동(1인당 3회 이상 방문), 팀 활동(1인당 3회 방문), 개인 활동에 모두 사용하는 양식이며 매 방문 시 서명을 받는다.

60) '부록 6. 방문구강건강관리교육 5회 이상 활동보고서 양식'(pp. 234-237) 참조. 치과위생사만 기록한다. 이 보고서에는 야장field note*처럼 교육 현장의 이야기와 느낌을 세세하게 기록한다. 잘못 기록했으면 깔끔떨며 수정액이나 수정테이프를 사용하지 않고 두 줄로 그은 후 수정하며, 볼펜으로 작성한다. 전자 파일로도 기록이 가능하나, 손가락에 타액이 묻은 상태로 활동하니, 활동 종료 후에야 기록이 가능할 것 같다. 1인 활동일 때는 종이파일이 효율적이나, 교육자 판단에 따라 전자 파일로 작성해도 무방하다. 전자기기를 본인의 감각 및 운동 기관의 일부로 간주하는 우리 젊은 동업자들은, 글쓴이가 상상할 수 없었던 창조적인 기록·관리 방식을 고안하여 구현할 수 있으리라 생각한다. 다만 현장에서 벌어지는 잡다한 사건들을 충분히 신속·간편하고도 빼먹지 않게 기록·관리한다는 취지는 존중하기를 바라는 마음이다. 활동보고서가 아니더라도 프로젝트 진행 중 공적인 보고서 작성 시 내 맘속에 잠재해 있었던 인도주의적 감성이 한껏 고양된 소감은 다른 공간에서 발산하시고, 교육 참여자 한두 명 방문 건에 대하여 잘 꾸민 파워포인트에 본인의 사진전을 준비하며 아까운 시간을 낭비하는 어리석은 일은 하지 않았으면 하는 맘이다.

* 야장(野帳) 「명사」 측량 따위의 야외 작업을 할 때 필요한 자료를 써넣는 책. [국립국어원 표준국어대사전]

[활동보고서 기록 시 주의]

① 활동보고서는 양식 1장으로 약 5회 방문 시의 관찰 및 활동 사항을 기록한다.

② 요양보호사 및 활동지원사의 이름 등은 기타란이나 위·아래 여백에 적어 둔다.

③ 기록은 정확하게 시행한 활동만 기록하며, 교육하지 않은 내용에는 슬래시slash('/')를 표시한다.[61]

④ 방문일마다 사진과 함께 모바일 단체 대화방에 업로드한다.[62] - 방문 당일 업로드하며, 파일 업로드 후 아래와 같은 내용을 모바일 단체 대화방에 메지시로 게시

"20yy(년).mm(월).dd(일) d(요일) ○○○(교육자 성명) X건 사진 및 활동보고서 모두 전송 완료"

[참고] X건 : 해당 교육 대상자에 대해 몇 번째 방문인가를 표기함. 분수로 작성하는 경우는 '금번 방문 회차 / 계획 또는 예정된 방문 건수'를 의미함. ex. 9/6 : 예정된(계획한) 방문 건수가 6번인데, 금번이 9번째임 ☞ 이런 경우도 있음 (주최 측sponsor의 반응이 좋아 잔여 예산들이 투여되어 추가 방문이 가능했다.)

---

61) 빗금을 표시하지 않으면 해당 활동을 교육하지 않았는지 또는 교육했는데 기록을 누락한 것인지 헷갈린다.

62) 팀 활동 시 총괄 치과위생사는 각 팀원의 사진과 보고서를 확인 후 신속하게 작업 오류를 짚어 주거나 새로운 지시사항을 전달한다. 글쓴이가 총괄했던 모바일 단체 대화방은 프로젝트 종료 및 관련 정산 완료 시 폭파해 왔다. 친한 팀원 간 친목 도모는 다른 단체 대화방에서도 가능하다.

- 파일에 철하여 볼펜과 함께 준비[63]
- 방문 교육 참여자별 동선을 정리[64]하며 그날의 이동계획 수립
- 가운 준비 및 휴대폰 충전, 보조 배터리 준비[65]
- 큐스캔플러스 기기 준비[66]
- 물품 가방은 큰 가방 준비[67]

3. 사무실 들러 방문구강건강관리교육 활동 물품 챙기기

- 기본 물품 [교육 참여자 각각에 고유하게 할당된 물품 ex) (치간) 칫솔 등 개인구강위생용품 ☞ '〈그림 4.13〉 물품 목록 작성 예시'(p. 210) 참조] 챙기기(기본 세트가 소분된 경우 - 지퍼 백 1개) → 활동 종료 후 사용한 만큼 물품을 리필한 후 사무실 보관함에 보관
- 공통 물품 [교육 참여자에게 공통적으로 사용되는 소모품류 ex) 글러브, 핑거웨티, 거품치약 등 ☞ '〈그림 4.13〉 물품 목록 작성 예시'(p. 210) 참조] 챙기기(기본 세트가 소분된 경우 - 지퍼 백 1개) → 활동 종료 후 사용한 만큼 물품을 리필한 후 사무실 보관함에 보관

---

63) 악보파일에 철하면 파일에 넣은 상태로도 기록 가능.
64) 방문 순서 기록하여 출력물 준비, 또는 모바일 지도 이용
65) 스마트폰 방전(우려)이란 엄청난 재난(!)을 예방하기 위해 100% 충전한 보조 배터리를 준비한다.
66) 전날 8시간 이상 충전 필요. 오래전에 충전했으면 쉽게 방전된다.
67) 작은 물품들이 많아 물품 분실이 쉬우니, 교육 종료 후 이동할 때 사용 물품을 빼놓지 않고 모두 담을 수 있는 넉넉한 크기의 가방이 필요하다. [〈그림 4.12-x〉 활동을 위한 물품 가방 (p. 209) 참조]

- 교육 참여자별 개인 물품 챙기기[68] (지퍼 백에 네임 태그를 부착하거나, 지퍼 백에 네임 펜으로 이름 쓴 후 사용)
  ① 분실 위험 있을 때는 매 방문 시 사용 후 회수하여 보관하며 사용하고, 교육 종료일에 제공함.
  ② 분실 위험 없을 때는 참여자 가정 내에 비치하여 사용함.
- 덴티폼 및 교육 관련 교육자 개인 물품 챙기기

4. 방문 - 집에 들어가서 나오기까지 30분-40분 시간을 맞출 수 있도록 시간 조절 잘하기[69]
- 다음 집 방문 약속 지키기 위한 시간 조절 잘하기[70]
- 초인종이나 노크 또는 전화 후 기다리기
- 방문 인사[소속(□□□□ 방문구강팀)을 정확하게 밝힌다.]
- 집안으로 들어가면 방문구강건강관리교육 확인서[71]에 사인을 먼저 받기
- 약속한 사람 이외에 다른 사람과 함께 가지 않기 (ex. 사전에 허락받지 않은 참관자)

---

68) 구강위생용품 비용 때문에 매 방문 시 새 물품의 사용·제공이 곤란함.
69) 지자체 사업비로 추진하는 프로젝트는 철저하게 시간을 체크하므로 약속 시각에 늦으면 안 된다.
70) 예정된 시각을 정확하게 맞추기 어려운 이유는 방문했을 때 참여자의 상황에 문제가 생겨 이동이 어렵거나, 참여자의 몸이 아픈 경우가 많기 때문이다. 약속한 시각보다 30분 정도 늦을 수 있으니 기다려 주시라고 전날 약속 시각을 잡을 때 안내한다. 몸이 아픈 환자는 이동할 수가 없어 다른 돌봄 활동과 중복되지 않으면 대부분은 이해하며 기다려 준다.
71) '부록 2. 방문구강건강관리교육 확인서' 양식(p. 225) 참조.

- 참여자 집의 수건 2장을 허락받아 사용하기
- 포지션 잡기[72]
- 준비물 나열
- 방문구강건강관리교육 활동
- 다음 약속 잡고 달력에 표시[73]
- 인사 후 퇴장

[주의] 참여자와 입회하는 간병인이나 가족동행자는 사진 촬영 및 동영상 촬영 시 교육자에게 미리 허락받고 촬영해야 함을 안내.

5. 방문구강건강관리교육 활동
- 준비물 나열[74]
- 컵에 물 담아오기[75]

---

[72] 환자 전신 상태 관찰 필요. 욕창, 발톱, 상처 등을 확인하고, 바닥에 눕기, 침대에서만 눕기, 좌우 움직임, 등을 대고 바로 눕기 등의 활동 '가능·불가능' 상태 파악 후 교육자와 참여자의 포지션을 결정한다. 얼굴을 마주 보고 하는 활동은 구강근육 마사지 참여자 실습 및 물로 입 헹굼, 입체조, 껌 씹기, 시계소리 내기 교육뿐이다. 구강위생관리교육에는 반드시 누워있는 참여자의 머리 12시 방향에 교육자가 위치해야 올바로 교육이 가능하다.

[73] 네임 펜으로 달력에 날짜에 동그라미 치고, 시간은 크게 표시하고 '방문구강교육'이라고 써 놓는다. 참여자에게 달력 표시를 안내한다. 이렇게 표시해 놓아도 달력을 보지 않아 약속을 잊어버리기도 한다.

[74] 위생방수페이퍼나 준비한 쟁반 위에 나열한다. 그 공간이 감염 관리 존zone이라고 생각하고 위생적으로 깨끗하게 사용 전·사용 후 물품을 놓아둔다.

[75] 물 헹굼 시, 스펀지 스왑(오랄 스왑)을 적셔 사용할 때 필요하다. 물을 엎지르는 것이 우려되면 양푼, 손 바가지, 세숫대야 안에 준비해도 좋다.

- 틀니와 보관통 확인 및 가져오기 (틀니 사용자의 경우)
- 활동보고서 순서대로 중재활동 실행[76]
- 사진 촬영
    △ 정면 좌우 촬영(스마트폰 촬영 및 큐스캔플러스 기기 이용. 촬영 부위 동일하게)
    △ 교육 전과 후 동영상을 많이 찍지 말고 반드시 찍어야 할 사진 위주로 찍기. 상태 변화가 큰 부위를 집중 촬영.
    △ 첫 방문 시 교육 시작 전과 최종 방문 시 교육 종료 후 참여자의 상태는 반드시 촬영.[77]
    △ 교육자 자신의 사진 촬영
        - 꼭 필요할 때만 촬영한다. 주어진 시간이 부족하다.
        - 교육 종료 후 참여자와 입회자, 교육자 모두 함께 사진을 찍는다.
- 껌 구강운동
    △ 껌 : ① 교육자 - 휴지 위에 놓고 촬영
        ② 참여자 - 소형 거즈 위에 놓고 촬영[78]

---

76) 동선 및 소요 시간은 참여자 상태에 맞춰 교육자 판단으로 조절한다.

77) 방문구강건강관리교육 효과를 가장 명징하게 증명할 방법은 사진이나 동영상이다. 교육 전과 후를 비교할 수 있는 부위나 결과물을 방문할 때마다 촬영한다.

78) 저작 껌의 상태 관찰은 매우 중요하다. 교육자는 참여자에게 정확한 행위 교육을 위해, 저작 후 껌 상태를 관찰하여 참여자에게 껌 씹기 실천 동기를 이끌어야 한다. 방법 중 하나로서 교육자 저작 껌은 휴지 위에, 참여자 저작 껌은 소형 거즈 위에 올려놓고 비교하며 설명하고 촬영한다. 전국에서 저작 관련 교육을 글쓴이에게 교육받은 치과위생사는 표준화되어 있어서, 사진만 봐도 설명 없이 누가(교육 치과위생사인지, 교육 참여자인지) 저작한 껌인지 알 수 있다. 참여자의 껌 반죽 상태가 교육자의 상태와 비슷한 상태로 나올수록 저작이 잘 되고 있음을 확인할 수 있다.

③ 매일 실천 상태를 확인하기 위해 저작한 껌을 모아 놓으라고 요청하기도 하는데, 이때는 모아 놓은 껌도 촬영.

6. 정리
- 교육현장 뒷정리
  △ 거품치약으로 개구기 및 사용 구강위생용품, 칫솔 등을 세척 후 물기 털기
  △ 구강위생용품을 매 방문 시 사용 후 회수하는 경우, 핸드 타월로 물기를 닦아서 지퍼 백에 넣어 가져오기
  △ 구강위생용품을 참여자 가정 내 보관하는 경우, 핸드 타월 위에 나열한 후, 모두 건조되면 보관하라고 안내하기
- 쓰레기는 재활용 가능한 물품은 분류하여 처리하고, 재활용 불가 물품은 위생방수페이퍼에 싸서 그 집 쓰레기통에 버리고 온다.[79]
- 분실하는 물건 없이 모두 챙겨서 퇴장하기[80]

7. 사무실에 들르기
- 물품은 보관함 제자리에 두고 가기 esp. 거품치약, 핑거웨티

---

79) 방문구강건강관리교육은 가정내에서 실천할 수 있는 행위와 정도에서 진행하므로 발생하는 쓰레기는 평소 환자 가정에서 발생하는 정도의 쓰레기다. 일반 쓰레기로 처리한다.

80) 처음 들어올 때의 상태로 정리한다. 창문이 닫혔는지, 의자, 수건, 컵, 세숫대야 등 교육자가 만져서 이동한 물건들이 모두 방문 전 제자리에 놓였는지 확인 후 나온다. 환기를 위해 교육자가 창문을 열어 놓는데 교육자가 창문을 닫지 않고 퇴장하여 창문이 계속 열린 때도 있다. 교육 참여자가 창문을 닫을 기력이 없으면 요양보호사나 다른 사람이 올 때까지 창문을 열어 놓은 상태로 있어야 한다.

- 활동사진은 개인별 방문 횟수별 파일 생성하여 정리 [사진 정리 방법은 '4.14 사진 촬영 정리 방법'(p. 211) 참조]
- 당일 활동보고서 작성 후 정리[81]
- 다음 방문교육 날짜와 시간은 다학제 팀 또는 팀 공유 일정표에 바로 업로드 또는 업데이트하기
- 서명받은 방문구강건강관리교육 확인서는 주관하는 조직과 합의한 시기에 제출 (ex. 특정 월에 서명받은 확인서를 다음 달 xx일까지, 활동 최종 종료일에 모두, 매 방문 후 사무실에 들를 때마다 등)

○ 방문구강건강관리교육 활동지침서 (1인당 3회 방문: 팀 리더 포함 2~10명의 교육자가 1개 팀 단위로 교육하나, 소규모 프로젝트이거나 방문 횟수가 지정되어 있는 경우)

'방문구강건강관리교육 활동지침서 (팀 활동)'과 다른 점은 다음과 같다.

△ 서명한 참여자 확인서 원본은 3회 활동 종료 당일에 프로젝트 주관 조직 담당자에게 직접 제출한다.
△ 활동보고서는 1장으로 3회 활동을 모두 기록한다.
△ 물품 관리

---

[81] 활동보고서를 현장에서도 작성하나, 사무실 도착 후 사진과 기억을 정리하면서 임시로 작성된 활동보고서 내용을 살펴보고 기록을 추가/변경/삭제한 후 완성한다. **이 기록이 정확해야 사례회의 같은 각종 회의나 보고 때 타 직역 전문가나 가족, 참여자 등과 어떤 내용을 공유할지 결정할 수 있다.**

- 개인용 물품은 3회분 모두 챙긴다.
- 공통 물품 중 개구기와 거품치약은 3회 활동 종료 후 반납하고, 핑거웨티는 3회 활동에 필요한 수량만큼 사용 후 반납한다.
- 개구기, 거품치약, 핑거웨티 등의 반납 상황은 업무용 단체 대화방에 보고한다. (급작스러운 재고 부족에 사전 대처)

△ 최종정리 보고서[82]
- 작성한 최종정리 보고서를 단체 대화방에 업로드하여 팀원 모두 함께 내용을 확인한다.
- 총괄 치과위생사 또는 기록 정리 담당자가 파일을 다운로드하여 총정리하며 보고서 내용 확정한다.

○ 방문구강건강관리교육 활동지침서 (개인 활동)
☞ 단독으로 추진하여 기민하고 융통성 있는 사업이 가능함

'방문구강건강관리교육 활동지침서 (팀 활동)'과 다른 점은 다음과 같다.

△ 물품 관련
- 참여자별 개인 물품은 처음에만 준비한다.
- 첫 방문 시 차후 교육에 필요한 준비물을 알려준 후 미리 준비하도록 요청한다.

---

82) 다학제 사례회의 및 프로젝트 주관 기관 제출용. 타 직역과 공유 가능한 내용과 표현으로 작성. 서식과 작성 사례는 '부록 7. 방문구강건강관리교육 활동 총정리 양식(사례회의용)'(pp. 238-239) 및 〈그림 4.15-1〉 내지 〈그림 4.15-4〉(pp. 212-213) 참조.

- 참여자가 사용 중인 물품을 확인하여 큰 문제가 없으면 사용 중인 물품으로 교육을 진행한다.
- 참여자나 가족에게 필요 물품을 구매할 수 있도록 안내하기도 한다.
- 필요한 구강위생용품의 선택 및 구매, 사용법, 보관, 교체 등을 (단계별로) 교육한다.
- 참여자나 가족이 구매하여 준비하기 어려운 물품만 준비하여 사용한다.
△ 활동 시 촬영한 사진은 개인별 방문 횟수별 파일을 생성하여 정리한다. [사진 정리 방법은 '4.14 사진 촬영 정리 방법'(p. 211) 참조]

[참고] 동영상을 이용한 재가 및 시설 노인·장애인 방문구강건강관리 교육 이용법

* 활용 동영상 : 〈그림 4.10-1〉 내지 〈그림 4.10-8〉에 소개된 동영상 (pp. 189-193)

** 교육 후 제공 가능 포스터 : 보건복지부 - 대한구강보건협회 제작 동영상 내용을 정리한 포스터[83]

○ 아래 콘텐츠 중 취사선택 및 시나리오 작성하며, 상황에 맞게 필요한 제목과 간단한 설명을 붙여 사용할 수 있다. 단, 출처 명기 요망. 상도의임.

---

83) **[포스터 찾기]** 인터넷에서 대한구강보건협회 접속 (https://www.dental.or.kr/) → '자료실' 클릭 → '구강보건교육자료(미디어)' 선택 → '성인·노인·장애인용' 버튼 클릭 → '커뮤니티케어 기반의 노인 방문 구강보건교육 자료' [형태구분 : 동영상(5), 워크북(1), 포스터(4)] 다운로드 클릭 → 원하는 포스터 출력

○ '정민숙구강내외마사지법(입근육마사지)' 실습하기
- 장애인 구강근육 스트레칭
- 장애인의 구강근육은 경직·강직상태인 경우가 많다. 구강내외마사지법 실습으로 경직·강직 상태의 구강근육을 유연하게 만든다.

○ 장애인 구강근기능향상을 위한 '입체조' 실습하기
- 근력 소실로 음식물 씹기와 삼키기, 입술 다물기 등이 어려운 장애인의 구강근육 기능을 향상시킬 수 있다. 가능한 방법을 선택하여 시행한다.

[주의] 입체조 동영상은 보건복지부 - 대한구강보건협회 제작 동영상에는 없다.

○ 구강위생관리
- 치면세균막 관찰 : 큐스캔 기구를 이용하여 입안 세균 상태와 관찰
- 장애인 구강상태에 맞는 올바른 칫솔 선택-사용-세척-교체 방법 실습
- 보조 구강위생용품(치실, 치간칫솔, 특수칫솔) 사용법 실습
- 치약 사용법 알기. 불소치약이 장애인에게 중요한 이유 알기. 불소치약 선택-사용법 알기
- 치면세균막을 제거하는 방법(스크럽법+세로법+변형바스법)을 동원하여 이닦기 실습
- 구강근육을 이용하여 물로 입안을 헹구는 방법 실습
- 틀니 관리하기

- 치과진료에 대한 막연한 두려움, 불안, 공포심을 감소시켜 치과방문 문턱을 낮춤으로써 치과 정기검진을 수월하게 받을 수 있도록 한다.
- 구강위생용품의 위생적 보관을 위해, 세균 번식과 교차 감염 알기
- 치면세균막 제거 확인 : 큐스캔 기구를 이용하여 이닦기 전·후를 관찰하고, 사진을 촬영하여 비교 관찰하기

○ 저작훈련
- 시중에 판매되는 자일리톨 껌보다 좀 더 딱딱하고 질긴, 저작용 자일리톨 껌으로 저작훈련하기 : 씹기가 어려운 장애인의 구강근육기능을 향상시키는 훈련이며, 안전한 연하와 흡인성 폐렴을 평소에 조금이라도 예방할 수 있는 실습임. 바른 자세로 입술을 다물고 코로 호흡하면서 음식을 섭취하여 전신건강을 유지할 수 있는 기력을 회복하는 데 도움을 준다.

4.12 물품 이동 도구

모양이 흐트러지지 않게 세워놓고 사용할 수 있는 큰 가방이 좋다. 손이 자유로울 수 있게 양어깨에 메고 이동할 수 있는 제품이 좋다.

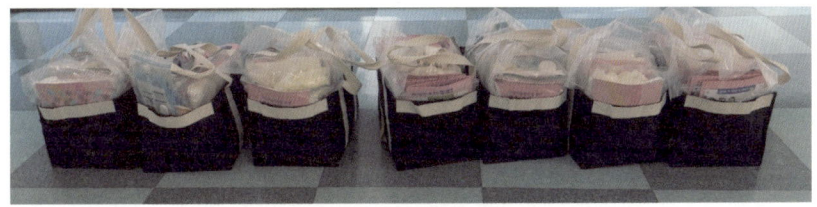

〈그림 4.12-1〉 활동을 위한 물품 가방

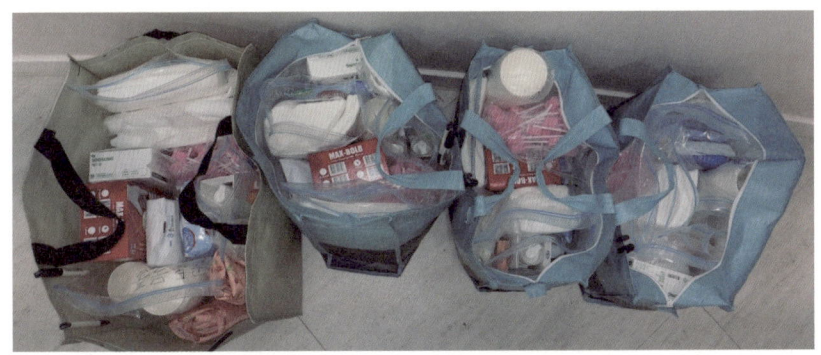

〈그림 4.12-2〉 활동을 위한 물품 가방

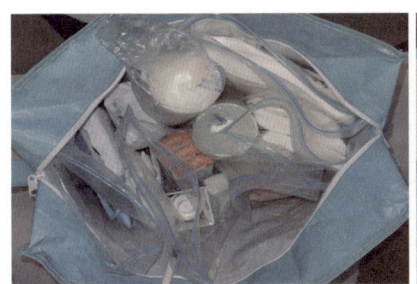
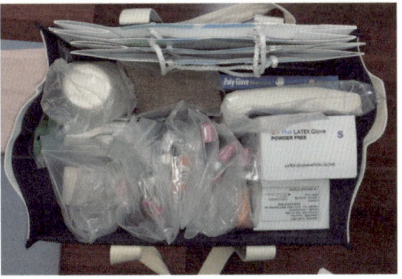

〈그림 4.12-3〉 활동을 위한 물품 가방

4.13 물품 목록 작성 예시

20YY ○○○○ 재가-시설 방문구강건강관리교육계획안(물품목록)

작성: 정민숙 치과위생사(20YY.MM.DD.)

1. 사용 물품 목록(강사용 샘플 필요)

구분	번호1	번호2	제품명	번들당 수량	필요 번들	필요 수량	번들당 단가	금 액 (필요번들 ×번들당단가)	비 고 (거래처, 담당자, 인터넷 구매 가능 쇼핑몰 등)
1. 공통 기본 물품	1	1	물품 가방 대형						
	2	2	필기도구						
	3	3	face shield						
	4	4	큐스캔플러스 기기						
	5	5	면봉						
	6	6	개구기						
	7	7	안티포깅 미러						
	8	8	알코올 스왑(1박스당100매)						
	9	9	손 소독티슈						
	10	10	멸균거즈 대형 (1팩 5매)						
	11	11	멸균거즈 소형 (1팩 5매)						
	12	12	핸드 타월						
	13	13	위생장갑						
	14	14	위생봉투						
	15	15	종이컵						
	16	16	대형 지퍼백						
	17	17	라텍스글러브 M /S						
	18	18	KF94 마스크						
	19	19	1회용 치과용 방수 페이퍼						
	20	20	일반치실, 1회용 치실, 수퍼플러스, 치실 고리						
	21	21	오랄 스왑						
	22	22	손 거울						
	23	23	거품 치약(○○○○○클리너플러스치약-틀니몸관리 잇몸관리 칫솔 세척)						
	24	24	일본 롯데 자일리톨 저작 체크껌 50개 [원산지 : 일본] 1박스						저작하면 껌 색이 변함
	25	25	핑거웨티(1개 60입)						
			공통 기본 물품(25 항목) 예산 계						
2. 제공 개인 물품	1	26	슬림모 (좋은 칫솔 -슬림모)						
	2	27	두줄모 (A형)						
	3	28	첨단칫솔(엔드슬림 미세모)						
	4	29	틀니 솔						
	5	30	틀니 세정제						
	6	31	치간칫솔 sss,ss,s,m,l 사이즈 1셋트(5개 1셋트)						
	7	32	페리오 브러시 2T 1개						
	8	33	혀 클리너 1개						
	9	34	자일리톨 그린 껌(저작 훈련용) 1갑(낱개 12t)						일반 자일리톨 껌 아님
	10	35	입체조 책자 또는 달력 형 매체						복사해서 사용하지 말고 구매하여 제공
			제공 개인물품(10 항목) 예산 계						교육인원 : XX명 1인당 XX,XXX원 소요
			총 35개 항목						

* 교육인원 XX 명, 총 구매예산 X,XXX,XXX원, 1인당 XX,XXX원 소요

〈그림 4.13〉 물품 목록 작성 예시

4.14 사진 촬영 정리 방법

방문구강건강관리교육 사진 촬영 및 정리 　　 **정리 : 치과위생사 ○○○ (20YY.MM.DD)**

교육 참여자	방문 횟수 년/월/일	준비	구강관찰 1. 2.			구강위생관리 [특정한 부위에서 잇몸출혈/음식물 잔사/식편압입 등으로 인해 칫솔에 이물질이 묻은 상태일 때]										
		물품 나열	스마트폰 구강촬영 [치경부/잇몸/점막상태]			틀니	미세모	두줄모	치실/수퍼플러스	혀 설태		페리오브러시	치간칫솔	스펀지스왑	물 헹굼	사용한 구강위생용품
			우측	정면	좌측					제거 전	제거 후					
홍길동	1회 (1주) 차 20yy. mm. dd															
		정리	큐스캔플러스 기기 [빛을 차단하고 촬영]			입체조								저작연하 겸 운동		
			우측	정면	좌측	타액자극 1	타액자극 2	입술힘	삼키기	입 벌리기	입 다물기	말하기	입의 개폐	교육자 휴지 위	교육 참여자 소형거즈위	틀니 결과 촬영
		시계소리내기	영상시청	정리	기타											
교육 참여자	방문 횟수 년/월/일	준비	구강관찰 1. 2.			구강위생관리 [특정한 부위에서 잇몸출혈/음식물 잔사/식편압입 등으로 인해 칫솔에 이물질이 묻은 상태일 때]										
		물품 나열	스마트폰 구강촬영 [치경부/잇몸/점막상태]			틀니	미세모	두줄모	치실/수퍼플러스	혀 설태		페리오브러시	치간칫솔	스펀지스왑	물 헹굼	사용한 구강위생용품
			우측	정면	좌측					제거 전	제거 후					
홍길동	n회 (n주) 차 20yy. mm. dd															
		정리	큐스캔플러스 기기 [빛을 차단하고 촬영]			입체조								저작연하 겸 운동		
			우측	정면	좌측	타액자극 1	타액자극 2	입술힘	삼키기	입 벌리기	입 다물기	말하기	입의 개폐	교육자 휴지 위	교육 참여자 소형거즈위	틀니 결과 촬영
		시계소리내기	영상시청	정리	기타											

〈그림 4.14-1〉 방문구강건강관리교육 사진 촬영 및 정리 방법 - 1

교육 참여자	방문 횟수 년/월/일	준비	구강관찰 1. 2.			구강위생관리 [특정한 부위에서 잇몸출혈/음식물 잔사/식편압입 등으로 인해 칫솔에 이물질이 묻은 상태일 때]										
		물품 나열	스마트폰 구강촬영 [치경부/잇몸/점막상태]			틀니	미세모	두줄모	치실/수퍼플러스	혀 설태		페리오브러시	치간칫솔	스펀지스왑	물 헹굼	사용한 구강위생용품
			우측	정면	좌측					제거 전	제거 후					
홍길동	종료/계속관리 n회 (n주) 차 20yy. mm. dd															
		정리	큐스캔플러스 기기 [빛을 차단하고 촬영]			입체조								저작연하 겸 운동		
			우측	정면	좌측	타액자극 1	타액자극 2	입술힘	삼키기	입 벌리기	입 다물기	말하기	입의 개폐	교육자 휴지 위	교육 참여자 소형거즈위	틀니 결과 촬영
		시계소리내기	영상시청	정리	기타											

○ 활동보고서에 기록한 부분은 모두 사진으로 기록 가능.

[주의] 사진 촬영은 교육 참여자의 허락을 받은 후 시행하기.

○ ***교육 전과 후를 비교할 수 있도록*** 필요한 부위만 신속하게 촬영하면서 교육 활동하기.

[참조] ***1회차 - 중간 회차 - 종료 회차***에는 반드시 사진 촬영하기. 활동보고서 기록과 함께 교육 전과 후를 비교하여 효과를 증명할 수 있다.

〈그림 4.14-2〉 방문구강건강관리교육 사진 촬영 및 정리 방법 -2

사진 촬영 예시는 4장 전체를 살펴보면 알 수 있다. 스마트폰으로 주로 촬영하며, 첫 방문과 마지막 방문에 안티포깅 미러로 구개면이나 설면도 촬영할 수 있다.

4.15 다학제 활동[84] - 사례 회의 공유용 활동보고서

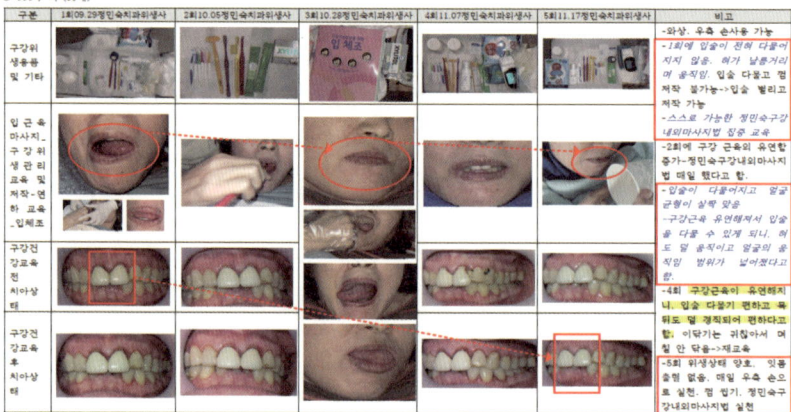

〈그림 4.15-1〉 방문구강건강관리교육 총정리 - 사례1(와상 교육 참여자)

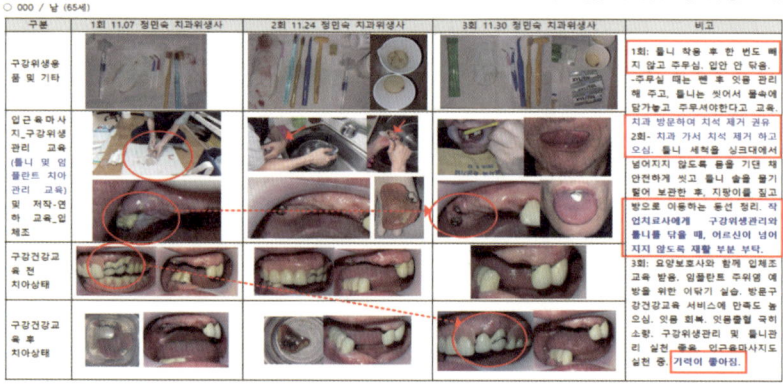

〈그림 4.15-2〉 방문구강건강관리교육 총정리 - 사례2
(임플란트/틀니/보철 치아가 있는 거동 불편 교육 참여자)

---

84) 다학제 활동 시 사례회의에서 나눌 내용. 해당 양식은 '부록 7. 방문구강건강관리교육 활동 총정리 양식(사례회의용)' 참조

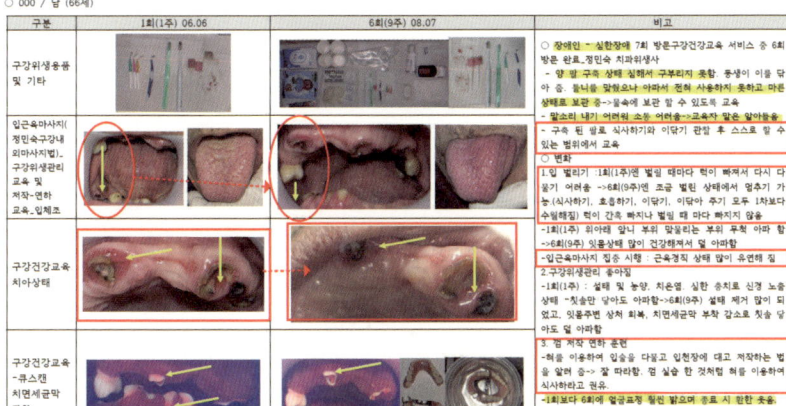

〈그림 4.15-3〉 방문구강건강관리교육 총정리 - 사례3
(치아가 없고 틀니 미사용 중이나 저작 가능한 장애인)

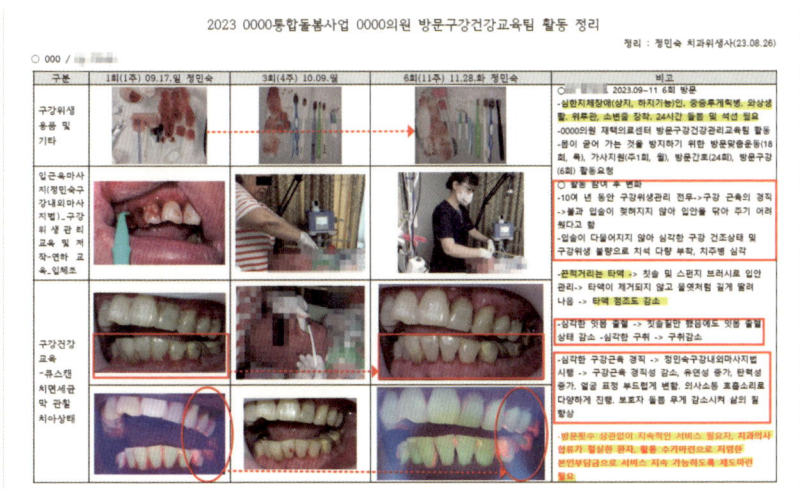

〈그림 4.15-4〉 방문구강건강관리교육 총정리 - 사례4
(중증 루게릭병 와상 교육 참여자)

4.16 방문 횟수 기준

4.16.1 교육 참여자 기본 교육 후 종료 횟수 기준

△ 1회 ~ 12회 교육받은 상태에서 구강건강이 좋아졌고, 유지 관리하는 상태도 좋다면 종료해도 된다.
　- 12회는 교육 참여자의 구강건강 상태와 상관없이 가장 기본으로 방문하는 횟수다. 3개월 정도(12회)는 방문으로 행동과 태도에 변화가 생기는 습관 형성이 가능한 기간이기도 하다.

① 1회 ~ 4회
△ 구강 상태 관찰 및 교육 방향 잡기
△ 구강근육 마사지 및 구강위생관리, 틀니관리 교육 등에 집중하기
△ 방문 기간은 보통 2주 1회나 1주 1회로 잡기

[주의] 불가피한 경우가 아니면 방문과 방문간 간격이 2주를 넘지 않아야 변화가 생긴다.

② 5회 ~ 8회
△ 구강근육의 유연성이 좋아지고, 구강위생상태가 양호하게 변한 상태
△ 구강근기능향상을 위한 교육에 집중하기
△ 저작 연하 교육 시작

③ 9회 ~ 12회

△ 복습 및 심화 교육하기

△ 저작 연하 집중 교육

△ 구강근기능향상이 잘 되고 있는지 체크하며 부족한 부분 집중 교육

4.16.2 교육 참여자 기본 교육 후 임종 시까지 계속관리 횟수 기준

△ 교육 참여자 및 돌봄 제공자(간병인)caregiver(s) 모두에게 단계별 맞춤교육을 진행한다.

△ 1회 ~ 12회 교육 이후

- 교육 참여자의 상태가 스스로 관리가 어렵거나,
- 가족이나 돌봄 제공 인력들이 교육 참여자의 구강건강 관리교육에 난색을 보이면,

계속 관리군으로 구분하여 3주 1회나 월 1회 방문으로 한다.

[주의] 비용에 문제가 없으면 월 1회 계속 방문으로 구강건강교육을 임종 시까지 진행하는 것이 좋으나, 비용 지불에 어려움이 있으면 가족이나 돌봄 제공자(간병인)들이 무리 없이 구강건강관리를 하고 있는 n회에서 종료한다.

4.17 돌봄을 받는 자와 돌봄 제공자에 대한 교육

세상 사람들

There are only four kinds of people in this world: those who have been caregivers, those who are currently caregivers, those who will be caregivers and those who will need caregivers. Caregiving is universal.[85]

이 세상엔 고작 네 갈래의 사람들이 있을 따름이다; 이전에 돌봄을 주었던 사람, 지금 돌봄을 주는 사람, 훗날 돌봄을 줄 사람, 훗날 돌봄이 필요한 사람. 돌봄은 모두의 일이다.

- 로잘린 카터Rosalynn Carter(1927~2023), 전 미합중국 대통령 지미 카터Jimmy Carter[제39대(재임 : 1977~1981)(1924~2024)]의 영부인

To understand the importance of a caregiver, think of health care as a three-legged stool. Family caregivers serve as one leg of the stool; professional caregivers (doctors, nurses, etc.) act as another; and the care recipient is the third leg. Without all

---

85) **[출처]** Community Health at Johns Hopkins Bayview(베이뷰 존스홉킨스대학병원 지역사회 보건센터) 홈페이지, 2024-10-20자 최종방문) https://www.hopkinsmedicine.org/about/community-health/johns-hopkins-bayview/services/called-to-care/what-is-a-caregiver

three legs, health care cannot be as effective as it needs to be.
돌봄을 주는 자의 중요성을 이해하려면, 의료 돌봄을 세 다리 스툴로 생각하면 된다. 돌봄을 주는 가족, 전문적인 돌봄을 주는 자(의사, 간호사 등), 돌봄 받는 자. 이 세 다리 중 하나라도 없으면, 의료 돌봄은 세상이 요구하는 수준만큼 효과적일 수 없다.[86]

Oral health must be integrated into a healthy-life approach that spans all stages of life. This approach will require an adaptation of health systems, as well as the development of comprehensive systems of long-term care, which includes a coordinated response from other sectors and at various levels of government.[87]
구강건강은 생애 전 단계에 걸쳐 건강한 생활을 위한 접근에 통합되어야 한다. 이러한 접근방식에는 (현행) 보건 시스템에의

---

86) **[출처]** p. 216의 각주 85번과 동일. 글쓴이는 여기서 '가족'을 informal caregivers(상당한 개인적 유대를 가지고 넓은 범위에서 도움을 제공하는 친족, 파트너, 친구 또는 이웃. 간병에 주도적일 수도 보조적일 수도 있고, 가족일 수도 아닐 수도 있음)로 이해한다. ☞ 글쓴이의 블로그 '지역사회 장애인 구강건강교육 사업 소개' (2023-04-13자 게시, 2024-03-15자 최종 수정, https://blog.naver.com/banya67/223072961708)의 미주 [3] 참조

87) FDI World Dental Federation(세계치과연맹)이 2017년 공개한 Lifelong Oral Health [생애 전 단계 구강건강]이란 policy statement(정책 선언문) 중 Scope (범위, pp. 217-218, 각주 87번), Definition (정의, p. 218, 각주 88번), Principles (원칙, pp. 218-219, 각주 89번)
[출처] https://www.fdiworlddental.org/resources/policy-statements-and-resolutions/lifelong-oral-health (2024-10-20자 최종방문)

적용뿐 아니라 장기 돌봄에 대한 광범위한 시스템의 개발이 필요하며, 여기에는 (치과 이외의) 다른 부문 및 다양한 층위의 정부 체계와 협조된 대응도 포함한다.

Lifelong oral health aims to maintain good oral health and an optimal quality of life through oral health promotion, risk assessment, disease prevention, early diagnosis and intervention at all stages of life. The goal of reaching as advanced an age* as possible with a full set of teeth is feasible, if preventive measures and oral healthcare are available through life.[88]

생애 전 단계 구강건강의 목표는 생애 모든 단계에서 구강건강 증진, 위험 평가, 질병 예방, 조기 진단 및 중재 행위(intervention)를 통하여 양호한 구강건강과 최적의 삶의 질을 유지하는 것이다. 전 생애에 걸쳐 예방 조치와 구강건강 돌봄을 받을 수 있다면, 가급적 온전한 치아를 유지하며 노화한다는 목표는 실현 가능하다.

This policy statement calls for an integrated health approach at each stage of life and in all oral health training at institutional

---

88) Definition(정의), p. 217의 각주 87번 참조.
   * 'advanced an age'는 'advanced in age'(나이를 먹다)의 오타 추정

levels, workplaces and living environments.[89]

이 정책 선언문(의 실행에)은/는 생애의 각 단계별로 또한 각급 기관, 작업장, 주거 환경에서의 모든 구강건강 훈련에서, 통합된 건강(돌봄) 접근 방법이 필요하다.

---

89) Principles(원칙), p. 217의 각주 87번 참조.

4.18 교육 성공 및 실패에 대하여

교육 참여자가 와상으로 생활하고, 인지가 없으면 일반적인 교육 방법으로는 구강건강관리 교육을 시도하기 어렵다. 간병인(요양보호사, 활동지원사, 생활지원사, 가족)이 반드시 있어야 한다.

간혹 치매가 심한 참여자를 간병인의 입회 없이 교육자가 홀로 담당하는 경우가 있다. 이 정도의 모습까지 보였으면 당사자나 보호자가 교육으로 인한 좋은 변화를 알고 싶어 하지 않고, 인정하지 않기도 한다. 한편으로는 정신이 불건강한 교육 참여자에 똬리를 틀고 서식하는 이무기의 집중적인 견제나 질투, 모함을 받기도 한다. 이런 일을 겪으면서 교육자의 정신이 심하게 피폐해지는 경험을 하기도 한다.

때때로 교육자의 다음 방문일까지 간병인이 해 줘야 하는 행위를 간병인에게 단계별로 교육할 때가 있다. 간병인이 현재 자신이 하는 일의 범위를 벗어난다고 판단하거나, '이 환자는 본인이 더 잘 이해하니(☞ 본인이 전문가이니) 당신이 관여하지 말라' 하며 거절하면 교육이 성공하기 어렵다.

와상 참여자는 스스로 인지가 없어 입을 벌리지 않으며 심하게 거부하기도 하고, 교육자의 시범을 보고 따라하거나, 스스로 칫솔을 잡고 구강위생관리 실습을 하기 어렵다.

교육자는 방문해서 안전하게 입안에 손가락 및 구강위생용품을 집어넣어 사용하는 방법이나, 흡인되지 않도록 자세를 잡고 경직되거나 강직 상태의 구강근육을 마사지하여 구강근육이 유연해지는 순간들을 보여줘야 한다.

방문 횟수가 증가할수록 참여자의 얼굴 표정이 부드러워지고, 입을 벌려 잘 협조하면 교육을 잘 진행한 것이다. 변화가 시작되면 간병인도 교육자가 진행하는 교육에 참여하면서 본인이 돌봄을 제공하는 교육 참여자의 구강건강관리를 이전보다 수월하게 할 수 있다. (pp. 216-217의 두 번째 패러그래프 및 같은 페이지 각주 86번 참조)

대부분의 교육 참여자들과 보호자, 간병인들은 '방문구강건강관리교육' 사업에 대해 고마워하고 치과가기가 어려운 사람들에게 꼭 필요한 사업이라고 이야기한다.

이동이 자유로운 교육 참여자는 일정을 확정한 후 달력에 표시해 놓고 전날 연락하고 문자를 보내는 등 아무리 노력해도, 본인의 기분대로 외출하거나 문을 열어 주지 않기도 한다.

교육자가 찾아오는 것은 좋은데, 교육 후 실천을 요구하면 심한 거부감을 표시하기도 한다. 또는 틀니나 보철을 무료로 해 주는 걸로 오해하여, 구강이 건강해지고 구강근기능이 향상되어 안전한 저작·연하를 하게 되었음에도, 오히려 역정을 내며 방문을 거부하기도 한다.

그래서 방문구강건강관리교육이 꼭 필요한 사람이라도, 당사자나 간병인들의 이해와 협조 얻기가 힘들다면, 교육이 성공해도 인정받지 못해 실패할 수 있다는 점을 염두에 두고 활동해야 한다. [p. 26의 각주 20번 중 '맛(≒ 멋, 느낌)'에 대한 서술 참조]

치과위생사가 진행하는 '교육'은 '치료'가 아님을 지속적으로 설명하고 안내해야 한다.

부록

부록 1. 방문구강건강관리교육 참여자 스크리닝 양식

부록 2. 방문구강건강관리교육 확인서

부록 3. 방문구강건강관리교육 1회 활동보고서 양식
   (세균 관찰 제외)

부록 4. 방문구강건강관리교육 1회 활동보고서 양식
   (세균 관찰 포함)

부록 5. 방문구강건강관리교육 3회 활동보고서 양식

부록 6. 방문구강건강관리교육 5회 이상 활동보고서
   양식

부록 7. 방문구강건강관리교육 활동 총정리 양식
   (사례회의용)

부록 8. '정민숙구강내외마사지법'(입근육마사지)

부록 1. 방문구강건강관리교육 참여자 스크리닝 양식

20XX. MM. DD. 기록자 : ○○○							
성명		남/여	생년월일	주소(몇 층까지 정확하게)			
연락처			장기요양보험 등급 유무	방문 횟수			
1	2			1~4	1~8	1~12	12회 이상
의뢰 경로							
병력(의사에게 진단을 받은 병력)							
복용중인 약							
현재 구강 상태 (틀니 유무 등)							
방문구강건강관리교육으로 얻고 싶은 효과 및 교육자가 반드시 알아야 할 사항							

[주의] 방문구강건강관리교육 전 스크리닝 필요. 내용 확인 후 교육계획을 세운다. 방문 교육 진행에 따른 환자의 변화에 맞춰 교육계획안을 수정하며 진행한다. 교육 참여자와 첫 대면자(직역)가 작성한다.

부록 2. 방문구강건강관리교육 확인서

XXXX의원 재택의료센터 방문구강건강관리교육 확인서

1. 교육 참여자 인적 사항

성 명	
주 소	
생년월일	
연 락 처	

위 교육 참여자는
20XX년 ○○○○센터 주관 방문구강건강관리교육을
다음과 같이 받았음을 확인합니다.

2. 방문구강건강관리교육일 (자필 사인)

날 짜	연. 월. 일	연. 월. 일	연. 월. 일
서명 (교육자)			
서명 (교육 참여자)			
교육 참여자가 서명 불가시 간병인(관계)			

[주의] 월 방문 횟수가 많으면 칸을 늘려 사용한다.

부록 3. 방문구강건강관리교육 1회 활동보고서 양식 (세균 관찰 제외)

구분	성함:	생년월일:	성별 □남 □여	□본인 □가족 □요양보호사 □활동지원사 □사회복지사		
치과위생사		□ 회(주) /		시작 시간		종료 시간
구강 관찰 1		**관찰 2**		**구강근육 마사지**		**틀니**
□ 치아 上 개 □ 치아 下 개 □ 치료할 치아 없음/있음 □ 치과방문(3개월 내) □ 설태 없음/있음 □ 틀니 없음/있음 - 전체틀니 상악/하악 - 부분틀니 상악/하악 - overdenture 上/下 - 있는데 사용 안 함 □ 구순, 구각, 구내 상처 - 없음/있음 □ 입이 마름/안 마름 □ 구취		□ 구강 촬영 □ 큐스캔 관찰 - 형광 없음/있음		□ 정민숙구강내외마사지법 (입근육마사지) - 근육탄력도 0, 1, 2, 3, 4, 5 - 근육경직 없음/있음 - 근육탄력 없음/있음 □ 잇몸 마사지 - 출혈/발적/부종 □ 치조제 마사지 - 출혈 있음/없음 □ 저작근 거상 □ 구취 □ 인공타액(의사, 치과의사, 약사 지시서 있는 경우)		□ 틀니 - 위생 불량/양호 - 끼고 잠/빼고 잠 - 물속에 보관 - 마른상태 보관 - 식기세정제 이용 - 틀니세정제 이용 - 일반 치약 이용 - 있으나 사용 안 함 - 만들었으나 버림 - 잇몸관리 안 함/함 - 틀니 세척
구강위생관리		**입체조**		**저작·연하 껌 구강운동**		**시계소리**
□ 잇몸 출혈 없음 / 있음 □ 거품치약 □ 미세모 칫솔 □ 두줄모 칫솔 □ 치간칫솔 sss, ss, s, m, ℓ □ 페리오브러시 □ 첨단칫솔 □ 펑거웨티 □ 치실/슈퍼플로스 □ 혀 세척 □ 스펀지 스왑 □ 물 헹굼 - 물 흘림 □ 구강위생용품 - 세척/건조/ 나열 □ 구취		□ 준비체조 □ 타액 자극1 □ 타액 자극2 □ 입술 힘 □ 삼키는 힘 □ 벌리는 힘 □ 다무는 힘 □ 말 하는 힘 □ 입의 개폐 □ 표정근 □ 정리체조		□ 틀니 장착 □ 보철-임플란트 □ 자연치아 □ 입술 다물기 □ 삼키기/사레 걸림 □ 틀니 붙음/안 붙음 □ 껌 저작(40초 저작/60초 저작) 상태 - 잘 됨/잘 안됨 - 식괴 형성됨/안됨		□ 시계소리 15회 -소리 명료/불명료 □ 1일1회 영상시청 〈대한구강보건협회〉 - 구강내외마사지 - 구강운동법 - 칫솔질 - 틀니관리 〈중애모〉 - 입근육마사지 - 이닦기
기타						

[주의] 현장 상황을 자세히 기록한다. 치과위생사만 기록하고 파일은 팀원 간 외에는 공유하지 않는다. 이 활동보고서의 내용을 기초로 추후 작성될 보고서의 공개·비공개 범위를 정한다. 치료가 아니라 교육의 관점에서 기록한다.

방문구강건강관리교육 1회 활동보고서 양식

구분	성함:	생년월일:	성별 □남 □여	□본인 □가족 □요양보호사 □활동지원사 □사회복지사

치과위생사		회(주) /	시작 시간	종료 시간
구강 관찰 1	**구강 관찰 2**	**구강근육마사지**	**틀니**
□ 치아 上 개 □ 치아 下 개 □ 치료 할 치아 없음/있음 □ 치과방문(3개월 내) □ 설태 없음/있음 □ 틀니 없음/있음 - 전체틀니 상악/하악 - 부분틀니 상악/하악 함 - overdenture 上/下 - 있는데 사용 안 함 □ 구순, 구강, 구내 상처 - 없음/있음 □ 구취 □ 입이 마름/안 마름 □ 구취	□ 큐스켄 관찰 □ 구강 촬영 □ 혈관 없음/있음	□ 점막수구강내외마사지(엄근육마사지) - 근육탄력도 0,1,2,3,4,5 - 근육경직 없음/있음 - 근육탄력 없음/있음 □ 잇몸 마사지 - 출혈/발적/부종 □ 치조제마사지 - 출혈 있음/없음 □ 저작근 거상 □ 구취 □ 인공타액 (의사,치과의사,약사 지시서 있는 경우) 저작 연하 검 구강운동	□ 틀니 - 위생 불량/양호 - 끼고 잠/빼고 잠 - 물속에 보관 - 마른상태 보관 - 식기세정제 이용 - 틀니세정제 이용 - 일반 치약 이용 - 있으나 사용 안 함 - 만들었으나 버림 - 잇몸관리 안 함/함 - 틀니 세척
구강위생관리	**인체조**		**시계소리**
□ 잇몸 출혈 없음 / 있음 □ 거품치약 □ 미세모 칫솔 □ 두줄모 칫솔 □ 회전칫솔 sss, s, m, l □ 페리오브러시 □ 첨단칫솔 □ 팔거레티 □ 치실/수파플로스 □ 혀 세척 □ 스펀지 수왑 □ 물 헹굼-물 휼림 □ 구강위생용품-세척/건조/나열 □ 구취	□ 준비체조 □ 타액 자극1 □ 타액 자극2 □ 얼굴 힘 □ 삼키는 힘 □ 발리는 힘 □ 다무는 힘 □ 입술 힘 □ 다무는 힘 □ 입의 개폐 □ 표정근 □ 정리체조	□ 틀니 장착 □ 보철-임플란트 □ 자연치아 □ 입술 다물기 □ 삼키기/사례 걸림 □ 틀니 불음/안 불음 □ 검 저작(40조 저작/60초 저작) 상태 - 잘 됨 / 잘 안 됨 □ 사과 썰었 됨 / 안 됨	□ 시계소리 15회 -소리 명료/불 명료 □ 1일1회 영상시청 <대한구강보건협회> - 구강내외마사지 - 구강운동법 - 칫솔질 - 틀니관리 <중예모> - 입근육마사지 - 이닦기

기타

부록

부록 4. 방문구강건강관리교육 1회 활동보고서 양식 (세균 관찰 포함)

구분	성함:	생년월일:	성별 □남 □여	□본인 □가족 □요양보호사 □활동지원사 □사회복지사		
치과위생사	□ 회(주) /			시작 시간		종료 시간
세균 관찰	구강 관찰 1		구강 관찰 2	구강근육 마사지		틀니
□ 교육 전 부유물 - 없음 - 조금 - 다량 □ 교육 후 부유물 - 없음 - 조금 - 다량	□ 치아 上 개 치아 下 개 □ 치료할 치아 없음/ 있음 □ 치과방문(3개월 내) □ 설태 없음/있음 □ 틀니 없음/있음 - 전체틀니 상악/하악 - 부분틀니 상악/하악 - overdenture 上/下 - 있는데 사용 안 함 □ 구순, 구각, 구내 상처 - 없음/있음 □ 입이 마름/안 마름 구취		□ 구강 촬영 □ 큐스캔 관찰 - 형광 없음 - 형광 있음	□ 정민숙구강내외마사지법 (입근육마사지) - 근육탄력도 0, 1, 2, 3, 4, 5 - 근육경직 없음/있음 - 근육탄력 없음/있음 - 잇몸 마사지 - 출혈/발적/부종 - 치조제 마사지 - 출혈 있음/없음 - 저작근 거상 구취 □ 인공타액(의사, 치과의사, 약사 지시서 있는 경우)		□ 틀니 - 위생 불량/양호 - 끼고 잠/빼고 잠 - 물속에 보관 - 마른상태 보관 - 식기세정제 이용 - 틀니세정제 이용 - 일반 치약 이용 - 있으나 사용 안 함 - 만들었으나 버림 - 잇몸관리 안 함/함 - 틀니 세척
구강위생관리			입체조	저작·연하 껌 구강운동		시계소리
□ 잇몸 출혈 없음 / 있음 □ 거품치약 □ 미세모 칫솔 □ 두줄모 칫솔 □ 치간칫솔 sss, ss, s, m, ℓ □ 페리오브러시 □ 첨단칫솔 □ 핑거웨티 □ 치실/슈퍼플로스 □ 혀 세척 □ 스펀지 스왑 □ 물 행굼 - 물 흘림 □ 구강위생용품 - 세척/건조/나열 □ 구취			□ 준비체조 □ 타액 자극1 □ 타액 자극2 □ 입술 힘 □ 삼키는 힘 □ 벌리는 힘 □ 다무는 힘 □ 말하는 힘 □ 입의 개폐 □ 표정근 □ 정리체조	□ 틀니 장착 - 보철·임플란트 - 자연치아 - 입술 다물기 - 삼키기/사례 걸림 - 틀니 붙임/안 붙음 - 껌 저작(40초 저작/60초 저작) 상태 - 잘 됨/잘 안됨 - 식괴 형성됨/안 됨		□ 시계소리 15회 -소리 명료/불 명료 □ 1일1회 영상시청 〈대한구강보건협회〉 - 구강내외마사지 - 구강운동법 - 칫솔질 - 틀니관리 〈중애모〉 - 입근육마사지 - 이닦기
기타						

[주의] 현장 상황을 자세히 기록한다. 치과위생사만 기록하고 파일은 팀원 간 외에는 공유하지 않는다. 이 활동보고서의 내용을 기초로 추후 작성될 보고서의 공개·비공개 범위를 정한다. 치료가 아니라 교육의 관점에서 기록한다.

방문구강건강관리교육 활동보고서 (치과위생사 1회 활동보고서) 양식

구분	성명:		생년월일		성별 □남 □여	□본인 □가족	□요양보호사 □활동지원사 □사회복지사

치과위생사				
제공 관찰	구강 관찰 1	구강 관찰 2	시작 시간 회(주) /	종료 시간

구강 관찰
- □ 치아 上 개/下 개
- □ 자료 할 치아 없음/있음
- □ 치과방문(3개월 내)
- □ 설태 없음/있음
- □ 틈니 없음/있음

교육 전 부유물
- □ 없음
- □ 조금
- □ 다량
- 전체틈니 상악/하악
- 부분틈니 상악/하악
- overdenture 上/下

교육 후 부유물
- □ 없음
- □ 조금
- □ 다량
- □ 있는데 사용 안 함
- □ 구순, 구강, 구내 상처 – 없음/있음
- □ 입이 마름/안 마름 □ 구취

구강촬영
- □ 큐스캔 관찰
- □ 형광 관찰
- □ 형광 없음

구강근 마사지
- □ 경민속구강내외마사지법(입근육마사지)
  - 근육탄력도 0,1,2,3,4,5
  - 근육경직 없음/있음
  - 근육탄련 없음/있음
- □ 잇몸 마사지 – 출혈/발적/부종
- □ 저작체마사지 – 출혈 있음/없음
- □ 저작근 긴장 □ 구취
- □ 안면타박 (의사,치과의사,약사 지시서 있는 경우)

틈니
- 위생 불량/양호
- 까고 잠/빼고 잠
- 물속에 보관 – 마른상태 보관
- 식기세정제 이용 – 틈니세정제 이용
- 일반 치약 이용
- 잇으나 사용 안 함-만들었었으나 버림
- 잇몸관리 안 함/함
- 틈니 세척

구강위생관리
- □ 잇몸 출혈 없음/있음
- □ 거품치약
- □ 미세모 칫솔 □ 두줄모 칫솔
- □ 치간칫솔 sss, ss, s, m, l
- □ 폐리오브라시 □ 첨단칫솔 □ 펑거웨티
- □ 치실/수퍼플로스 □ 혀 세척
- □ 스펀지 스왑
- □ 물 헹굼-물 홀림
- □ 구강위생용품-세척/건조/나일 □ 구취

연제조
- 준비체조
- □ 타액 자극1 □ 타액 자극2
- □ 입술 자극 □ 삼키는 힘
- □ 별리는 힘 □ 다무는 힘
- □ 알 하는 힘 □ 입의 개폐 □ 표
- 정근 □ 정리체조

저작 연하 껌 구강운동
- □ 틈니 장착
- □ 보철 임플란트
- □ 자연치아
- □ 입술 다물기
- □ 삼키기/사레 걸림
- □ 틈니 불줄/안 불음
- □ 껌 저작(40초 저작/60초 저작상태
- 잘 힘 / 잘 안 힘
- 식괴 형성 됨/안 됨

시계소리
- □ 시계소리 15회
- 소리 명료/불 명료
- □ 1일 1회 영상시청
- <대한구강보건협회>
- 구강내외마사지 – 구강운동법
- 칫솔질 – 틈니관리
- <중예모>
- 입근육마사지 – 이닦기

기타

부록 5. 방문구강건강관리교육 3회 활동보고서 양식

구분	성함:　　　생년월일:　　　성별 □ 남 □ 여 □ 본인　□ 가족　□ 요양보호사　□ 활동지원사　□ 사회복지사		
	치과위생사	치과위생사	치과위생사
	□　회(　주) 　/	□　회(　주) 　/	□　회(　주) 　/
	시작　　　종료	시작　　　종료	시작　　　종료
세균 관찰	□ 교육 전 부유물 - 없음/조금/다량 □ 교육 후 부유물 - 없음/조금/다량	□ 교육 전 부유물 - 없음/조금/다량 □ 교육 후 부유물 - 없음/조금/다량	□ 교육 전 부유물 - 없음/조금/다량 □ 교육 후 부유물 - 없음/조금/다량
구강 관찰 1	□치아上　개/下　개 □치료할 치아 없음/있음 □치과방문(3월 내) □설태 없음/있음 □틀니-없음/있음 - 전체틀니상악/하악 - 부분틀니상악/하악 - overdenture 上/下 - 있는데 사용 안 함 □구순, 구각 상처 - 없음/있음 □입 마름/안 마름 □구취	□치아上　개/下　개 □치료할 치아 없음/있음 □치과방문(3월 내) □설태 없음/있음 □틀니-없음/있음 - 전체틀니상악/하악 - 부분틀니상악/하악 - overdenture 上/下 - 있는데 사용 안 함 □구순, 구각 상처 - 없음/있음 □입 마름/안 마름 □구취	□치아上　개/下　개 □치료할 치아 없음/있음 □치과방문(3월 내) □설태 없음/있음 □틀니-없음/있음 - 전체틀니상악/하악 - 부분틀니상악/하악 - overdenture 上/下 - 있는데 사용 안 함 □구순, 구각 상처 - 없음/있음 □입 마름/안 마름 □구취
구강 관찰 2	□ 구강 촬영 □ 큐스캔 관찰 - 형광 없음/있음	□ 구강 촬영 □ 큐스캔 관찰 - 형광 없음/있음	□ 구강 촬영 □ 큐스캔 관찰 - 형광 없음/있음
구강근육 마사지	□정민숙구강내외마사지법(입 　근육마사지) - 근육탄력도 0, 1, 2, 3, 4, 5 - 근육경직 없음/있음 - 근육탄력 없음/있음 □잇몸 마사지 - 출혈/발적/부종 □치조제마사지 - 출혈 있음/없음 □저작근거상 □구취	□정민숙구강내외마사지법(입 　근육마사지) - 근육탄력도 0, 1, 2, 3, 4, 5 - 근육경직 없음/있음 - 근육탄력 없음/있음 □잇몸 마사지 - 출혈/발적/부종 □치조제마사지 - 출혈 있음/없음 □저작근거상 □구취	□정민숙구강내외마사지법(입 　근육마사지) - 근육탄력도 0, 1, 2, 3, 4, 5 - 근육경직 없음/있음 - 근육탄력 없음/있음 □잇몸 마사지 - 출혈/발적/부종 □치조제마사지 - 출혈 있음/없음 □저작근거상 □구취

틀니	□ 틀니 - 위생불량/양호 - 끼고 잠/빼고 잠 - 물속 보관 - 마른상태 보관 - 식기세정제 이용 - 틀니세정제 이용 - 일반 치약 이용 - 사용 안함 - 만들었으나 버림 - 잇몸관리 안함/함 - 틀니 세척	□ 틀니 - 위생불량/양호 - 끼고 잠/빼고 잠 - 물속 보관 - 마른상태 보관 - 식기세정제 이용 - 틀니세정제 이용 - 일반 치약 이용 - 사용 안함 - 만들었으나 버림 - 잇몸관리 안함/함 - 틀니 세척	□ 틀니 - 위생불량/양호 - 끼고 잠/빼고 잠 - 물속 보관 - 마른상태 보관 - 식기세정제 이용 - 틀니세정제 이용 - 일반 치약 이용 - 사용 안함 - 만들었으나 버림 - 잇몸관리 안함/함 - 틀니 세척
구강위생 관리	□ 잇몸 출혈 - 없음/있음 □ 거품치약 □ 미세모 칫솔 □ 두줄모 칫솔 □ 치간칫솔 sss, ss, s, m, ℓ □ 페리오브러시 □ 첨단칫솔 □ 핑거웨티 □ 치실/슈퍼플로스 □ 혀 세척 □ 스펀지 스왑 □ 물 헹굼-물 흘림 □ 구강위생용품 - 세척/건조/ 나열 □ 구취	□ 잇몸 출혈 - 없음/있음 □ 거품치약 □ 미세모 칫솔 □ 두줄모 칫솔 □ 치간칫솔 sss, ss, s, m, ℓ □ 페리오브러시 □ 첨단칫솔 □ 핑거웨티 □ 치실/슈퍼플로스 □ 혀 세척 □ 스펀지 스왑 □ 물 헹굼-물 흘림 □ 구강위생용품 - 세척/건조/ 나열 □ 구취	□ 잇몸 출혈 - 없음/있음 □ 거품치약 □ 미세모 칫솔 □ 두줄모 칫솔 □ 치간칫솔 sss, ss, s, m, ℓ □ 페리오브러시 □ 첨단칫솔 □ 핑거웨티 □ 치실/슈퍼플로스 □ 혀 세척 □ 스펀지 스왑 □ 물 헹굼-물 흘림 □ 구강위생용품 - 세척/건조/ 나열 □ 구취
입체조	□ 준비체조 □ 타액 자극1 □ 타액 자극2 □ 입술 힘 □ 삼키는 힘 □ 벌리는 힘 □ 다무는 힘 □ 말하는 힘 □ 입의 개폐 □ 표정근 □ 정리체조	□ 준비체조 □ 타액 자극1 □ 타액 자극2 □ 입술 힘 □ 삼키는 힘 □ 벌리는 힘 □ 다무는 힘 □ 말하는 힘 □ 입의 개폐 □ 표정근 □ 정리체조	□ 준비체조 □ 타액 자극1 □ 타액 자극2 □ 입술 힘 □ 삼키는 힘 □ 벌리는 힘 □ 다무는 힘 □ 말하는 힘 □ 입의 개폐 □ 표정근 □ 정리체조
저작·연하 껌 구강운동	□ 틀니 장착 □ 보철-임플란트 □ 자연치아 □ 입술 다물기 □삼키기/사레 걸림 □틀니붙음/안 붙음 □ 껌 저작(40초/60초) 상태 - 잘됨 / 잘 안됨 - 식괴형성됨/안됨	□ 틀니 장착 □ 보철-임플란트 □ 자연치아 □ 입술 다물기 □삼키기/사레 걸림 □틀니붙음/안 붙음 □ 껌 저작(40초/60초) 상태 - 잘됨 / 잘 안됨 - 식괴형성됨/안됨	□ 틀니 장착 □ 보철-임플란트 □ 자연치아 □ 입술 다물기 □삼키기/사레 걸림 □틀니붙음/안 붙음 □ 껌 저작(40초/60초) 상태 - 잘됨 / 잘 안됨 - 식괴형성됨/안됨

시계소리 및 영상	□ 시계소리 15회 -소리명료/불명료 □ 1일1회 영상시청 〈대한구강보건협회〉 - 구강내외마사지 - 구강운동법 - 칫솔질 - 틀니관리 〈중애모〉 - 입근육마사지 - 이닦기	□ 시계소리 15회 -소리명료/불명료 □ 1일1회 영상시청 〈대한구강보건협회〉 - 구강내외마사지 - 구강운동법 - 칫솔질 - 틀니관리 〈중애모〉 - 입근육마사지 - 이닦기	□ 시계소리 15회 -소리명료/불명료 □ 1일1회 영상시청 〈대한구강보건협회〉 - 구강내외마사지 - 구강운동법 - 칫솔질 - 틀니관리 〈중애모〉 - 입근육마사지 - 이닦기
기타			

[주의] 현장 상황을 자세히 기록한다. 치과위생사만 기록하고 파일은 팀원 간 외에는 공유하지 않는다. 이 보고서를 기초로 추후 보고서의 공개·비공개 범위를 정한다. 치료가 아니라 교육의 관점에서 기록한다.

[실제 적용] 여백을 좁게 하면 A4 2장 분량. 출력할 때 모아 찍기로 하면 A4 1장 분량.

부록 6. 방문구강건강관리교육 5회 이상 활동보고서 양식

구분	성함:　　　　생년월일:　　　　성별 ☐ 남 ☐ 여 ☐ 본인　☐ 가족　☐ 요양보호사　☐ 활동지원사　☐ 사회복지사				
	치과위생사	치과위생사	치과위생사	치과위생사	치과위생사
	☐ 회(주) /	☐ 회(주) /	☐ 회(주) /	☐ 회(주) /	☐ 회(주) /
	시작　종료	시작　종료	시작　종료	시작　종료	시작　종료
구강 관찰 1	☐치아上 /下 ☐치료할 치아 없음/있음 ☐구취 ☐치과방문(3개월 내) ☐설태없음/있음 ☐틀니없음/있음/미사용 - 전체틀니 상/하 - 부분틀니 상/하 - overdenture 상/하 ☐구순,구각,구내상처 -없음/있음 ☐입마름/안마름	☐치아上 /下 ☐치료할 치아 없음/있음 ☐구취 ☐치과방문(3개월 내) ☐설태없음/있음 ☐틀니없음/있음/미사용 - 전체틀니 상/하 - 부분틀니 상/하 - overdenture 상/하 ☐구순,구각,구내상처 -없음/있음 ☐입마름/안마름	☐치아上 /下 ☐치료할 치아 없음/있음 ☐구취 ☐치과방문(3개월 내) ☐설태없음/있음 ☐틀니없음/있음/미사용 - 전체틀니 상/하 - 부분틀니 상/하 - overdenture 상/하 ☐구순,구각,구내상처 -없음/있음 ☐입마름/안마름	☐치아上 /下 ☐치료할 치아 없음/있음 ☐구취 ☐치과방문(3개월 내) ☐설태없음/있음 ☐틀니없음/있음/미사용 - 전체틀니 상/하 - 부분틀니 상/하 - overdenture 상/하 ☐구순,구각,구내상처 -없음/있음 ☐입마름/안마름	☐치아上 /下 ☐치료할 치아 없음/있음 ☐구취 ☐치과방문(3개월 내) ☐설태없음/있음 ☐틀니없음/있음/미사용 - 전체틀니 상/하 - 부분틀니 상/하 - overdenture 상/하 ☐구순,구각,구내상처 -없음/있음 ☐입마름/안마름
구강 관찰 2	☐구강촬영 ☐큐스캔 관찰 -형광 없음/있음	☐구강촬영 ☐큐스캔 관찰 -형광 없음/있음	☐구강촬영 ☐큐스캔 관찰 -형광 없음/있음	☐구강촬영 ☐큐스캔 관찰 -형광 없음/있음	☐구강촬영 ☐큐스캔 관찰 -형광 없음/있음
구강 근육 마사지	☐정민숙구강내외마사지법(입근육마사지) : 근육 탄력도 0, 1, 2, 3, 4, 5 - 근육경직없음/있음 - 근육탄력없음/있음 ☐잇몸 마사지 - 출혈/발적/부종 ☐치조제마사지 - 출혈 있음/없음 ☐저작근거상 ☐ 구취	☐정민숙구강내외마사지법(입근육마사지) : 근육 탄력도 0, 1, 2, 3, 4, 5 - 근육경직없음/있음 - 근육탄력없음/있음 ☐잇몸 마사지 - 출혈/발적/부종 ☐치조제마사지 - 출혈 있음/없음 ☐저작근거상 ☐ 구취	☐정민숙구강내외마사지법(입근육마사지) : 근육 탄력도 0, 1, 2, 3, 4, 5 - 근육경직없음/있음 - 근육탄력없음/있음 ☐잇몸 마사지 - 출혈/발적/부종 ☐치조제마사지 - 출혈 있음/없음 ☐저작근거상 ☐ 구취	☐정민숙구강내외마사지법(입근육마사지) : 근육 탄력도 0, 1, 2, 3, 4, 5 - 근육경직없음/있음 - 근육탄력없음/있음 ☐잇몸 마사지 - 출혈/발적/부종 ☐치조제마사지 - 출혈 있음/없음 ☐저작근거상 ☐ 구취	☐정민숙구강내외마사지법(입근육마사지) : 근육 탄력도 0, 1, 2, 3, 4, 5 - 근육경직없음/있음 - 근육탄력없음/있음 ☐잇몸 마사지 - 출혈/발적/부종 ☐치조제마사지 - 출혈 있음/없음 ☐저작근거상 ☐ 구취

틀니	□틀니 위생 - 불량/양호/끼고 잠/빼고 잠/물속보관/건조보관 식기세정제/틀니세정제/일반치약/틀니전용치약/보관중/미사용/제작 후 버림/잇몸관리 no/yes - 틀니 세척	□틀니 위생 - 불량/양호/끼고 잠/빼고 잠/물속보관/건조보관 식기세정제/틀니세정제/일반치약/틀니전용치약/보관중/미사용/제작 후 버림/잇몸관리 no/yes - 틀니 세척	□틀니 위생 - 불량/양호/끼고 잠/빼고 잠/물속보관/건조보관 식기세정제/틀니세정제/일반치약/틀니전용치약/보관중/미사용/제작 후 버림/잇몸관리 no/yes - 틀니 세척	□틀니 위생 - 불량/양호/끼고 잠/빼고 잠/물속보관/건조보관 식기세정제/틀니세정제/일반치약/틀니전용치약/보관중/미사용/제작 후 버림/잇몸관리 no/yes - 틀니 세척	□틀니 위생 - 불량/양호/끼고 잠/빼고 잠/물속보관/건조보관 식기세정제/틀니세정제/일반치약/틀니전용치약/보관중/미사용/제작 후 버림/잇몸관리 no/yes - 틀니 세척
구강위생관리	□잇몸출혈 □거품치약 □미세모 □두줄모 □치간칫솔sss, ss, s, m, ℓ □잇몸칫솔 □첨단칫솔 □페리오브러시 □핑거웨티 □치실/슈퍼플로스/치실고리 □혀 세척 □오랄스왑 □물행굼-물 흘림 □구강위생용품-세척/건조/나열 □구취	□잇몸출혈 □거품치약 □미세모 □두줄모 □치간칫솔sss, ss, s, m, ℓ □잇몸칫솔 □첨단칫솔 □페리오브러시 □핑거웨티 □치실/슈퍼플로스/치실고리 □혀 세척 □오랄스왑 □물행굼-물 흘림 □구강위생용품-세척/건조/나열 □구취	□잇몸출혈 □거품치약 □미세모 □두줄모 □치간칫솔sss, ss, s, m, ℓ □잇몸칫솔 □첨단칫솔 □페리오브러시 □핑거웨티 □치실/슈퍼플로스/치실고리 □혀 세척 □오랄스왑 □물행굼-물 흘림 □구강위생용품-세척/건조/나열 □구취	□잇몸출혈 □거품치약 □미세모 □두줄모 □치간칫솔sss, ss, s, m, ℓ □잇몸칫솔 □첨단칫솔 □페리오브러시 □핑거웨티 □치실/슈퍼플로스/치실고리 □혀 세척 □오랄스왑 □물행굼-물 흘림 □구강위생용품-세척/건조/나열 □구취	□잇몸출혈 □거품치약 □미세모 □두줄모 □치간칫솔sss, ss, s, m, ℓ □잇몸칫솔 □첨단칫솔 □페리오브러시 □핑거웨티 □치실/슈퍼플로스/치실고리 □혀 세척 □오랄스왑 □물행굼-물 흘림 □구강위생용품-세척/건조/나열 □구취
입체조	준비체조/타액자극1/타액자극2/입술힘/삼키는 힘/벌리는 힘/다무는 힘/말 하는 힘/입의 개폐/표정근/정리체조	준비체조/타액자극1/타액자극2/입술힘/삼키는 힘/벌리는 힘/다무는 힘/말 하는 힘/입의 개폐/표정근/정리체조	준비체조/타액자극1/타액자극2/입술힘/삼키는 힘/벌리는 힘/다무는 힘/말 하는 힘/입의 개폐/표정근/정리체조	준비체조/타액자극1/타액자극2/입술힘/삼키는 힘/벌리는 힘/다무는 힘/말 하는 힘/입의 개폐/표정근/정리체조	준비체조/타액자극1/타액자극2/입술힘/삼키는 힘/벌리는 힘/다무는 힘/말 하는 힘/입의 개폐/표정근/정리체조
저작·연하 껌 구강운동	□틀니장착 □보철-임플란트 □자연치아 □입술 다물기 □삼키기/사레 들림 □틀니 붙음/안붙음 □껌저작(40초/60초)-잘 됨/안됨 -식괴 형성됨/안됨	□틀니장착 □보철-임플란트 □자연치아 □입술 다물기 □삼키기/사레 들림 □틀니 붙음/안붙음 □껌저작(40초/60초)-잘 됨/안됨 -식괴 형성됨/안됨	□틀니장착 □보철-임플란트 □자연치아 □입술 다물기 □삼키기/사레 들림 □틀니 붙음/안붙음 □껌저작(40초/60초)-잘 됨/안됨 -식괴 형성됨/안됨	□틀니장착 □보철-임플란트 □자연치아 □입술 다물기 □삼키기/사레 들림 □틀니 붙음/안붙음 □껌저작(40초/60초)-잘 됨/안됨 -식괴 형성됨/안됨	□틀니장착 □보철-임플란트 □자연치아 □입술 다물기 □삼키기/사레 들림 □틀니 붙음/안붙음 □껌저작(40초/60초)-잘 됨/안됨 -식괴 형성됨/안됨

시계 소리 및 영상	□시계소리 15회-소리명료/불명료 □1일1회시청 〈대한구강보건협회 영상〉 구강내외마사지/구강운동법/칫솔질/틀니관리 〈중애모 영상〉 - 입근육마사지 - 이닦기	□시계소리 15회-소리명료/불명료 □1일1회시청 〈대한구강보건협회 영상〉 구강내외마사지/구강운동법/칫솔질/틀니관리 〈중애모 영상〉 - 입근육마사지 - 이닦기	□시계소리 15회-소리명료/불명료 □1일1회시청 〈대한구강보건협회 영상〉 구강내외마사지/구강운동법/칫솔질/틀니관리 〈중애모 영상〉 - 입근육마사지 - 이닦기	□시계소리 15회-소리명료/불명료 □1일1회시청 〈대한구강보건협회 영상〉 구강내외마사지/구강운동법/칫솔질/틀니관리 〈중애모 영상〉 - 입근육마사지 - 이닦기	□시계소리 15회-소리명료/불명료 □1일1회시청 〈대한구강보건협회 영상〉 구강내외마사지/구강운동법/칫솔질/틀니관리 〈중애모 영상〉 - 입근육마사지 - 이닦기	
기타						

[주의] 현장 상황을 자세히 기록한다. 치과위생사만 기록하고 파일은 팀원 간 외에는 공유하지 않는다. 이 활동보고서의 내용을 기초로 추후 작성될 보고서의 공개·비공개 범위를 정한다. 치료가 아니라 교육의 관점에서 기록한다. 6회차 활동부터 다시 한 장을 더 출력하여 이어서 기록한다.

[실제 적용] 여백을 좁게 하면 A4 2장 분량. 출력할 때 모아 찍기로 하면 A4 1장 분량.

부록

부록 7. 방문구강건강관리교육 활동 총정리 양식(사례회의용)

정리 : ○○○ 치과위생사(○○.○○.○)

○○○ / ○ (○○○○.○○.○○)

구분	1회(처음) ○○.○○	N회(중간) ○○.○○	n회(최종) ○○.○○	비고
구강위생용품 및 기타				
입근육마사지 (정민숙구강내외 마사지법)-구강 위생관리 교육 및 저작-연하 교육 -입체조				
구강건강교육 전 치아상태				
구강건강교육 후 치아상태				

[주의] 방문 횟수가 아무리 많아도 1페이지에 모두 정리한다. 타 직역과 공유하니, 치과계 전문용어나 약어 등을 사용하지 않고, 비전문가도 이해할 수 있도록 일상용어로 표현한다.

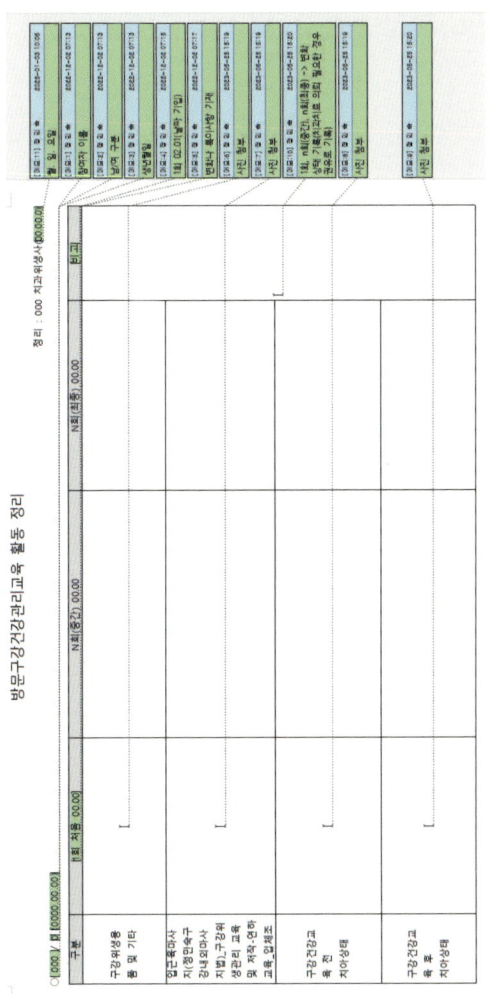

[주의] 방문 횟수가 아무리 많아도 1페이지에 모두 정리한다. 타 직역과 공유하니, 치과계 전문용어나 약어 등을 사용하지 말고, 비전문가도 이해할 수 있도록 일상용어로 표현한다. 이 양식을 기본으로 교육자의 판단 하에 수정하여 사용한다.

부록 8. 정민숙구강내외마사지법(입근육마사지)

이 책은 2021년 5월 10일자 출간한 『구강건강교육 현장 이야기 - 구강관리가 어려운 장애인과 노인의 사례를 중심으로』와 연계하는 내용이다.

앞 책이 돌봄을 제공하는 모든 사람에게 '구강건강관리란 이런 것이다.'를 보여 준 책이라면, 이 책은 방문구강건강관리교육에 뛰어든(들) 치과위생사에게 다음 단계를 알려 주는 나침반이 되길 바라는 마음을 담았다.
『구강건강교육 현장 이야기 - 구강관리가 어려운 장애인과 노인의 사례를 중심으로』의 제2장 '잠긴 입안을 열기 위한 마사지' 중 세 번째 마디 〈'정민숙구강내외마사지법' 정리〉(pp. 96-121)를 그대로 전재한다. ① 이 부분(텍스트와 그림)과 ② 대한구강보건협회 제작 동영상[90] 및 ③ 사단법인한국중증중복뇌병변장애인부모회(중애모)[91] 동영상을 함께 참조하면, 정민숙구강내외마사지법(입근육마사지)은 정확한 방법으로 시행할 수 있으리라 믿는다. ('정민숙구강내외마자시법' 그림 저작권은 이선규에게 있다.)

---

90) "구강내외마사지", 2020 노인구강보건교육 자료 - 구강내외마사지, 2021년 3월 2일 게시, 2024년12월30일 최종 접속, https://www.youtube.com/watch?v=9vcu5sNuEuk
91) "Ep1 중증중복뇌병변장애인의 입근육마사지", 사단법인한국중증중복뇌병변장애인부모회 발행, 2024년 8월 7일 게시, 2024년12월30일 최종 접속, https://www.youtube.com/watch?v=pba83_ogEDU&t=21s

'정민숙구강내외마사지법' 정리

1) 손가락 잡는 지점

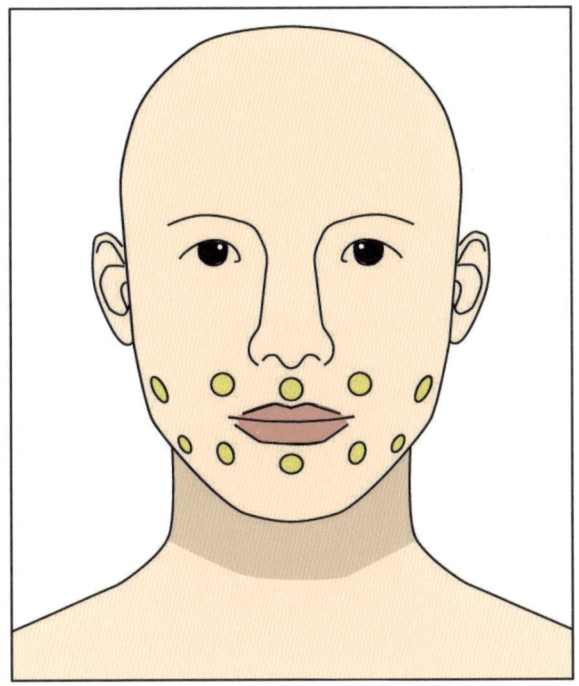

〈그림 6-1〉 중요 SPOT.

2) 6개의 지점과 방향

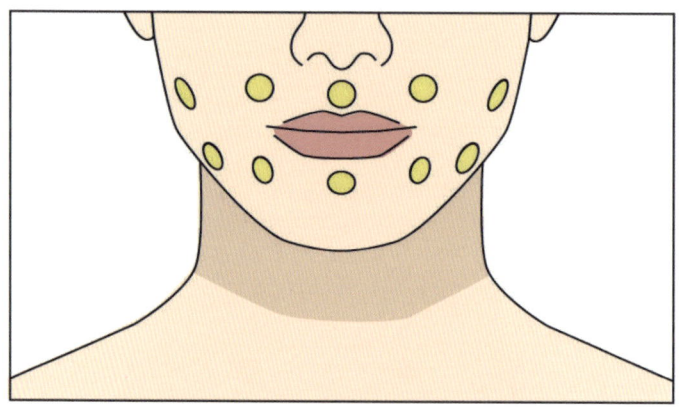

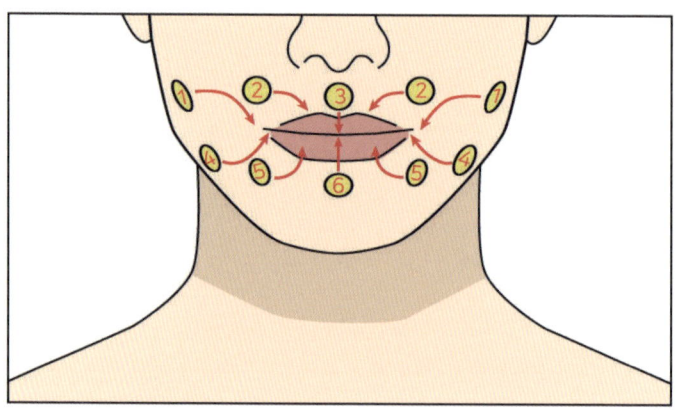

〈그림 6-2〉 6개의 SPOT과 움직임 방향. 같은 행위를 3회씩 한다.

3) 오른쪽 지점

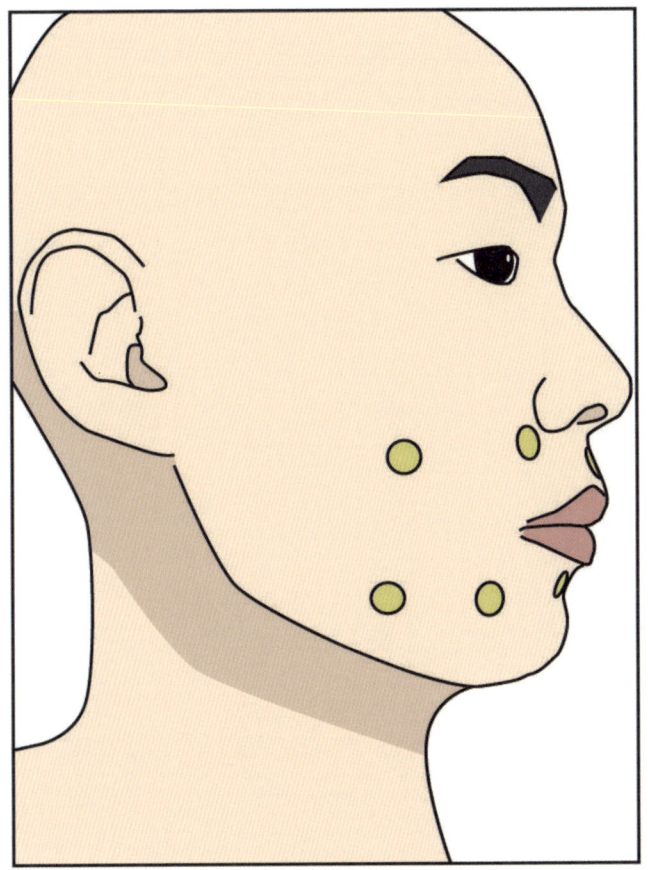

〈그림 6-3〉 오른쪽 얼굴의 중요 지점

부록

4) 왼쪽 지점

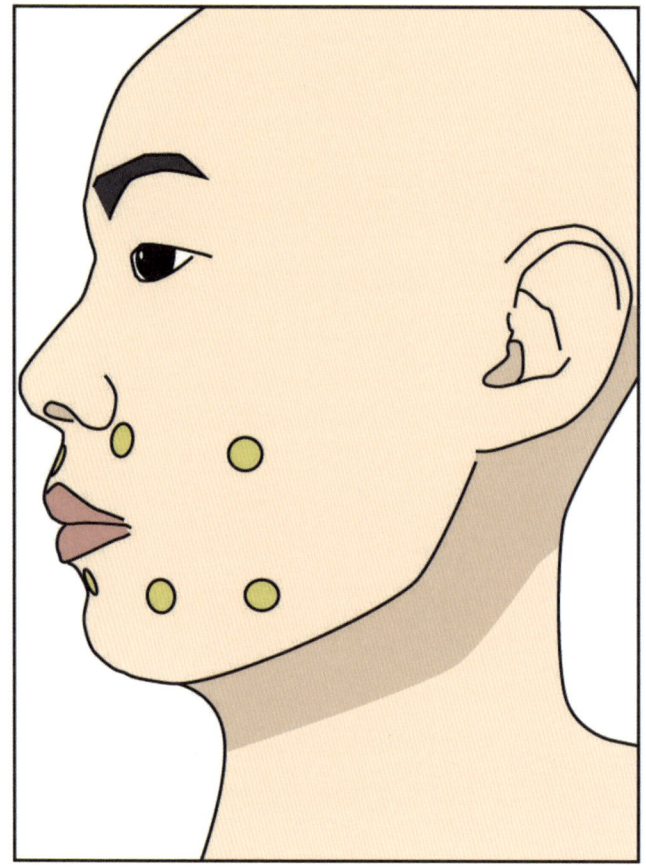

〈그림 6-4〉 왼쪽 얼굴의 중요 지점

5) 1번 지점을 잡고 마사지하는 방법 (3회 시행)

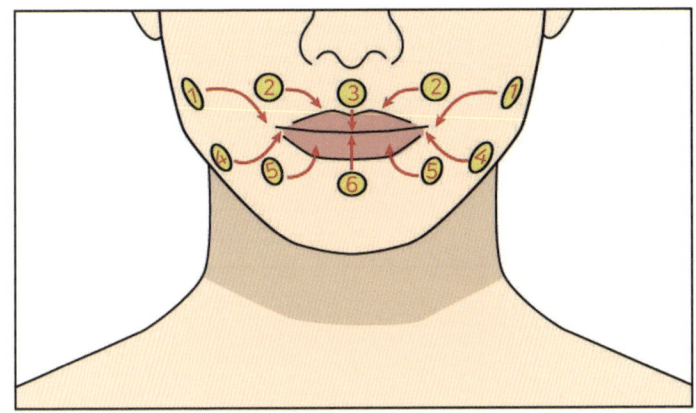

〈그림 6-5〉 중요 지점과 방향

5-1) 스스로 마사지하는 방법

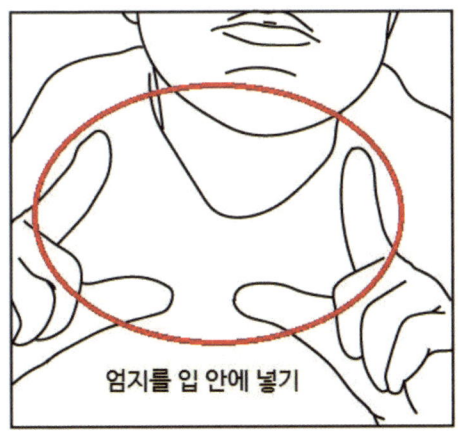

〈그림 7-1〉 손 깨끗이 씻고 양 손 엄지와 검지 준비

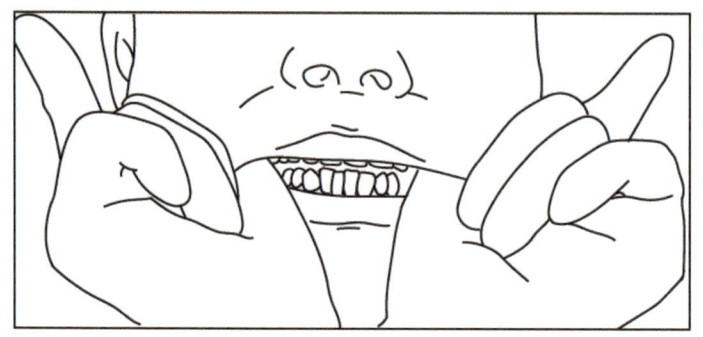

〈그림 7-2〉 엄지를 한마디 반이 넘게, 위 치아와 볼 사이에
1번 위치(제일 뒤쪽 어금니 옆)까지 넣기

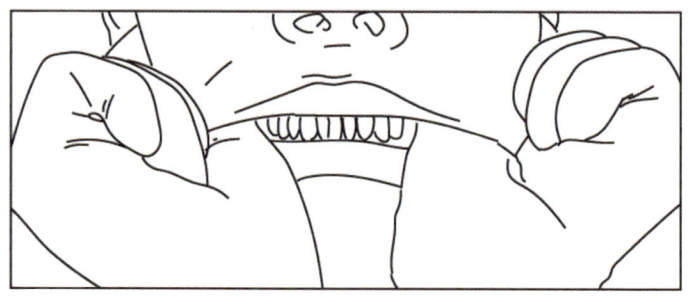

〈그림 7-3〉 검지를 볼 바깥에서 1번 위치(엄지가 대고 있는 위치)까지
넣어 엄지와 맞닿게 하여 볼을 잡기

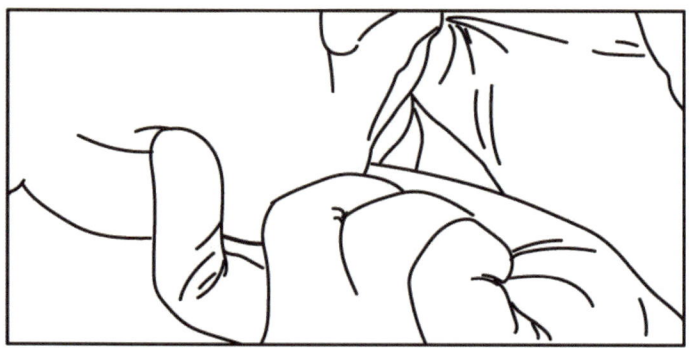

〈그림 7-4-1〉 1번 위치 볼 잡은 모습

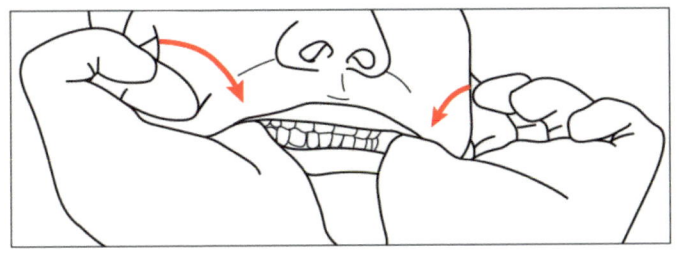

〈그림 7-4-2〉 1번 위치에서 움직이지 말고 양 볼을 위에서 아래로,
뒤에서 앞으로 부드럽게 반 동그라미를 그리며 잡아당긴다.

    1번 위치에서 양쪽으로 동시에 손가락을 집어넣어 움직임을 주면 귀 밑에 있는 침샘이 자극되어 볼 점막이 촉촉해지는 것을 볼 수 있다. 이때 손가락 잡는 지점은 벗어나지 않는다. 그럼 손가락 잡은 뒤쪽 부분의 근육들이 땡겨지는 것을 볼 수 있다.

    평소 입술을 잘 다물고, 음식도 잘 씹어 먹는 사람들은 볼 근육은 탄력있고 비단 천처럼 부드럽고, 손에 잡히는 부분이 굉장히 얇다.

    씹기나 삼키기, 입 벌리기가 어려운 사람들은 손에 잡히는 볼 근육이 굉장히 두툼하고 딱딱하다. 세게 할 필요가 없이 부드럽게 당길 수 있는 만큼 반 동그라미를 그리며 당겨준다.

    장애인들은 볼과 치아사이에 손가락을 넣어 구강 안과 밖에서 잡는 행위를 어려워한다. 치매 노인 경우도 마찬가지로 어려워하지만, 대부분은 손가락을 넣어 따라하는데 큰 무리 없다.

5-2) 다른 사람 마사지 해 주는 방법 (대상자 뒤, 얼굴의 3시나 9시 방향, 또는 누운 상태에서 얼굴을 내려다보며 하는 자세)

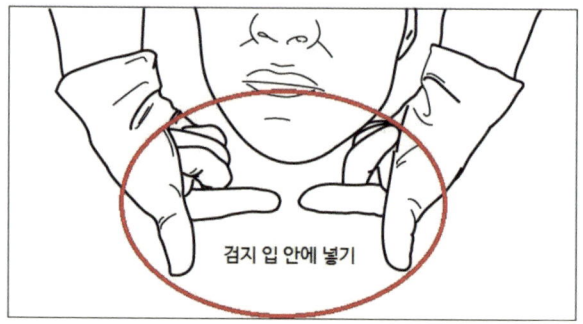

〈그림 7-5〉 검지와 엄지 준비하기. 검지 입안에 넣을 준비하기

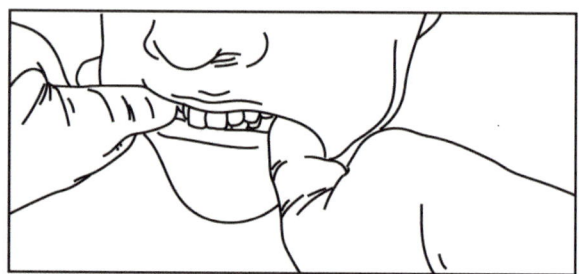

〈그림 7-6〉 검지를 두 마디 정도 집어넣으면 제일 뒤쪽 어금니 옆 1번 위치에 닿는다.

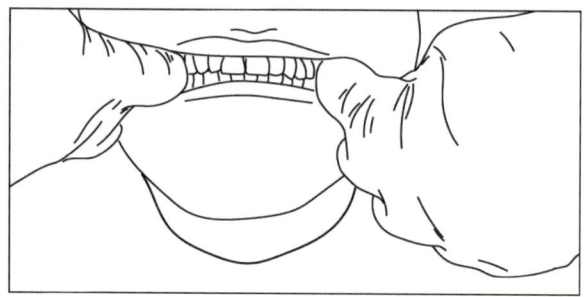

〈그림 7-7〉 앞에서 보면 이런 모습이다. 겨울에 입술이 너무 건조한 상태에서는 상처가 날 수 있으니 입술 보호제를 바르고 시행한다.

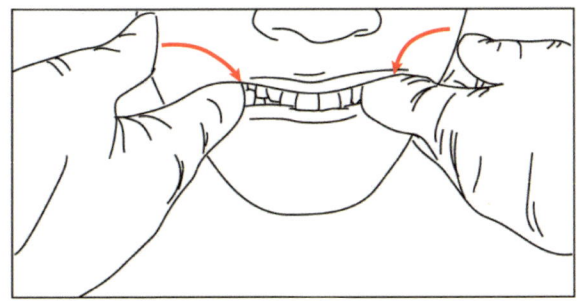

〈그림 7-8〉 1번 지점을 검지와 엄지로 잡은 후 위에서 아래로,
뒤에서 앞으로 반 동그라미를 그리며 당겨준다.

뭉친 종아리가 아플 때, 손으로 그 부분을 조물조물 풀어주면 시원한 것처럼, 1번 위치에서 '정민숙구강내외마사지법'을 시행하면, 시원해하는 것을 볼 수 있다.

4번 위치에서 할 때도 마찬가지다. 사용하지 않은 근육들을 풀어주면 그 시원함은 당사자가 제일 잘 안다.

6) 2번 지점을 잡고 마사지하는 방법 (3회 시행한다.)

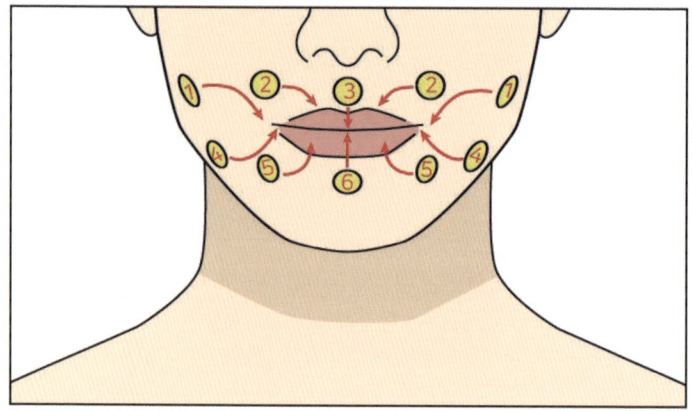

〈그림 6-5〉 중요 지점과 방향

6-1) 스스로 마사지하는 방법

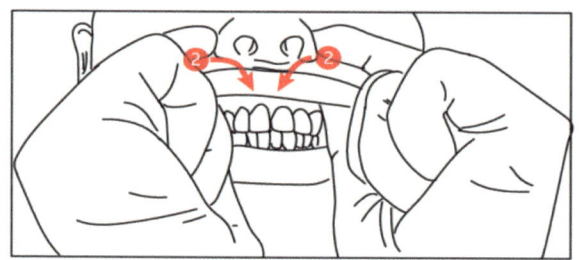

〈그림 8-1〉 2번 위치에서 엄지와 검지로 입술을 잡고 인중 방향으로 위에서 아래로, 뒤에서 앞으로 반 동그라미를 그리며 당겨준다.

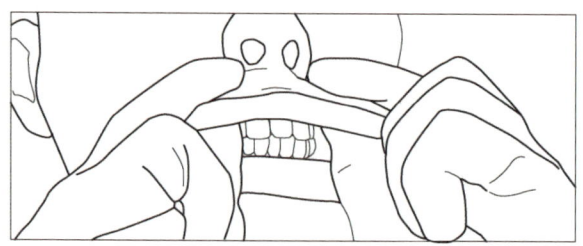

〈그림 8-2〉 2번 위치에서 입술을 마사지하는 모습

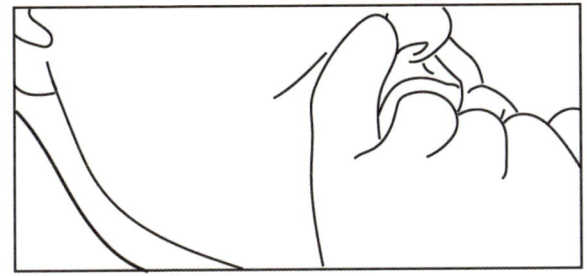

〈그림 8-3〉 손가락은 2번 위치에서 벗어나지 않고 꼭 잡고 있어야 한다.

6-2) 다른 사람 마사지 해 주는 방법 (대상자 뒤, 얼굴의 3시나 9시 방향, 또는 누운 상태에서 얼굴을 내려다보며 하는 자세)

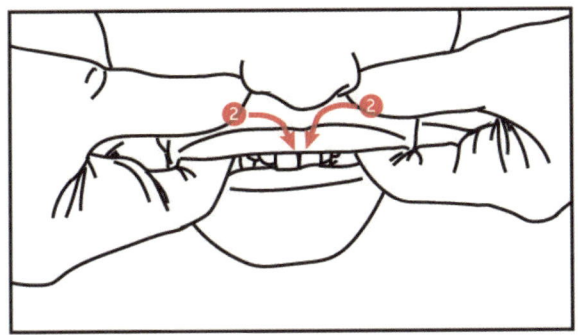

〈그림 8-4〉 2번 위치에서 검지와 엄지로 입술을 잡고 인중 방향으로 위에서 아래로, 뒤에서 앞으로 반 동그라미를 그리며 당겨준다.

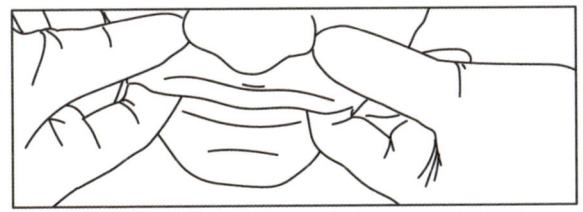

〈그림 8-5〉 2번 위치에서 검지와 엄지는 고정한 후 인중 방향으로 위에서 아래로, 뒤에서 앞으로 반 동그라미를 그리며 당겨준다.

2번 위치는 입둘레 근육과 음식물 먹는데 관여하는 근육이 만나는 지점이다. 입술을 반 동그라미를 그리며 잡아당기면, 2번 위치 뒤에 있는 근육들이 쫙 펼쳐진다. 따라 하기도 아주 쉽다. 1번 위치에서 마사지한 후 바로 앞으로 이동하여 2번 위치에서 시작하면 된다.

1번과 2번 위치를 잡고 마사지를 하면 볼과 입술에 유연성이 좋아진다. 식사할 때 볼의 움직임이 유연해서 음식물 섭취하기가 좋다. 얼굴 표정을 풀어주는 데도 도움이 된다.

7) 3번 지점을 잡고 마사지하는 방법 (3회 시행한다.)

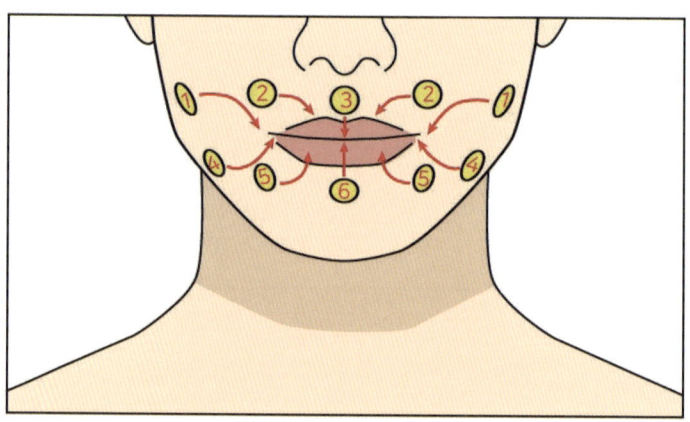

〈그림 6-5〉 중요 지점과 방향

7-1) 스스로 마사지하는 방법

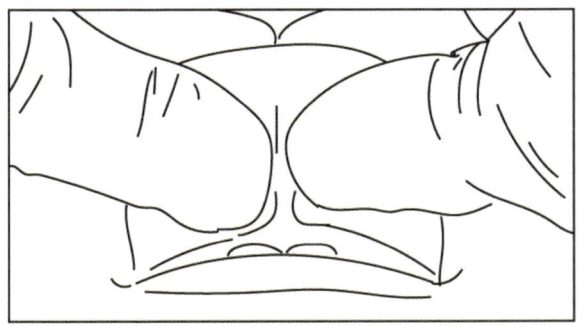

〈그림 9-1〉 윗 입술 가운데 오리 물갈퀴 같은 입술 소대가 있다.
소대 양쪽 위치에 정확하게 양 엄지를 위치한다.

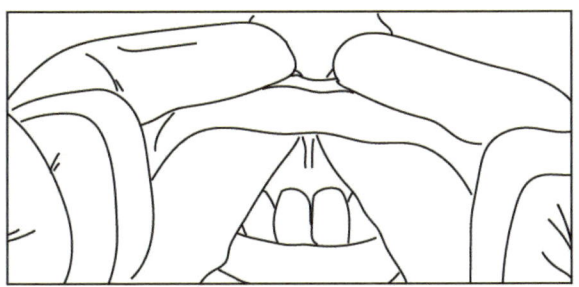

〈그림 9-2〉 엄지와 검지로 3번 위치를 잡는다.

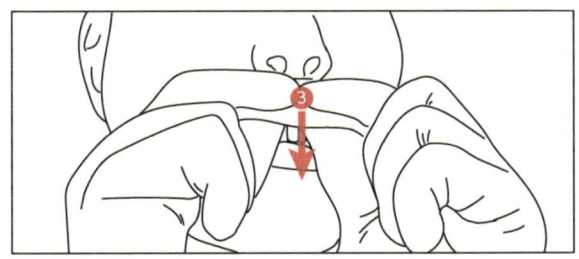

〈그림 9-3〉 3번 위치에서 입술을 아래로 잡아당긴다.
이 방법은 보통 많이 사용하는 방법이다.

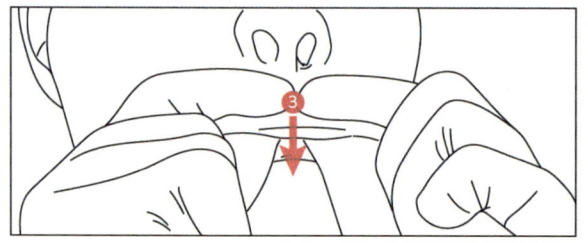

〈그림 9-4〉 아랫입술을 덮을 수 있도록 부드럽게 잡아당긴다.

7-2) 다른 사람 마사지 해 주는 방법 (대상자 뒤, 얼굴의 3시나 9시 방향, 또는 누운 상태에서 얼굴을 내려다보며 하는 자세)

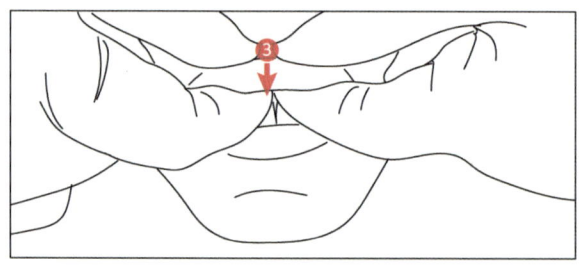

〈그림 9-5〉 3번 위치에서 입술을 아래로 잡아당긴다.

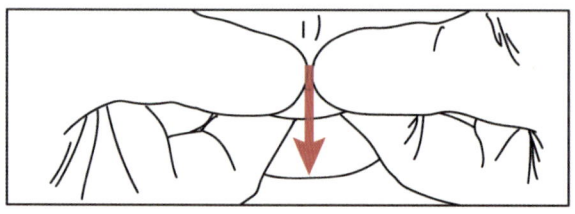

〈그림 9-6〉 아랫입술을 덮을 수 있도록 부드럽게 잡아당긴다.

3번 위치에서 마사지하면, 윗입술이 유연해지면서 손가락을 치아와 입술 사이에 집어넣기도 수월하고, 칫솔을 집어넣어 치아와 잇몸 사이도 닦을 수 있다. 타액 촉진도 되어 점막이 촉촉해지는 것을 볼 수 있다.

8) 4번 지점을 잡고 마사지하는 방법 (3회 시행한다.)

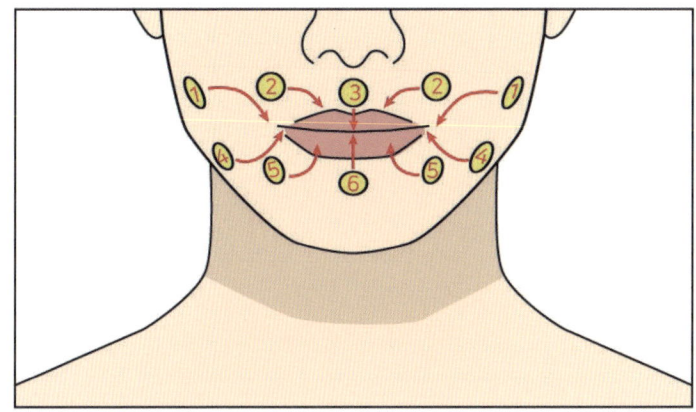

〈그림 6-5〉 중요 지점과 방향

8-1) 스스로 마사지하는 방법

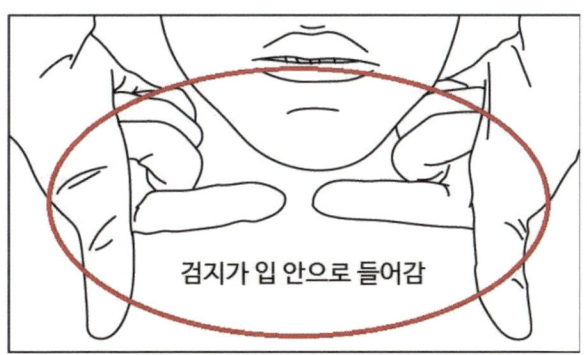

〈그림 10-1〉 검지가 안으로 들어가고 엄지가 밖에 위치한다.

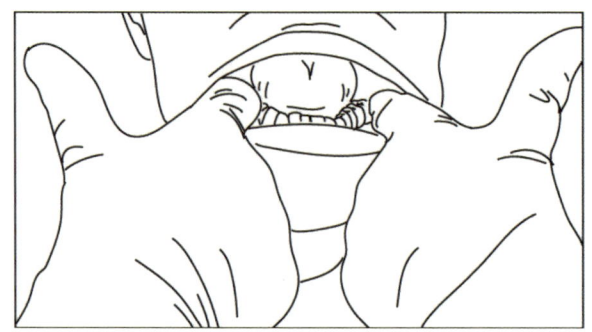

〈그림 10-2〉 아래 치아 제일 뒤 쪽 어금니와 볼 사이에 검지 두 마디가 들어가게 4번 위치에 집어넣는다.

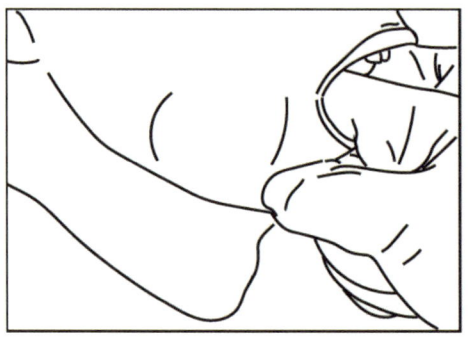

〈그림 10-3〉 옆에서 본 모습

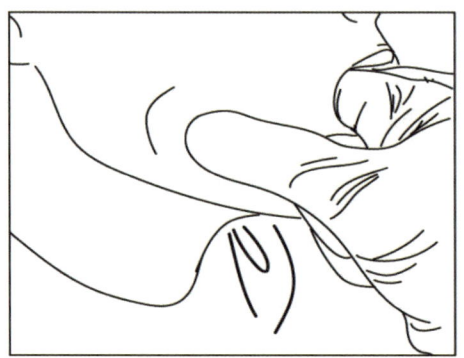

〈그림 10-4〉 엄지를 4번 위치에 고정해서 입안의 검지와 볼을 잡은 모습. 손가락은 계속 이 위치에 고정한다.

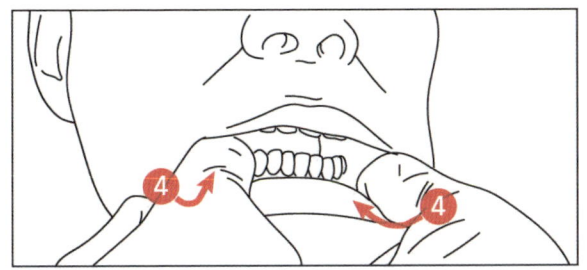

〈그림 10-5〉 4번 위치에서 아래에서 위로, 뒤에서 앞으로 볼을 반 동그라미 그리며 잡아당긴다.

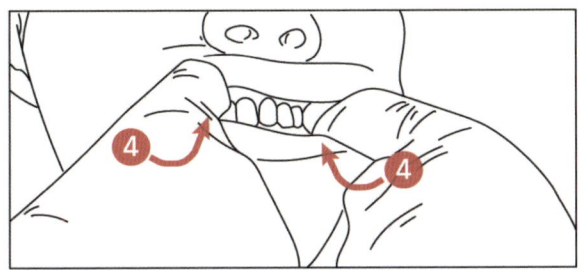

〈그림 10-6〉 4번 위치에서 아래에서 위로, 뒤에서 앞으로 볼을 반 동그라미 그리며 잡아당긴다.

8-2) 다른 사람 마사지 해 주는 방법 (대상자 뒤, 얼굴의 3시나 9시 방향, 또는 누운 상태에서 얼굴을 내려다보며 하는 자세)

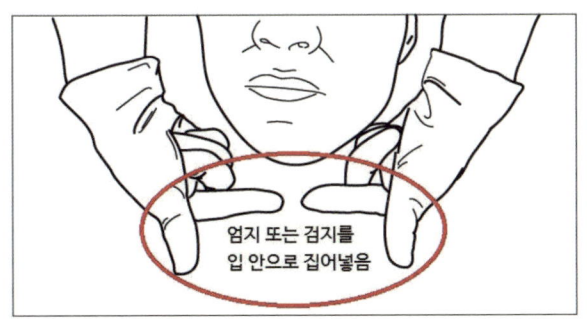

〈그림 10-7〉 엄지 또는 검지를 입안으로 넣음

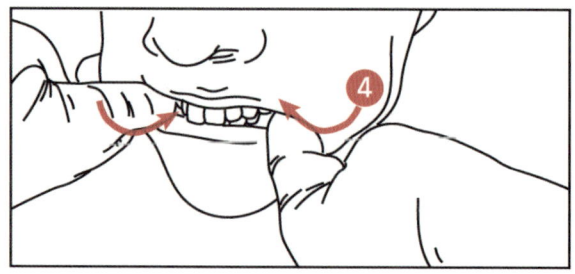

〈그림 10-8〉 검지를 아래 볼과 제일 뒤쪽 어금니 사이에 두 마디 정도 집어넣음.

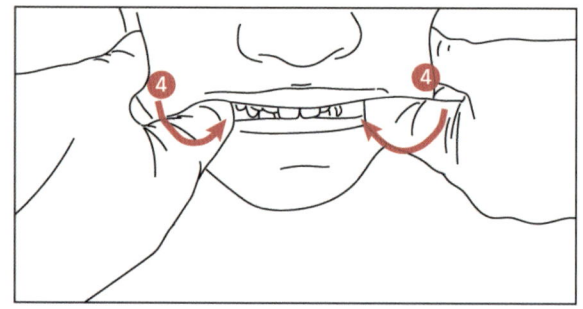

〈그림 10-9〉 엄지와 검지를 4번 위치에 대고 잡는다. 아래에서 위로, 뒤에서 앞으로 반 동그라미를 그리며 잡아당긴다.

4번 위치에서 잡아당겨 올리면, 턱 밑의 근육까지 당겨 올라옴을 알 수 있다. 1번 위치보다 4번 위치의 근육은 탄력이 떨어진 것 같은 느낌이 있지만, 무척 두껍고 딱딱한 느낌으로 잡힌다.

9) 5번 지점을 잡고 마사지하는 방법 (3회 시행한다.)

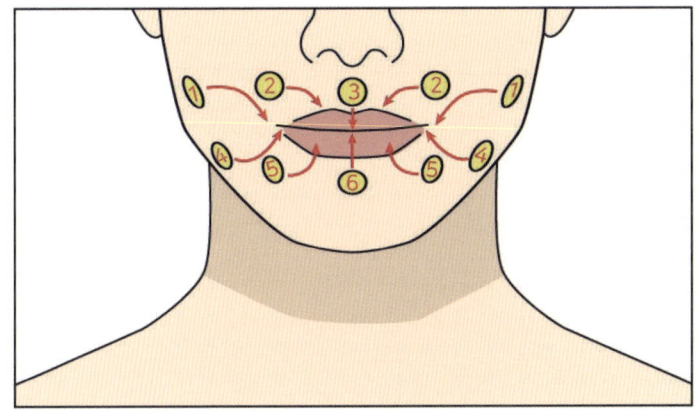

〈그림 6-5〉 중요 지점과 방향

9-1) 스스로 마사지하는 방법

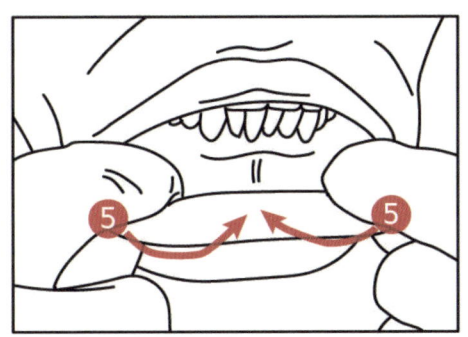

〈그림 11-1〉 5번 위치에 검지와 엄지를 잡고 아래에서 위로,
뒤에서 앞으로 반 동그라미를 그리며 당겨 올린다.

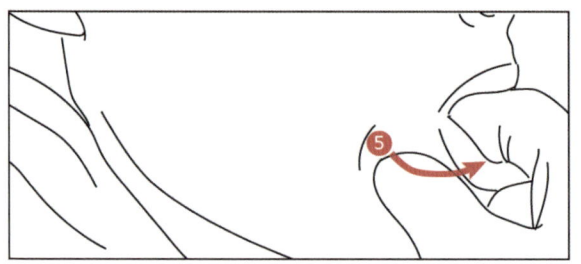

〈그림 11-2〉 5번 위치에 검지와 엄지를 잡고 아래에서 위로, 뒤에서 앞으로 반 동그라미를 그리며 당겨 올린다.

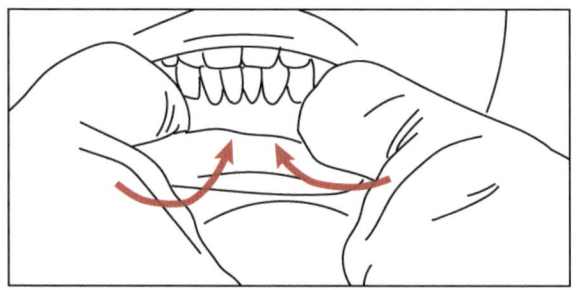

〈그림 11-3〉 5번 위치에 검지와 엄지를 잡고 아래에서 위로, 뒤에서 앞으로 반 동그라미를 그리며 당겨 올린다.

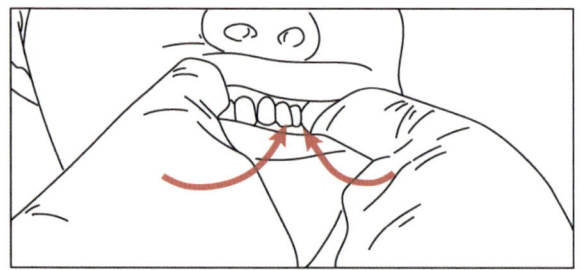

〈그림 11-4〉 5번 위치에 검지와 엄지를 잡고 아래에서 위로, 뒤에서 앞으로 반 동그라미를 그리며 당겨 올린다.

9-2) 다른 사람 마사지 해 주는 방법 (대상자 뒤, 얼굴의 3시나 9시 방향, 또는 누운 상태로 얼굴을 내려다보며 하는 자세)

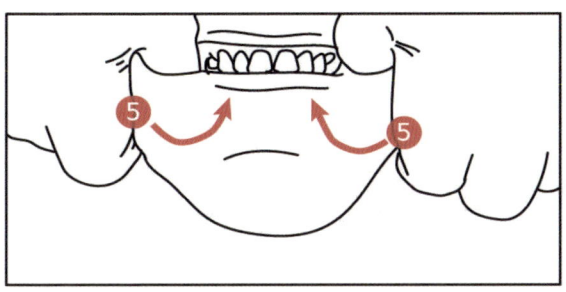

〈그림 11-5〉 엄지를 입안에 넣고 검지는 입술 외부에서 5번 위치에 대고 입술을 잡는다.

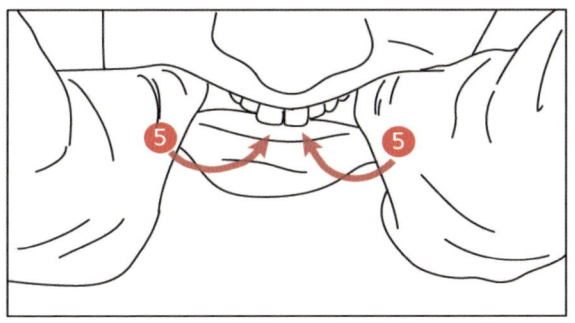

〈그림 11-6〉 5번 위치에서 아래에서 위로, 뒤에서 앞으로 반 동그라미를 그리며 입술을 잡아당겨 올린다.

5번 위치는 입둘레 근육과 씹는 근육이 만나는 지점이다. 이 부위를 엄지와 검지로 잡아서 반 동그라미를 그리며 아래에서 위로, 뒤에서 앞으로 반 동그라미를 그리며 입술을 잡아당겨 올리면, 턱 밑의 근육까지 당겨 올라오는 것을 볼 수 있다.

볼 아래 5번 뒤의 근육도 주름진 치마를 펼치는 것처럼 당겨진다. 입안에 상처가 있거나, 임플란트 수술 받은 지 얼마 되지 않은 사람은 시행하지 않는다. 보통은 무척 시원해한다.

10) 6번 지점을 잡고 마사지하는 방법 (3회 시행한다.)

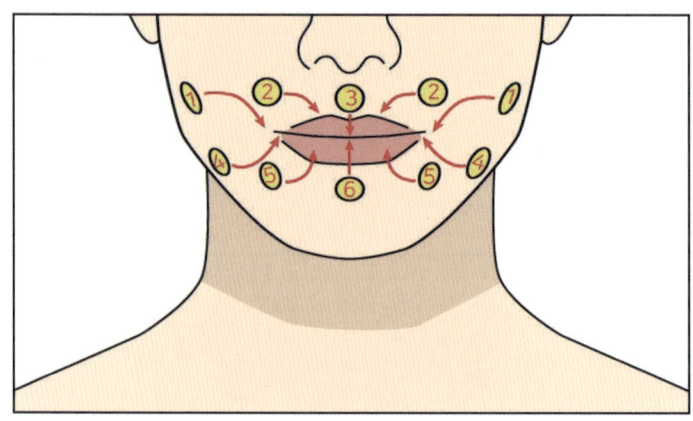

〈그림 6-5〉 중요 지점과 방향

10-1) 스스로 마사지하는 방법

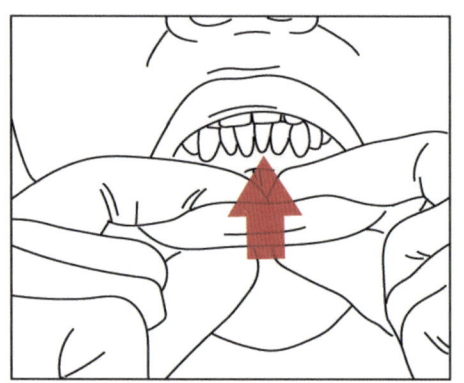

〈그림 12-1〉 검지 아랫입술 사이 소대 옆에 위치, 엄지는 입술 외부 5번 위치에 가져간다. 꼭 잡고 위로 끌어당긴다.

10-2) 다른 사람 마사지 해 주는 방법 (대상자 뒤, 얼굴의 3시나 9시 방향, 또는 누운 상태에서 얼굴을 내려다보며 하는 자세)

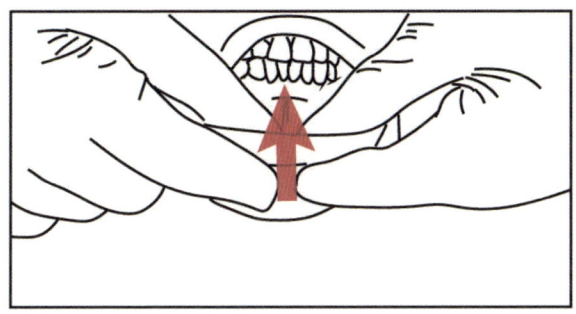

〈그림 12-3〉 엄지를 아랫입술 소대 옆에 위치시키고, 검지를 6번 위치에 댄 다음 입술을 잡고 위로 끌어당긴다.

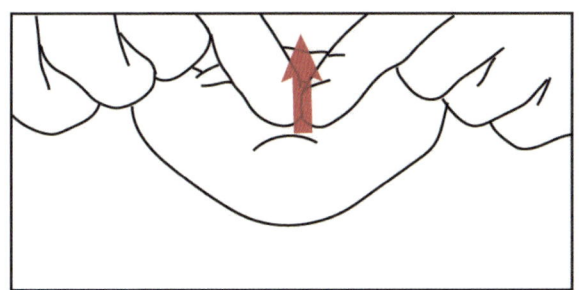

〈그림 12-4〉 손가락은 6번 위치에 고정하고 아랫입술만 윗입술을 덮을 정도로 끌어당긴다.

　6번 위치에서 아랫입술을 끌어당기면 턱 아래 근육까지 당겨 올라오는 것을 볼 수 있다. 이 방법은 3번 위치 방법과 마찬가지로 많이 사용하고 있는 마사지방법이다. 세게 당기지 않아도 근육들이 연결되어있어 턱 아래 근육까지 이완이 된다.

6번 행위까지 동일한 행위를 3회씩 했을 때 걸리는 시간은 약 30초가 되지 않는다. 완강하게 거부하는 장애인의 경우는 좌우를 번갈아 하면 된다. 손가락이 치아와 치아 사이로 들어가지 않기 때문에 물릴 염려가 없다.

단단했던 근육이 풀리면서 손가락이나 칫솔이 들어갈 공간들이 생기고, 뭉친 근육이 풀어지면서 시원함을 느끼면, 치매 노인이나 장애인이 조금씩 협조하는 것을 자주 경험했다.

전신 건강을 위해서 만성질환 관리를 하려면 구강관리부터 해야 한다. 제일 먼저 입을 벌려야 그다음 단계가 진행될 수 있다. '정민숙구강내외마사지법'은 치과위생사뿐만이 아니라 누구든지 따라 하기 쉬운 마사지법이다.

밥을 먹을 때도, 구강위생관리를 할 때도, 치과치료를 받을 때도 유연한 근육은 삶을 편안하게 만들어준다. 책만 보고도 따라 할 수 있도록 많은 그림을 실었다. 장애인의 경우 영유아기부터 부드럽게 해 주면 구강건강관리가 훨씬 수월할 것이다. 입안을 들여다보고 닦을 수 있도록 해주니까 말이다.

It would be appropriate to go to the real truth of the matter, not to repeat other people's fantasies.[92]
남들이 떠들어 대는 판타지를 되풀이하느니, 내 앞에 벌어지고 있는 사태의 참모습에 들어가는 것이 타당할 것이다.

처음으로 하늘을 만나는 어린 새처럼, 처음으로 땅을 밟는 새싹처럼, 우리는 하루가 저무는 겨울 저녁에도 마치 아침처럼, 새봄처럼, 처음처럼 언제나 새날을 시작하고 있습니다. 산다는 것은 수많은 처음을 만들어 가는 끊임없는 시작입니다.[93]

---

92) Niccolo Machiavelli, **The Prince**, translated by Tim Parks, (London, Penguin Books, 2009), p. 60.
이 문장은 이 책 속표지의 앞 페이지에서 인용한 『군주론』의 문구 중 일부["실체적 진실을 바로 말하는 것이 그것에 대한 상상에 대해 기술하는 것보다 더 타당해 보인다."(이탈리아어→한국어 번역)]에 대응하는 이탈리아어→영어 번역 중 하나입니다.

93) 『(큰글씨) 처음처럼 - 신영복의 언약』 신영복 글·그림, 2017, 돌베개, p. 21.
돌아가신 신영복 선생님(1941-2016)의 글에서 하나 훔쳤습니다. '처음'이란 '새롭다', 그래서 '설레다'란 느낌으로만 알았습니다. 글쓴이의 과거를 되돌아보니 '처음' 접한 공간에서 제가 보였던 모습은 설렘보다는 기분 좋게 한껏 곤두선 감수성과 진지함이었습니다. 뭣이든 간에 이미 익숙해진 지금의 환경과 이데올로기ideology(허위의식, 그럴싸하게 들리는 거짓말)에 길들여지기 전의 내 모습인 명랑함과 진지함을 잃지 않고 하루하루를 사는 것. 이것이 '처음처럼' 사는 것 아닐까요?

--- 맺음말 ---

두서없고 사소한 단상 몇 가지

본문이 끝났으니 존댓말로 돌아가겠습니다.

지금까지 써온 글을 다시 읽어보니, '사소함의 두서없는 나열'이 그 특징인 것 같습니다.

맺음말도 달리 생각한 주제가 있었는데, 그냥 생긴 대로 떠들다 사라지는 것이 나답다는 생각이 들었습니다. 이 책을 준비하고 교정보면서 떠올랐던 단상斷想을 두서없이 나열하고자 합니다.

구강건강교육 현장은 잘난 척하거나, 전문가인 척하거나, 참을 인忍 글자를 맘속에 꾹꾹 새겨야 하는 공간은 아닙니다.

그 누군가가 구강건강교육에 대해 아무리 고귀하거나 상세한 가이드나 꿀팁을 던져도, 현장에서 그 교육을 실천하면서 진심을 전달하고 청중과 교감하는 주체는, 교육 콘텐츠가 아니라 교육자 개개인에 고유한 '내 내면의 목소리', 제 생각으로는 '양심'⁹⁴⁾·'공감'sympathy⁹⁵⁾·'감정이입'empathy⁹⁶⁾ 이겠지요. 현장에서 그 감정이 버무려진 겉절이의 맛. 이게 2300여 년 전 그리스 노인이 말하는 에토스ethos, 즉 화자의 캐릭터character(p. 27의 각주 21번 참조) 아닐까요? 현장에서 에너지를 분출하는 그 캐릭터는 현장에서 교육하는 사람인 '나'이지, 교육받은 자를 교육시킨 '그 사람'의 것은 아닙니다. 각자 스스로 버무려 그 맛을 느끼고 나누시라. 모든 김치에는 담근이 고유의 손맛이 있지요. 그러나 주의 사항은 염두에 두시길… 세상은 그리 호락호락하지 않고, 우리 동업자들에게 그다지 호의적이지도 않습니다. 어렵게 어렵게 고민하며 만든 주의 사항입니다.

그러나 저보다 젊은 제 동업자들은 이 책에서 떠드는 내용과 방식보다 더 훌륭하고 창조적인 방안을 만들어 아름다운 꽃을 여기저기 피울 것입니다. 저는 제가 가지고 있는 면허증의 저력을 믿으니까요. 단, 외국 사례를 주워서 떠드는 건 사절. 외국 사례를 본인의 현장에서 충분히 적용한 결과를 공유하는 것까지는 환영. (p. 157의 공자님 말씀과 같은 페이지 각주 49번 참조)

저는 본문에서 '불법은 아닐 것이다.'라는 표현을 종종 사용했습니다.

---

94) 양심(良心)「명사」자신의 행위에 대하여 옳음과 그름, 선함과 악함을 분별하여 도덕적으로 올바른 행동을 하려는 의식. [국립국어원 표준국어대사전]
95) 공감(共感)「명사」남의 감정, 의견, 주장 따위에 대하여 자기도 그렇다고 느낌. 또는 그렇게 느끼는 기분. [국립국어원 표준국어대사전]
96) 감정이입(感情移入)『철학』자연의 풍경이나 예술 작품 따위에 자신의 감정이나 정신을 불어넣거나, 대상으로부터 느낌을 직접 받아들여 대상과 자기가 서로 통한다고 느끼는 일. ≒감정 수입. [국립국어원 표준국어대사전]

구강건강교육 현장도 오만과 시기와 탐욕이 꿈틀거리는 공간입니다. (목차의 앞 페이지 첫 번째 패러그래프 참조) 성스러운 공간인가요?

염라국[97] 통치자이신 염라대왕께서 요즘 국경지역에 배치한 업경[98] 세트의 상당수를 신속히 교체하여 운용 중이라는 소문이 있더군요. '절차적 정당성에 문제가 있는가?', **시대정신의 담지자들**의 **깊은 뜻**에 얼마나 헌신했는가?'란 기준으로 업業을 계산하는 computing 프로그램에서 '○○(이)가 ○○다워야 ○○(이)지, ○○답지 않으면 그게 ○○(이)냐?'를 기준으로 입국 심사하는 렌즈로요. 그 나라로 이민할 날이 머지않은 저로서는 많이 늦었지만 그래도 빨리 태세 전환을 해야 할 것 같습니다.

미국의 전설적인 재즈 음악가 루이 암스트롱 Louis Armstrong(1901~1971)은 11살까지 학교에 다니고, 뉴올리언스의 길바닥에서 노래 부르며 동전 받기부터 뮤지션으로서 직업전선에 뛰어들었습니다. 성인이 되어서야 콧대 센 음악 친구들로부터 귀동냥으로 악보를 보고 쓰는 법과 음악 이론을 배웠습니다. 그는 생전에 이런 말씀을 남기셨습니다.

"When you play Jazz, you don't lie. You play from the heart."[99]

---

97) 염라국(閻羅國) 「명사」 『불교』 「001」'저승'을 달리 이르는 말. 염라대왕이 다스리는 나라라는 뜻이다. [국립국어원 표준국어대사전]

98) 업경(業鏡) 「명사」 『불교』 저승의 길 어귀에 있는 거울. 여기에 비추면 죽은 이가 생전에 지은 착한 일, 악한 일의 행업이 나타난다고 한다. [국립국어원 표준국어대사전]

99) Geraldine Franklin et. al., **PEOPLE - A HISTORY OF OUR TIME, 20th Century Greats Selected by The Associated Press** (사람들 - 우리 시대의 역사, AP통신이 선

재즈를 한다고? 꾸미려 하지 마. 자네 가슴이 연주하는 거야.

혹시라도 염라국에서 그분을 만나 이승에서 제 사연을 재잘거릴 기회가 있다면, 그분은 '그만!'하며 제 이야기를 가로막고 아래와 같이 말씀하셨을 것 같습니다.

구강건강교육을 한다고? 꾸미려 하지 마. 자네 영혼이 가르치는 거야.

2024년엔 초등학교 1학년, 2학년 삐약이들과 아옹다옹하며 교육했던 기억이 가장 즐거웠습니다!
'교실 분위기 주도권을 너희들이 가지냐, 내가 가지냐?'를 가지고 자주 쌈박질을 하지요. 곡마단 차력질이나 인형놀이하지 않고 실습으로 교육하려면 중요한 싸움입니다.
제가 만만치 않걸랑요.
'요놈들아, 난 너희 또래와 20년 내내 겨루면서 대체로 승리해 왔던 선생님이란다!'
아직까진 귀엽습니다.

남들 다 쳐다보고 오르려 하는 봉우리[100]는 안중에도 없이 내가 오르려 마음먹은 봉우리만을 오르락내리락 싸돌아다녔는데, 알고 보니 부처님

정한 20세기 위인들: 국내 미발간), (N. Y., USA, Gallery Books, 1987), p. 142.
100) 이 단락의 재료인 '봉우리'는 돌아가신 김민기 선생님(1951-2024)께서 1984년에 작사·작곡한 〈봉우리〉란 곡의 가사에서 영감을 얻었음을 밝힙니다.

손바닥 안을 뱅글뱅글 돌며 흰머리만 늘었는지 모르겠습니다.

아니면, 봉우리 맨 밑자락에 있는 뭍과 바다의 접경지대[101]인, 뭍이기도 하고 바다이기도 하고 뭍도 아니고 바다도 아닌, 갯벌의 다양성과 역동성에 취해서 어리석게도 봉우리란 게 있는지도 모르고 갯벌에서 신나게 놀다 보니, 좋은 세월 다 지나가고 나잇살만 늘어났는지 모르겠습니다.

더 철들면 답을 찾겠지요.

여기까지 저의 이야기를 들어주신 분 중에 저보다 젊은 동업자님들이 계시면, 그분들께 응원 글 한 마디.

남들 눈에는 어제와 똑같은 오늘을 살고 있고, 내일도 아마 오늘과 비슷한 삶을 살 것이라고 보이겠지만, 그대의 '생각하는 손'에겐 날마다 새로운 날이 되소서.

그리하여 본인의 서사 narrative[102], 즉 나만의 이야기를 써나가시기를⋯

---

101) 접경지대 border와 경계 boundary에 대해서는 p. 15의 각주 10번을 참조하시기 바랍니다.

102) 서사, 스토리텔링, 스토리셀링

이 책에서 종종 나타나는 단어인 '서사' narrative에 대하여는 독일에서 철학박사 학위를 받고 베를린 예술대학교에서 철학 및 문화연구학 교수를 역임하시고, 현재 독일에서 저술활동하시는 한병철 박사님의 저서 『서사의 위기』(한병철 지음, 최지수 옮김, 2023, 다산북스)에서 영감을 얻은 바가 많았음을 밝힙니다. 특히, '스토리셀링' *storyselling* (이야기 팔아먹기)으로 변질하는 '스토리텔링' *storytelling* (이야기하기)은 인상적이었습니다. 스토리텔링과 스토리셀링에 대해서는 아래 글을 참조하십시오.

"실제로는 자기 묘사에 다름이 없는 소셜 네트워크 서비스의 '스토리'도 사람들을 끊임없이 고립시키고 있다. 이야기[☞ 서사 narrative]와 달리 [소셜 네트워크의]* 스토리는 친밀감도, 공감도 불러내지 못한다. 이들은 결국 시각적으로 장식된 정보, 짧게 인식된 뒤에 다시 사라져 버리는 정보다. 이들은 이야기하지 않고 광고한다. 주목을 두고 벌이는 경쟁은 공동체를 형성하지 못한다. 스토리셀링으로서의 스토리텔링 시대에 이야기와 광고는 구분하기가 불가능하다. 이것이 바로 지금의 서사의 위기다."

제가 이해하는 서사는 남에게 자랑하고자 페●●●이나 인●●●●에 진열해 놓은 미끄덩하고도 우아한 스토리가 아니라, 지질한[103] 나의 좌충우돌 삐뚤삐뚤한 성장 기록입니다.

정말 끝!

모두들 건강하소서…

[출처] 『서사의 위기』 한병철 지음, 최지수 옮김, 2023, 다산북스. pp. 121-122.
*[☞ 서사narrative], [소셜 네트워크의] : 인용한 이의 첨언

103) 지질하다「형용사」보잘것없고 변변하지 못하다. [국립국어원 표준국어대사전]
　　[참고] 찌질하다「형용사」(속되게) 보잘것없고 변변하지 못하다. [국립국어원 우리말샘]

─────── 참고하거나 인용한 문헌과 콘텐츠 ───────

1. 국내 서적 및 논문

『구강건강교육 현장 이야기 - 구강관리가 어려운 장애인과 노인의 사례를 중심으로』, 정민숙 지음, 이선규 그림, 2021, 좋은땅.

조은별, 2009, 『구강기능향상운동이 노인의 구강기능과 삶의 질에 미치는 영향』, 충남대학교보건대학원 박사학위논문

『군주론 Il Principe』, 니콜로 마키아벨리 지음, 최현주 옮김, 김상근 감수·해제, 2023, 페이지2북스.

『뜻도 모르고 자주 쓰는 우리말 사전』, 박숙희 편저, 2004, 책이있는마을.

『마키아벨리 군주론(대활자본)』, 니콜로 마키아벨리 지음, 정영하 옮김, 2020, 산수야.

『머리 및 목 해부학(2024년 보완판)』, 김명국 지음, 2024, 의치학사.

『봉건사회 I』, 마르크 블로크 지음, 한정숙 옮김, 2001, 한길사.

『서사의 위기』, 한병철 지음, 최지수 옮김, 2023, 다산북스.

『신곡 지옥편 - 단테 알리기에리의 코메디아』, 단테 알리기에리 지음, 박상진 옮김, 2007, 민음사.

『아리스토텔레스 수사학』, 아리스토텔레스 지음, 박문재 옮김, 2020, 현대지성.

『유한계급론』, 소스타인 베블런 지음, 이종인 옮김, 2018, 현대지성.

『장인 - 현대문명이 잃어버린 생각하는 손』, 리처드 세넷 지음, 김홍식 옮김, 2010, 21세기북스.

『중용, 인간의 맛』, 김용옥 지음, 2011, 통나무.

『중증중복뇌병변장애인 AAC(보완대체의사소통) 구강위생을 위한 부모용 가이드북』, 사단법인 한국중증중복뇌병변장애인부모회 발행, 2024, 사단법인 한국중증중복뇌병변장애인부모회.

『짓기와 거주하기 - 도시를 위한 윤리』, 리처드 세넷 지음, 김병화 옮김, 2020, 김영사.
『충치예방을 위한 불소의 활용 - 누구에게나 가능하며 작은 노력으로 확실한 효과』, 타우라 가즈히코 외 지음, 김진범 번역, 2003, 대한나래출판사.
『투게더 - 다른 사람들과 함께 살아가기』, 리처드 세넷 지음, 김병화 옮김, 2013, 현암사.

2. 국외 서적

Aristotle, *ARISTOTLE'S Art of Rhetoric*, translated by Robert C. Bartlett (Chicago/London, The University of Chicago Press, 2019)

Aristotle, *THE BASIC WORKS OF ARISTOTLE*, translated by Richard McKeon (New York, The Modern Library, 2001)

Geraldine Franklin et. al., *PEOPLE - A HISTORY OF OUR TIME, 20th Century Greats Selected by The Associated Press* (N. Y., USA, Gallery Books, 1987)

Niccolo Machiavelli, *The Prince*, translated by Tim Parks (London, Penguin Books, 2009)

3. 인용한 사전들

고려대한국어대사전 - 네이버 국어사전(https://ko.dict.naver.com/#/main)에서 검색됨.

국립국어원 표준국어대사전 https://stdict.korean.go.kr/main/main.do

국립국어원 우리말샘 https://opendict.korean.go.kr/main

두산백과사전 https://www.doopedia.co.kr/

위키피디아 영어판 https://en.wikipedia.org/wiki/Main_Page

위키피디아 한글판 https://ko.wikipedia.org/wiki/%EC%9C%84%ED%82%A4%EB%B0%B1%EA%B3%BC:%EB%8C%80%EB%AC%B8

한국민족문화대백과사전 https://encykorea.aks.ac.kr/Article/E0018111

www.dictionary.com (영영사전)

4. 인용한 인터넷 콘텐츠

[월말 김어준] 〈빅히스토리 Ⅲ〉 느낌적 느낌에 관한 박문호적 뇌과학 보고서 (2022.03.13. 게시) https://www.youtube.com/watch?v=0ylcGL-IbZo

Community Health at Johns Hopkins Bayview (베이뷰 존스홉킨스대학병원 지역사회 보건센터) 홈페이지, 2024-10-20자 최종방문 https://www.hopkinsmedicine.org/about/community-health/johns-hopkins-bayview/services/called-to-care/what-is-a-caregiver

FDI World Dental Federation(세계치과연맹)이 2017년 공개한 Lifelong Oral Health [생애 전 단계 구강건강] policy statement(정책 선언문) 2024-10-20자 최종방문 https://www.fdiworlddental.org/resources/policy-statements-and-resolutions/lifelong-oral-health

5. 참고하거나 인용한 글쓴이의 블로그 글

문패: 이웃들과 함께 하는 치과위생사

주소: https://blog.naver.com/banya67

'사람의 허기를 가시게 하려면 어느 정도의 음식이 필요할까?' (2023-06-11자 게시) https://blog.naver.com/banya67/223125865705

'생애 전단계 구강건강관리 - Lifelong Oral Health Management' (2024-08-16자 게시, 2024-08-24자 최종 수정) https://blog.naver.com/banya67/223549446593

'인문학의 관점으로 구강에 대해 얘기하자고요?' (2022-10-31자 게시, 2024-11-03자 최종 수정) https://blog.naver.com/banya67/222915223837

'장애인 구강관리 종료 위기… "관심을"_원주MBC' (2024-10-16 게시) https://blog.naver.com/banya67/223621767966

'재가 방문구강관리 중재에 의한 시청각장애 노인의 구강건강상태 변화' (2023-03-24자 게시) https://blog.naver.com/banya67/223054822855

'지역사회 장애인 구강건강교육 사업 소개' (2023-04-13자 게시, 2024-03-15자 최종 수정) https://blog.naver.com/banya67/223072961708

'커뮤니티케어 기반 방문구강관리 중재에 의한 노인의 구취농도변화' (2023-05-06자 게시) https://blog.naver.com/banya67/223095055464

'커뮤니티케어에 기반한 방문구강관리중재 노인의 구강건강상태 변화에 관한 증례보고' (2023-03-24자 게시) https://blog.naver.com/banya67/223054813913

'통합 vs. 협업 vs. 밥벌이 대상과 공간의 공유' (2023-11-24자 게시, 2024-05-01자 최종 수정) https://blog.naver.com/banya67/223273523537

글쓴이와 인용과 번역을 담당한 이는 이 책을 작성하며 사소한 표현에 대하여도 인용한 부분은 그 출처를 명시하고자 노력했습니다. 즉, 남의 콘텐츠나 표현을 표절하지 않고자 최선을 다했습니다. 대신 각주가 지저분해졌지요. 어찌하겠습니까?

이 책과 글쓴이의 블로그에서 가끔 보이는 영어 문장에 대응하는 한글 표현 중 출처를 밝히지 않은 것은 모두 글쓴이의 남편이 직접 작성한 것입니다. 품질의 문제는 확실히 있을 것이지만, 표절의 염려는 없게 한글 표현을 만들었다고 합니다. 본인의 영어 능력과 한글 표현이 출판 가능한 수준인지에 대한 근본적인 의심 때문에 고민을 많이 했다네요. 글쓴이나 글쓴이 남편의 글에 오류나 표절이 보이면 연락하십시오. (grinminsuk@gmail.com) 2판을 발간할 기회가 우연히 찾아오면 그때 반영하겠습니다. 블로그에서 나타난 오류는 당장 검토하여 반영하겠습니다.

구강건강교육 현장 이야기 II
방문구강건강관리교육에 대하여

ⓒ 정민숙, 2025

초판 1쇄 발행 2025년 4월 17일

지은이	정민숙
펴낸이	이기봉
편집	좋은땅 편집팀
펴낸곳	도서출판 좋은땅
주소	서울특별시 마포구 양화로12길 26 지월드빌딩 (서교동 395-7)
전화	02)374-8616~7
팩스	02)374-8614
이메일	gworldbook@naver.com
홈페이지	www.g-world.co.kr

ISBN 979-11-388-4176-4 (03510)

- 가격은 뒤표지에 있습니다.
- 이 책은 저작권법에 의하여 보호를 받는 저작물이므로 무단 전재와 복제를 금합니다.
- 파본은 구입하신 서점에서 교환해 드립니다.